◤徒手╳圖解

淋巴水腫

按|摩|全|書

The Book of Lymph

LISA LEVITT GAINSLEY

麗莎・列維特・甘斯利——著

王念慈——譯

各界好評推薦

「你必須把堵住身體的黏稠物質沖洗掉，它才能繼續以最好的效能運轉，我的身體就需要有人幫它清除這些物質。麗莎為我做這件事時，我可以感覺到，我疲憊的身、心開始重新搭上線。我的鼻竇漸漸通了，再次感受到希望。在她將我的身體調整到比較好的狀態時，我發現我又能充滿活力的生活。這種感覺很棒，只是我很疑惑，為什麼我們不把這些技巧當成一種日常保養，如此一來，我們的身、心就能一直平穩地運轉。我會跟我的兒子一起讀這本書，這樣他就能從小了解自己的身體，知道該怎麼清掃他體內的這些管路，還有這樣做能為他帶來什麼神奇的幫助。我很感激麗莎願意將她的智慧和技法分享給大家，這真的是一套能改變人生和增進生活品質的自療妙法。」

——莎瑪·布萊兒（Selma Blair），美國女演員

「淋巴按摩是一種非常不可思議的療法，它能把一個人的健康狀態最佳化，提升免疫系統、降低發炎反應。我發現，在西方醫學的世界裡，不論是從預防或治療疾病和失衡狀態的角度來看，淋巴按摩都不夠大眾化。麗莎是一位可靠、有天賦、充滿熱情，又通過專業認證的淋巴水腫治療師。她的書是一座珍貴的寶庫，我們都能因她的智慧和經驗受惠，我不知道別人怎麼想，但我知道我已經等不及要把這本書分享給我的病人和同事！」

——瑞秋·弗蘭肯塔爾（Rachel Frankenthal），加州大學洛杉磯分校（UCLA）大衛格芬醫學院（David Geffen School of Medicine）

婦科腫瘤學醫師助理

「一旦你體會過麗莎的療癒之手，你這輩子大概都會心心念念著它們為你身體帶來的那股力量。麗莎非常了解人體淋巴系統的運作，這套重要的排毒路徑和免疫系統幫手常常沒受到重視。在麗莎的幫助下，我的人生出現了巨大的轉變，最棒的是，每次做完她的按摩療程，我都可以立刻看見效果。現在她能出版這本書，鉅細靡遺地與大家分享這方面的學問，我真的非常開心。有了這本書，人人都有機會體會到麗莎那股柔和卻極具影響力的力量，因為它能讓你了解這背後的知識，並透過你的雙手，改變自己的身體。」

——芙蕾達‧蘋托（Freida Pinto），印度女演員

「一直以來，麗莎都致力於改善眾人的生活，而這本書是她在這條路上的大成。我也是受過她幫助的其中一個幸運兒。」

——拉里‧大衛（Larry David），猶太裔美國喜劇演員和影劇製作人

「在淋巴健康這個領域，麗莎是最值得信賴的專家。她的方法對我很有幫助，我覺得很棒。我變得更有活力，也能保持在容光煥發的狀態。現在，每一個人都可以學到她這些簡單、好上手又不求人的按摩技巧，靠自己的力量享受到這套即刻見效的自療方法。這本書是一份無價之寶，每一個人都應該入手一本，讓它成為居家急救箱中不可或缺的一員。」

——坎達絲‧尼爾森（Candace Nelson），企業家，連鎖糕餅店創辦人

「過去幾年來，我對自我療癒和自我照護這一塊相當感興趣，所以我不斷去了解自己的身體，就是在這個時候，我對自己的淋巴系統有了更深入的了解。它是人體十分核心的一部分，卻沒有人好好告訴你它的存在和運作方式。我在探索的過程中，很幸運地遇到了麗莎，她改變了我的一切。我對淋巴的大部分了解都是麗莎教我的，我也是因為麗莎才知道，淋巴系統對維持健康、移除毒素，以及擁有良好的內、外在狀態有多麼重要。她真的是這個領域的專家，建立了一套非常溫和又全面的自療方法。麗莎傳授我這套能在日常自行操作的實用技法後，我不僅覺得自己的健康大大改善了，也找到了使身、心相連的方法。」

——珍妮‧凱恩（Jenni Kayne），企業家，服飾品牌創辦人

「麗莎‧列維特‧甘斯利是淋巴療法的專家。這二十多年來，麗莎幫助過許多癌症病人，讓他們在治療後繼續活力充沛的生活。事實上，現在的醫學界已經知道，淋巴系統對人體健康的重要性，而麗莎的書就是要帶著你深入了解這一切。麗莎會傾囊相授她的專業，告訴你如何維持淋巴系統的正常運作，這一點相當可貴。她的這套自我淋巴按摩技法不但操作簡單，對健康的影響力也極大，是人人必備的保健利器。她的書是提升免疫力的重要方針，不論你是正與健康問題奮戰，或是想找到一套具體的養生之道，我都很推薦你一讀此書。」

——哥特佛萊德‧E‧科內克尼（Gottfried E. Konecny），
加州大學洛杉磯分校醫學教授暨婦產科醫師

敬告讀者

　　本書所囊括的保健建議和資訊，皆僅供參考，無法取代醫師或其他專業醫療人員的意見。在此建議您，若您知道或懷疑自己有某些健康上的問題，或是近期動過手術，在採取任何醫療行動或療法前，請優先徵詢您醫師的意見。另外，此書所涵蓋的資訊，在發行之際皆已力求精確，故出版商和作者在此特別聲明，若您在應用此書的方法後，產生任何醫療方面的後果，我方皆無義務承擔其相關責任。

獻給我的媽媽伊狄（Edie）。

目　錄

第三部 ｜ 全方位維護淋巴系統的健康

第五章：促進淋巴循環的其他自我日常保養

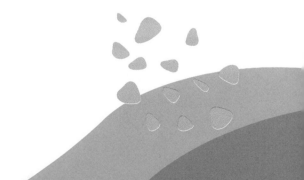

前言

　　要有肥沃的生長環境花朵才能盛開。我們總是對花卉的香氣和姿態極度讚美，殊不知，真正應該享有這份榮耀的，是該株植物的根系。

　　在我們身上，也有類似的情況。每個人的體內，都有一套肉眼無法看見的系統，它們在我們的皮膚底下運作，串連起我們體內的每一個結構；它們會清理身體的廢物，為它補給養分，以確保我們能展現出最健康和最有活力的狀態。這套系統就是淋巴系統（lymphatic system）。

淋巴，人體的「不斷電」補給系統

　　你身體裡的每一顆細胞，其實都浸泡在淋巴這套系統的液體中，然而，大家在追求活力和健康時，卻常忽視了這個重要環節。淋巴系統可以清理和滋養你全身上下的其他系統。它就像是人體的清道夫，能夠用免疫細胞掃蕩身體的每一個角落，清除任何會危害健康的份子，成為人體抵禦疾病的第一道防線。它還能夠維持體液的平衡，避免體內出現發炎反應，這是引發許多疾病的源頭。它更能夠使你擁有運作順暢的消化系統，還有健康亮澤的肌膚。

　　幫助大家運用淋巴的這股自癒力量，是我畢生的志業。我的整個職涯都在為此努力，協助眾人改善他們的淋巴系統，因為它所帶來的成效，可以改變他們的一生。截至目前為止，我已幫助過數以千計的病人，他們來找我的原因包羅萬象，幾乎囊括了所有的病症，例如癌症、慢性疲勞、腸胃問題、萊姆病（Lyme disease）、溼疹、痤瘡、慢性頭痛和經前症候群等。除此之外，我也幫助過許多注重養生的健康年輕人，他們不僅對淋巴引流（lymphatic drainage）的排毒和美容功效很感

興趣，同時也希望藉此遠離糾纏他們父母的慢性疾病。

　　長久以來，我發現我的客戶常碰到一個狀況，那就是他們很難找到提供我這種療程的專業人士，因為合格的淋巴治療師並不多，並非每個城鎮或社區都找得到。有些美容師也會替人做淋巴按摩，但他們的按摩就只講求美容這方面的功效。至於其他經過認證的淋巴治療師，則大多只服務有較嚴重健康問題的病人，幫助他們強化免疫系統。在尋覓淋巴專家這一塊，我一直希望大家不用這麼辛苦，但過去幾十年的臨床經驗也讓我了解到，合格和經驗豐富的淋巴專家雖然能為大家帶來很大的幫助，但這些活化和強化自身淋巴系統的必備技巧，大家其實也都學得來。沒錯，只要你願意，在幫助身體自療的這條路上，你也可以靠自己的雙手主動出擊。

　　你或許聽過許多活化淋巴系統的方法，像是跳彈跳床、乾刷法，或是做瑜伽倒立，這些方法確實都能活絡淋巴的循環。然而，我在這本書分享的方法，效果比這些活動都要來得好，因為這套方法是針對你免疫細胞最活躍的部位——淋巴結（lymph node）去做疏通。你會學到很多自我淋巴按摩的技法，而且你在意的大部分疑難雜症，都能透過 3 到 5 分鐘的簡單技法解決，達到強化免疫、改善消化、減少脹氣或找回好膚質的目的。大多數人聽到「按摩」這兩個字，就會想到泰式按摩這類按壓深層組織的人體工作療法，但淋巴按摩是一種非常溫和的療法。淋巴按摩的重點在於活化皮膚之下的體液，所以它的推撫力道才會如此輕柔卻又充滿療癒力。

　　淋巴按摩為什麼能帶來這麼多的益處？這是因為淋巴流動了，你體內的一切也會開始流動。按摩淋巴有助排毒，如果你能定期為自己按摩淋巴，就能避免毒素在體內累積並造成的傷害。我在書中提出的每一種按摩方法都有科學論據，而且通過了我數十年臨床經驗的驗證和調整，

幾乎各個都能為你帶來 SPA 等級的放鬆效果。只要你能持之以恆地執行這些按摩，它們就會跟刷牙一樣，變成你每天必做的例行公事。你不只會愛上它帶給你的感受，還會啟動身體與生俱來的「自我淨化」能力，讓自己由內而外亮起來。

你也會發現，這套自我淋巴按摩技法不只能改善心情、提振情緒，還能夠緩解你身體上的不適，例如頭痛、耳痛和水腫。你很快就會把淋巴按摩納為養生保健的利器，讓它成為你在維護健康上最得力的左右手。淋巴按摩能夠疏通體內的淤塞，重新串連生命的流動，使你享受閃耀的健康人生。

我在淋巴健康這條路上的歷程

自我成年以來，我就一直在學習和推行淋巴按摩這門傳統療法。若要回溯我接觸這門療法的開端，要把時間倒轉到 1970 年代末。那個時候我的父母把我和弟弟叫到客廳，要我們在裹著咖啡色格紋布面的沙發上坐好，然後告訴我們，我們的母親得了癌症。當時我才快要十一歲。

不知不覺間，她的疾病就滲透我的人生，從各個面向影響著我。充滿消毒水味的醫院、神經外科的候診室，還有「放射療法」和「化學療法」之類的詞彙，是我這個小學生最早開始習慣的日常。接著是接觸各種另類療法，對我們一家來說，這個領域的療法就跟傳統醫學同等重要。西瓦心靈術（Silva Method）是我們採取的其中一種另類療法，這種療法會藉由冥想進入比較深層的意識狀態，達到療癒自我的功效。西瓦心靈術的冥想方式，有別於我日後研究的其他冥想方式，它是透過引導式的視覺化技巧進行冥想，提升執行者的整體健康狀態。我和我的弟弟都會在家中的地板上冥想，每次我們都會先整理出一塊專屬自己的舒適堡壘，然後在那裡想像著大海、月亮和草坡，想像著它們蘊藏的神聖

療癒力，誠心希望我們的媽媽能越來越健康。就是這些充滿畫面的想像，讓我初次體會到冥想的療癒力。

那個時候，我會躺在我母親的身邊，一邊用手撫觸著她的身體，一邊跟著她聽著卡式錄音帶，在蓮花池的靜謐背景音中冥想。我們會吃加了長角豆的克菲爾發酵乳、益生菌、發酵蔬菜、螺旋藻，以及各種有益健康的食物，當時這些食物在市面上都非常罕見。我們家裡處處都飄散著草本茶和植栽的舒服氣味，撫慰著我母親當下承受的痛苦和嚴苛考驗。兒時的我對這一切的療癒作為習以為常，從未想過，對一般人而言，它們其實並不尋常。

但當時的我就知道，那些與母親共處的時光相當神聖，它們既特別又珍貴。我並不害怕她的疾病。以一個年幼的女孩來說，我的表現十分冷靜又平穩。現在回顧那段日子，我發現，我善於感知他人感受的敏感神經，就是在那個時候培養出來的。在那些年裡，我學會了該以怎樣的方式去碰觸一個脆弱的人。我樂於當我媽媽的小幫手，也樂於看見她因為我的撫觸變得舒服許多。

當這些助人自療的舉動成為一種展現關愛的無私作為，恩典就會自然而然地流淌到你的身邊。那時候我根本不曉得，那段日子的經歷會對我的人生軌跡造成多大的影響。我十三歲的時候，母親過世了。她走了之後，為了對她的離去釋懷，我開始從各種管道去理解死亡和生命的意義。我跑到洛杉磯的菩提樹（Bodhi Tree）書店找答案，這間書店的選書以哲學書為主，那些成列在木製書架上，探討輪迴、印度教、佛教和存在主義的書籍深深吸引著我。我常在店裡駐足好幾個小時，透過那些書籍的文字，了解各種文化對死亡和生命意義的看法。我開始練習瑜伽，因為我想藉由好好去感受身體的感覺，來填補我內心的那股空虛。久而久之，我也因此對預防保健燃起興趣，想要知道它們究竟能為人體

健康帶來怎樣的幫助，又該怎麼把這些保健方法發揚光大。

我在舊金山州立大學（San Francisco State University）念書時，對自己身體的感受非常敏感。我能感受到在不同的環境下，我的身體會產生怎樣的反應；我能感受到面對某些朋友和壓力時，我的心情會出現怎樣的轉變；我也能感受到我吃下肚的食物，會對我的腰圍造成怎樣的影響。我去上了全人健康（holistic health）和瑜伽這方面的課程，也開始鑽研人類學、身／心連結，以及不同文化的傳統療法。

在 1980 年代末、1990 年代初，許多另類療法都未廣泛獲得西方醫學的認可（針灸就是其中一例，過去西方醫學將它視為一種沒有科學根據的療法，但現在，不論是在診所或醫院，幾乎全美的疼痛門診都會利用這套療法幫助病人緩解疼痛）。我大學主修文化人類學，副修宗教研究，我之所以會同時修習這兩個領域的專業，是因為我想要研究古老的傳統療法，然後把它們整合在一起，幫助大家找回健康。但取得這兩個學位時，我也意識到，相較於以學術研究為主的職業，我比較偏好臨床實作居多的工作。

於是我報考了位處北加州的意識人體工作學院（Institute of Conscious BodyWork），一進入這間坐落在紅杉林旁的按摩學校上課，我立刻就被淋巴引流的按摩手法所吸引。接下來的五年，我完成了所有要修習的課程，成為一名特別精通淋巴按摩的合格按摩師。我很喜歡淋巴按摩帶給我的感受，過去我從來沒有體會過這樣的感覺。它的撫觸節奏和韻律，就如起伏的海浪般療癒。每一次我都可以在這樣的撫觸中，感受到自己的身體一點一滴地回到我媽媽離世前的感覺，那種未受到任何創傷「初始之我」的感覺。

做了幾次療程後，我的慢性消化問題好轉了、脹氣改善了，身上的痤瘡也消失了。隨著我對淋巴系統的精妙運作模式，還有淋巴按摩背後

的科學論據和生理機制有越來越深入的了解，我對它的熱情也越來越強烈。我學習到淋巴系統跟免疫系統和消化系統之間的直接性連結，也了解到淋巴按摩具有鎮靜神經系統的功效。我的其中一位老師還教我們打太極拳和氣功，這樣我們就能以類似動態冥想的節奏執行淋巴按摩的動作。最後，在我明白淋巴按摩能夠幫助到癌症病人的時候，我就知道自己找到了我此生的志業。是的，我決定成為一名淋巴按摩治療師的初心，正是源自於我對我母親的愛和記憶。她烙印在我腦中的那些記憶，潛移默化地將我導上了這條以助人為本的道路。

　　二十年前，我在加州大學洛杉磯分校的醫學中心擔任淋巴水腫治療師時，幫助的人絕大多數都是接受治療後，淋巴系統出現狀況的癌症病人。雖然化學療法、放射療法和手術保住了他們性命，但也在他們身上留下了一個不為人知的後遺症——淋巴水腫。

　　淋巴水腫會使身體的某個部位長期腫脹，因為淋巴出問題時，身體就無法有效地移除毒素和細菌，這個狀況會造成手部或腿部腫脹，抑或是腹部和面部慢性發炎。目前醫界還沒找到治癒這種病症的方法，但我受過的專業訓練可以幫助那些病人管理他們的病況。不僅如此，我還發現，我幫我的客戶做完治療後，他們臉部的膚況都會變得健康又潤澤，但明明一個小時之前，他們的臉色都黯淡無光。接連做了幾週的淋巴按摩後，我的客戶都會開始讚嘆這門療法的神奇功效，因為他們發覺自己的關節舒服多了，發麻和刺痛的感覺逐漸消退，四肢也不再沉重。除此之外，他們還會發現自己變瘦了，久治不癒的便祕問題也迎刃而解，能夠順暢的上個廁所！「這是我確診以來，第一次感受到這種平凡的快樂。」他們這麼說。

　　不過那幾年，我的腦中一直浮現一個問題：「為什麼我們不趁淋巴系統還沒出狀況時，就先幫助大家改善它的狀態？」當然，健保不給付

這部分的費用一定是原因之一。但我知道，在加州，我的客戶為了提升自己的外貌，多半都會自掏腰包去做深層按摩、臉部保養、雷射除毛，或是其他價格高昂的醫美療程。相較上述這些保養方法，淋巴按摩其實能更全面的滿足他們這方面的需求，因為它內外兼修，可以使整個人由內而外的亮起來。就外在來說，淋巴按摩能夠改善膚質、縮減腰圍；就內在來說，淋巴按摩則能從細胞層面，強化整體健康狀態。淋巴按摩能化解慢性病症的病灶，而非單純的舒緩症狀。當病人體內淤積的毒素越來越少，淋巴按摩為他們帶來的好處也會越來越顯著：他們會清楚感受到自己的免疫力大增。

淋巴按摩，改善各種疑難雜症

2001 年，我辭去加州大學洛杉磯分校的工作自行開業時，身邊仍沒有任何同業以預防醫學的角度為客戶疏通淋巴。一開始，我的客戶也都還是以癌症病友為主，不過沒多久，就有許多深受其他病症所苦的客戶找上我。由於那些長期被某些健康問題糾纏的客戶發現，我的淋巴按摩確實能幫助他們擺脫那些問題，於是，在他們的口耳相傳下，我的名聲很快就傳了開來。我幫助過各式各樣的客戶，舉凡溼疹、慢性疲勞、鼻竇炎、痤瘡、便祕、狼瘡、萊姆病，甚至連俗稱「漸凍症」的「肌萎縮性脊髓側索硬化症」（amyotrophic lateral sclerosis，ALS）患者，都能透過我的淋巴按摩，在短時間內得到顯著的成果。我受過的專業訓練使我對人體全身的淋巴流動瞭若指掌，為了能更有效率地幫助到每一位走進我診間的病人，我開始針對各種疑難雜症研發特定的按摩技法。很少人知道，淋巴按摩本來就是針對一般感冒和發炎的症狀發展出來的，正因為如此，我的客戶才會對它在這方面的功效如此驚豔。我的約診人數就在不知不覺間一路成長，而且成長到我一個人應付不來的程度。

這本書集結了我多年來的臨床精華，囊括了病人曾向我提出的各種需求，能幫助每一個人針對各自的需要，找到維護淋巴健康（還有亮麗外表）的最佳方法。不過早在我萌生寫書的想法前，我就已經開始研發「不求人」的淋巴按摩技法，並教導我的客戶，他們該如何執行這些簡單的自我按摩技法。當時我們就注意到，淋巴按摩能為他們帶來很深遠的幫助：事實證明，不論是由我為他們按摩，或是他們自己動手，淋巴按摩都一定能在他們身上展現出成果。那些聽從我建議的人（每天做 3 到 5 分鐘的自我淋巴按摩）陸續告訴我，他們的發炎改善了、消化變好了、經前症候群的症狀減輕了、頭痛的頻率下降了、睡眠品質變好了，而且變得比較不容易感冒，壓力狀態也改善許多。除此之外，你也可以看見他們的皮膚開始發亮，肌膚上的紋路變淡了一些。有些被醫師警告有較高乳癌風險的客戶，甚至在乳房攝影中發現，自我淋巴按摩降低了她們乳腺組織的緻密度。

我就是從那個時候興起了寫書的念頭，我知道我必須寫一本淋巴養護指南，不單單是為了我的客戶，而是為了普羅大眾。如此一來，大家就可以複製我的手法，自己在家動手做。最鼓舞我的是，這本書有機會造福每一位讀者的健康。無論你是想要改善膚質或提升免疫力，又或者是想要平衡激素或穩定情緒，這本書都可以滿足你的需求，可說是「麻雀雖小，五臟俱全」。

時值今日，淋巴引流已不再是鮮為人知的冷僻療法，而是最廣受眾人討論的熱門養生方式。就我個人的臨床經驗來看，淋巴引流能提供以下好處：

加快：減重，以及生病、手術和運動傷害後的康復速度

造就：光亮的皮膚

平衡：免疫

沖洗：毒素

改善：消化、耳痛、活力、修復力和睡眠

減少：焦慮感和神經系統疾病、脹氣、癌症治療副作用、橘皮組織、感冒和流感症狀、溼疹、頭痛、淋巴水腫症狀、腦霧、產前和產後症狀、喉嚨痛、自體免疫疾病和某些病症的症狀（例如克隆氏症〔Crohn's disease〕、慢性疲勞症候群、纖維肌痛症、葛瑞夫茲症〔Graves' disease〕、萊姆病和狼瘡等），以及甲狀腺問題

緩解：便祕、經痛，以及環更年期和更年期症狀

治療：炎症

　　我曉得這些好處看起來可能有點夢幻，但我向你保證，淋巴按摩真的可以帶來這些好處，正因如此，才會有越來越多的醫師推薦它，尤其是腫瘤科和放射科醫師。他們知道你的淋巴系統與全身的各個系統相連，而它廣布人體的生理特性，也造就了它對你健康的廣大影響力。

　　我們的細胞會不斷更新，使人體有機會重整健康。淋巴按摩能同時照顧到你的生理症狀和情緒狀態，將兩者之間的問題點一一疏通，因此，一旦你養成了自我養護淋巴系統的習慣，這兩方面的問題也會同步獲得改善。在直搗病灶的作法下，你身上那些討人厭的壓力和症狀都會一掃而空。做完自我淋巴按摩後，你馬上就會看到和感覺到自己變得神清氣爽，整個人就像是泡了澡或是做了 SPA 那樣的通體舒暢。

居家照護寶典

　　這本書將成為你化解各種疑難雜症的寶典，每當有什麼不討喜的症

狀找上你時，你都可以在這些頁面中一次又一次的找到對策。它囊括了我在臨床實作上的所有精華，這些步驟、方法、訣竅和日常保養能為你帶來最大的幫助。

第一部論述了淋巴系統的科學基礎，還有你在維護健康時，為什麼一定要自我淋巴按摩。

第二部囊括了針對各種不同需求設計的自我淋巴按摩技法，例如美體美容、強化免疫力、體重管理、減輕壓力和改善睡眠等。這個部分的內容會賦予你改善自我健康的力量，使你有能力調整自己的外貌和感受。這些優化淋巴系統的方法不耗時、好上手，又有療效。你很快就能隨心所欲又隨時隨地的運用這些自我按摩技巧，而且整個過程中，你都只需要用手指輕柔地撫觸身體。千萬不要小看這些輕柔的動作，它們可是能對身體發揮非常強大的滋養和療癒功效。

第三部補充了能與自我淋巴按摩相輔相成的其他日常保養，像是皮膚養護、全人療法（holistic treatment）和運動。同時我也會從科學的角度，去說明這些日常保養對淋巴健康的幫助。在這個段落，你會學到全方位的淋巴系統養護方法。

當然，人生漫漫，在這條路上你的健康狀態一定會有所波動，可是你守護自身健康的能力是不會變的。我希望這本書能提供你一些工具，幫助你順利走過那些起伏。只要我們願意去做那些會使我們感到「舒服」的事，就能夠釋放體內的那股健康泉源。

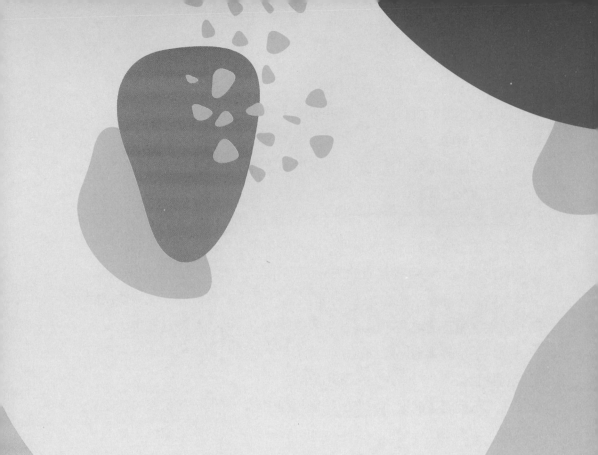

The Power
And Science
Of Lymph

第一部

淋巴系統的
影響力和
科學論據

第一章

綿延全身的免疫渠道

你已經在運動了，吃著健康的飲食，也找到了與壓力和平共處的方法（或是正為此努力著）。可是，你還是覺得自己的狀態不太好。每一天，我都會聽到我的客戶提出這樣的煩惱，像是「我覺得自己有哪裡不太對勁」、「我老是覺得很累。即便我吃得好、睡得飽、勤鍛鍊又吃了補充劑，我依舊沒什麼活力」、「我長期便祕」，或者是「我試遍了『所有方法』，但還是覺得整個人不太舒服」。

遺憾的是，這類說詞通常不太會引起醫療人員的注意力，我想，某部分原因可能是這些話的語意太模糊，稱不上是什麼重大疾病的致命症狀，雖然它們確實會降低病患的生活品質。但在我聽來，這些話都清楚傳達了一個「事實」，那就是「他們失去了平衡」。在臨床實作上，我不會把這些話當作無關緊要的抱怨，反倒會把它們視為該如何幫助病患恢復健康的線索。每次我針對客戶的淋巴系統做治療後，這類症狀多半都會減輕，而且他們也會感受到自己的身、心狀態有所提升。

這是因為淋巴系統與全身的各個系統相連，神經系統和消化系統也囊括其中，而且其分支遍布全身，就像是一座綿延人體的精密渠道網絡。它正常流動時，你會感覺到自己精力充沛、活力滿滿又頭腦清楚。你能夠好好消化吃進肚裡的每一口食物，在夜裡睡得安穩香甜，並集中精神完成當日需要做到的所有事情。你不會三不五時就生病，在感冒和流感盛行的季節裡，你似乎也都能輕鬆地全身而退。

另一方面，淋巴系統阻塞時，你或許會覺得自己昏昏欲睡又渾身卡卡。你可能會出現便祕和頭痛的問題，並發現身體比平常還容易痠痛。你可能會變成別人眼中的「感冒常客」，彷彿只要附近一有人打了噴嚏，你就會立刻「中標」，甚至有可能無緣無故地變得比平常更焦躁。你不知道的是，這一切的症狀可能都意味著，那些隱身在你皮膚之下的淋巴「渠道」正以緩慢到近乎爬行的速度流動，使你全身的器官無法正

常運作。舉凡你的肝臟、皮膚到大腦，你的所有器官要以最佳的狀態運作，都絕對少不了淋巴系統的支援。

因此，請把養護淋巴健康這件事，看得跟照顧牙齒健康一樣重要。我們都知道，要保有一口好牙，必須天天使用牙線和牙刷移除牙齒表面的細菌和牙菌斑，維持良好的淋巴系統也是如此：假如你沒有持之以恆地清潔它，它就會陸續出現各種毛病。

想想你在打掃完家裡、洗完車子，或是整理完書桌後的感覺，應該會讓你覺得很舒服，因為絕大多數人在做完這類大掃除後，都會覺得自己變得比較清爽、自在。只要你有持續清除髒汙、丟棄垃圾，好好維護環境的整潔，你的生活空間就能持續流淌著新鮮的氧氣。自我淋巴按摩就是在為你做這件事，它就像是清掃或整頓你體內環境的環保小尖兵。只要短短的 5 分鐘，你就會覺得身體變得比較輕盈和有活力，因為你會降低淋巴不通和淤滯所造成的壓力。你會感覺到身體不再卡卡，變得輕鬆靈活。

不過在我傳授你享受這些好處的方法之前，請先讓我帶著你認識淋巴系統的結構和功能，這樣一來你就會更了解它的運作方式，並明白為什麼它對你的健康會有著如此強大的影響力。

淋巴系統的基本介紹

「淋巴」到底是什麼？為什麼學校在教循環系統和消化系統這類知識時，沒提到這個系統？儘管淋巴系統對免疫健康有著極其重要的影響力，但絕大多數人對它卻幾乎一無所知，這一點著實令我大感震驚！所以現在就讓我們從頭來認識淋巴系統的基本背景。

你的身體裡有兩套循環系統：

心血管系統：這套系統由你的心臟和血管組成。你的心臟是這套系統的中心，而它的網絡能將血液配送到身體各處。血管會將氧氣和營養素運送到細胞。你的動脈會將血液帶離心臟，為細胞補給重要營養素；你的靜脈則會將通過你細胞的血液送回心臟，為它們移除二氧化碳和廢物。這個在你細胞中不停進行的循環過程，不僅能使你保有活力，還能調解你的體溫。

淋巴系統：這套系統被視為人體的「第二套」循環系統，可說是你身體的衛生下水道和回收系統。這就好比你家裡會有兩套管路，一套是用來輸送清水，一套則是用來排除汙水，你的淋巴系統就是為了後者所建置的一套管路，它會過濾和移除你身體的多餘水分。在人體，它的分布廣度大概是心血管系統的兩倍，但它並沒有像心臟那樣的中央幫浦，推動液體的流動。**淋巴系統裡的液體只會朝一個方向流動：你的心臟。**由於它的流動不是靠專門的幫浦來推動，所以它的流動只能靠周邊的動脈、骨骼肌的收縮和呼吸來推動。這就是為什麼自我按摩、調息（breath work）和運動對淋巴健康有非常大的幫助。

你的淋巴系統在你體內扮演著許多重要角色。它是免疫系統不可或缺的一部分，能夠製造可摧毀病原體的白血球。它就像是人體的清道夫，能夠濾除各種可能致病的細菌和毒素。它是消化系統的神隊友，能夠吸收你腸道的油脂和脂肪酸，把它們運回血流，好讓你的細胞能以它們為燃料。最後，它還是維持你體液平衡的小幫手，能夠收集、淨化和排掉多餘的體液，這樣你的組織才不會腫脹。我們很快就會進一步探討它扮演的這些重要角色，但在此之前，我們要先仔細看看淋巴系統的精密網絡。

淋巴系統的結構

在你的一生當中，淋巴系統都會不斷將免疫細胞配送到你的全身上下。你細看淋巴的分布圖就會發現，在縱橫交錯的淋巴網絡中，淋巴結就像是沿著高速公路興建的加油站。淋巴結是白血球，也就是所謂的「淋巴細胞」，清除細胞間液（interstitial fluid，位在細胞間隙之間的液體）裡的病原體和有害物質的地方，它們會趕在細胞間液進入血流、流往最終目的地之前，完成這項工作。

淋巴液在體內循環的方式絕對不是隨意亂流，而是按照精心安排過的動線，由四肢往內流向心臟。如果你讀過地理，就會知道河流和溪流會在某一個地方匯流，繼續流往更大的水域，例如海洋。你的身體也是如此，淋巴液流動的路徑就像河流，它們會先在幾處淋巴結匯流，最終才會流往你體內更大的流域：血流。了解淋巴系統的這些動線非常重要，它不僅能讓你明白淋巴按摩和典型深層組織按摩的區別，還能為你奠定良好的自我淋巴按摩基礎。

淋巴的分布圖

我第一次為客戶看診時，一定會給他們看這張圖。大部分人對淋巴系統都沒什麼概念，不曉得淋巴管會以類似血管的方式，遍布全身。注意到了嗎？這整個系統的結構，幾乎在你身上的每一寸都布下了大大小小的相連管路。淋巴系統是一套由淋巴管（lymphatic vessel）、淋巴微管（lymphatic capillary）、淋巴前收集管（lymphatic precollector）、淋巴收集管（lymphatic collector）和淋巴幹（lymphatic trunk）組成的精密

網絡，它們會把細胞間的液體運送到淋巴結。這些淋巴結就像是一座座的過濾站，站裡有巨噬細胞（macrophage）和淋巴細胞這類的白血球駐守，它們會在細胞間液進入血流之前，吞噬和摧毀裡頭的有害物質。等細胞間液進入血流後，會由腎臟和肝臟為血液做最後一道處理，再透過排便和排尿將那些有害物質排出體外。

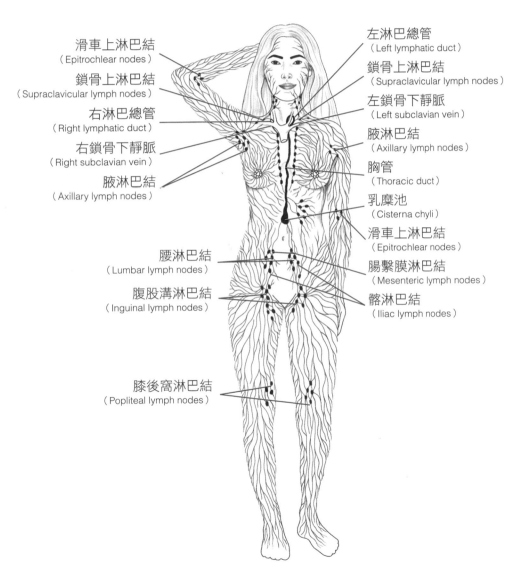

滑車上淋巴結
（Epitrochlear nodes）

鎖骨上淋巴結
（Supraclavicular lymph nodes）

右淋巴總管
（Right lymphatic duct）

右鎖骨下靜脈
（Right subclavian vein）

腋淋巴結
（Axillary lymph nodes）

腰淋巴結
（Lumbar lymph nodes）

腹股溝淋巴結
（Inguinal lymph nodes）

膝後窩淋巴結
（Popliteal lymph nodes）

左淋巴總管
（Left lymphatic duct）

鎖骨上淋巴結
（Supraclavicular lymph nodes）

左鎖骨下靜脈
（Left subclavian vein）

腋淋巴結
（Axillary lymph nodes）

胸管
（Thoracic duct）

乳糜池
（Cisterna chyli）

滑車上淋巴結
（Epitrochlear nodes）

腸繫膜淋巴結
（Mesenteric lymph nodes）

髂淋巴結
（Iliac lymph nodes）

淋巴液是由身體細胞的廢液構成。每一天，都會有液體從你的微血管滲出，進入細胞間液。雖然這當中會有一部分液體再度被微血管吸收，但剩下的液體都會落入淋巴系統的管轄範圍。淋巴系統會把剩下的液體都收集起來（它所容納的液體量又稱為「淋巴負載量〔lymph load〕」），以免有害物質在組織內堆積。因為這些液體裡所含的物質，對微血管來說，都是體積太大、無法吸收的廢物，像是代謝廢物、蛋白質、激素、脂溶性維生素和免疫細胞。

　　這些液體會透過就位在肌膚表層下方，外觀呈現指狀的極小淋巴微管進入淋巴系統。淋巴微管遍布全身，消化道、生殖系統和呼吸系統都有它們的蹤影。淋巴微管的管壁有交疊排列的細胞，它們會透過這些細胞的開、合吸收液體，就跟海綿或植物由根部吸收水分的方式類似。淋巴微管也具有通透性，可以淨化進入淋巴系統的組織液、細菌、病毒和癌細胞。

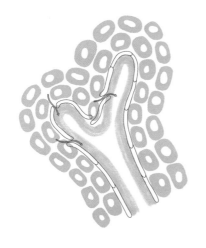
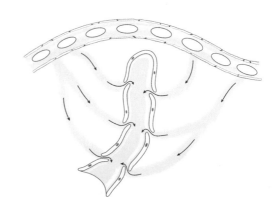

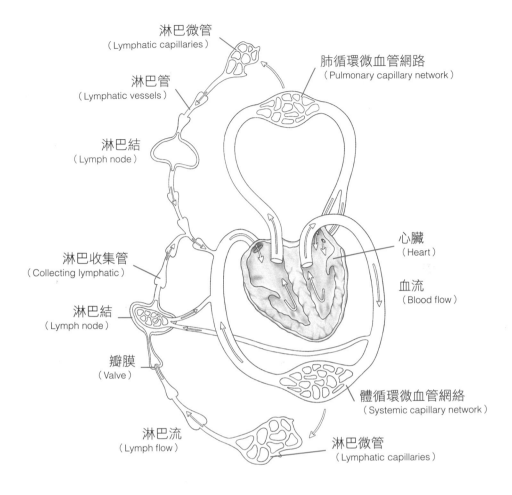

淋巴微管
（Lymphatic capillaries）

淋巴管
（Lymphatic vessels）

淋巴結
（Lymph node）

肺循環微血管網路
（Pulmonary capillary network）

淋巴收集管
（Collecting lymphatic）

心臟
（Heart）

淋巴結
（Lymph node）

血流
（Blood flow）

瓣膜
（Valve）

體循環微血管網絡
（Systemic capillary network）

淋巴流
（Lymph flow）

淋巴微管
（Lymphatic capillaries）

　　淋巴液大約有 50% 是富含營養的血漿蛋白（為體細胞補給養分後，離開體細胞的血漿），還有血管系統無法重新集中處理的有害入侵者。淋巴液被這些海綿般的微管吸收後，就會進入單向的淺層淋巴管網絡中，行經一連串的淋巴渠道，前往附近能淨化它的淋巴結。淨化後的淋巴液會被送回血流，重新進入血液循環。每一天，你的身體都會為血液注入約 3 公升的乾淨淋巴液。

淋巴系統攔截你血管中細胞殘骸的方式，跟會攔截落葉和雜物、使雨水能順暢排放的雨水排水溝有異曲同工之妙。萬一排水溝無法正常運作，充滿細菌的垃圾漸漸堵住排水溝的管路，最終，無法順利排放的雨水就會溢流而出，把你的草地搞得一團糟。

淋巴結

淋巴結是淋巴按摩的基石。在此書的第二部，你就會學習到按摩淋巴結的方法，而且這些淋巴結大多位在你身體的樞紐或關節位置，能夠讓你以單一的方向按摩它們，像是：頭部、頸部、腋窩、胸骨、腹部、腹股溝、肘窩，以及膝蓋的後側等。

你全身上下有 500 到 800 個淋巴結，它們通常會聚集在脂肪組織的靜脈周圍。細菌和病毒會在淋巴結與免疫細胞碰頭，使你的身體產生重要的免疫反應。雖然淋巴結可能只跟豌豆或腎豆差不多大，但它們卻會不斷偵查你體內的邪惡活動。健康的淋巴結，直徑大概會落在 2 公厘到 2.5 公分之間。淋巴結不會再生，所以不論是手術切除你哪個部位的淋巴結（會這麼做通常是為了治療癌症），都會損害身體排除多餘淋巴液的能力，將你置身於淋巴水腫和其他淋巴系統問題的風險之中（我會在第二部詳細討論這些病症）。

淋巴液會由輸入淋巴管進入淋巴結。在淋巴結，巨噬細胞會善盡職守，揪出淋巴液裡的細菌。然後，淋巴細胞會吞噬和摧毀它們認為有害的其他物質。淋巴液在完全變乾淨前，可能會經過好幾個淋巴結。某些無法徹底除去的物質（例如煤炭、灰塵和染劑），便會無限期地留存在該淋巴結之中。

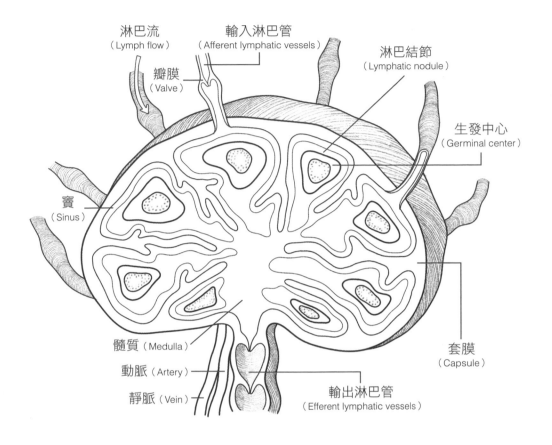

淋巴流
（Lymph flow）

輸入淋巴管
（Afferent lymphatic vessels）

淋巴結節
（Lymphatic nodule）

瓣膜
（Valve）

生發中心
（Germinal center）

竇
（Sinus）

套膜
（Capsule）

髓質（Medulla）

動脈（Artery）

靜脈（Vein）

輸出淋巴管
（Efferent lymphatic vessels）

　　走完這整個流程，淋巴液就會到達輸出淋巴管。輸出淋巴管會透過由眾多管路和瓣膜構成的複雜、單向網絡，將淋巴液運往你的心臟，讓這些不含有害物質的液體，從你的心臟再次進入血液循環系統。這就是為什麼我們有時候會說淋巴是「偉大的回收者」，因為它為你身體做的，就好像你為環境做的這些事：把家裡的回收物放在路邊，讓它被運往加工廠，消毒和重新利用。

許多人是在對抗感染的時候，第一次感受到淋巴結的存在。此時，淋巴結會腫起來，充滿對抗病菌所需要的大量白血球。或許你已經在感冒時親身體會過這個現象——你的淋巴結會變大（通常是頸部的那些淋巴結），甚至可能一碰就痛。儘管你不會想要在感染的急性期按摩自己的淋巴，但知道淋巴的分布，還有自我淋巴按摩的正確方法，將有助提升身體修復和緩解不適症狀的速度。

淋巴的語言

學習淋巴和自我淋巴按摩的過程，就有點像初次造訪一座陌生的城市。它會令你滿心雀躍，但也可能讓你不知所措。因此，在學習淋巴按摩的技法之前，一定要先查好地圖，比較容易適應這個新環境。

我在教任何人有關淋巴的知識時，喜歡盡可能以科學的專業術語來解說這一切。我知道要學習一個新語言並不容易，所以在第 326 頁，我整理了一份「50 個淋巴相關術語」，可以視個人的需求參閱這份詞彙表。我認為，學會這些正確的科學術語很重要，因為它能夠讓你與你的醫師和治療師，以共通的語言討論你體內的狀況，不會落入雞同鴨講的窘境。

另外，就如你將在這本書所看到的，我十分相信意象的力量。文字和意念可以幫助我們修復。如果你學過瑜伽，可以回想一下，一開始要念出所有瑜伽動作的梵文名稱是不是非常困難？但我敢說，上了幾堂課之後，你一定都能不假思索地說出這些體式的名稱，彷彿它們本來就是你生活中的慣用語。這些淋巴相關術語也一樣，我向你保證，很快你就能夠輕鬆說出這些詞彙！

淋巴的層次

　　你的淋巴系統與洋蔥類似，也有著一層又一層的層次，可分為：淺層淋巴和深層淋巴。我告訴我的客戶，理解這個基本觀念有助他們得到最佳的自我保養成果。

　　淺層淋巴位在真皮，真皮就在你的表皮之下，或者說，就在你最外層皮膚的下方。如你所知，你的皮膚為你提供了一個抵擋外來物質的屏障，同時也是你排除體內毒素的一種管道（透過流汗）。淺層淋巴的大部分管路（包括淋巴微管和其他淋巴收集管）都位在肌肉層上方，它們沿著你的微血管蔓延，形成一片廣大的網絡。從這些微血管滲出、進入細胞間液的物質，之後就會在這裡成為淋巴系統的一部分。**自我淋巴按摩時，你雙手按到的大部分淋巴皆屬於淺層淋巴。**

　　深層淋巴的網絡則會引流器官，還有身體更深層部位的液體。這些身體部位會涵蓋淋巴幹和淋巴總管這類更大的淋巴管路。淋巴幹是由淋巴收集管匯集而成，可為幅員較大的身體部位，引流已被多處淋巴結過濾的淋巴液。右淋巴總管（負責引流四分之一的淋巴液）和左淋巴總管（負責引流剩下四分之三的淋巴液）則是由許多條輸出淋巴管匯流而成，而左淋巴總管則是源自人體最大的淋巴管路「胸管」。

　　胸管由腹部向上延伸至身體前側的左鎖骨下靜脈，負責將淨化過的淋巴液送回血液。左、右鎖骨下靜脈會與鎖骨附近的頸內靜脈交會，進入靜脈系統。

　　通常，淺層淋巴管的走向會與靜脈相同，深層淋巴的走向則會與動脈相同。深層淋巴還負責吸收你腸道的油脂，以及下肢的液體。腹式深呼吸能活化到深層淋巴，這也是正確的呼吸方式能為你的自我淋巴按摩大大加分的原因，因為它能活化深層淋巴的循環。

淋巴系統是人體的重要通道之一，在運作良好的情況下，它可以為你的免疫系統提供優質的運輸通道。萬一有哪一段淋巴路徑阻塞了，或是功能異常（因為遺傳因素、淋巴結移除或其他壓力源），不論這段路徑是屬於淺層或深層淋巴，細胞的廢物和蛋白質都會在你的組織中堆積。

淋巴還會調節體液的平衡，這也是你做完淋巴療程後會覺得身體變得比較輕盈、舒暢，臉部和腹部比較不浮腫、鼓脹的一部分原因。每天，從微血管壁滲漏出去的小小蛋白分子，都會增加你細胞間液的滲透壓。這意味著，這些液體會累積在你組織之間的間隙，因為每天都只有一定數量的細胞間液能重返微血管。如果放任這個狀況持續發展下去，你的血流量和血壓就會大幅下降，組織間的液體量則會不斷增加，導致身體出現腫脹，或「水腫」的狀況。

此時就是淋巴微管大展身手的時候：它們是淋巴網絡的入口，能將過剩的細胞間液和蛋白分子收集到淋巴網絡內，幫助它們重返血流，管控你體內液體的平衡。這也是為什麼自我淋巴按摩對我們這麼有幫助的

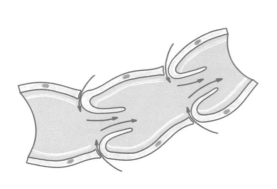

原因：它們可以針對特定部位，去調節淋巴的運作和過濾速率。淋巴按摩可針對淺層淋巴做特定方向的推撫，加速體內毒素的排除；再搭配腹式深呼吸和腹部按摩，同時活化深層淋巴的循環，則能使你的免疫力和修復力更上一層樓。

如我稍早所說，淋巴系統和你的主要循環系統不同，心血管循環系統有心臟這顆中央幫浦，但淋巴循環沒有任何中央幫浦。然而，淋巴

「確實」有自己的兩把刷子，它們會利用「內力」和「外力」來推動它在你體內的循環。

　　有瓣膜的淋巴管路叫做淋巴管，這些微小、成串的心形瓣膜結構，能使管徑內的淋巴液往單一的方向流動。平滑肌會以每分鐘放 6 到 12 次電脈衝（electrical impulse）的頻率，控制這類淋巴管的收縮與放鬆，使它們的瓣膜不間歇的開、合。這樣的收縮叫做「血管性運動」，它會使淋巴管管壁內的肌肉細胞自發性收縮，成為推動淋巴液循環的內力之一。

　　淋巴管內的瓣膜就像螺旋槳的功能，可維持淋巴管內的單一流向，防止淋巴液逆流。**自我按摩期間，若按壓得太用力，或是太深層，可能會導致這些瓣膜痙攣，中止它們在淋巴循環中的作用**。這也是有些人在極熱（例如在桑拿房或是蒸汽室）或極冷（例如冰浴）的情況下，身體會發腫的原因之一：體表溫度的急遽變化，會對淋巴系統的運作造成暫時性的壓力。因此，你在按摩淋巴時，動作請務必輕緩，以避免淋巴逆流的狀況發生。

　　再來我們要看到推動淋巴循環的第二股力量——「外力」。舉凡血管脈動、心臟收縮、骨骼肌收縮、腸胃道肌肉收縮和呼吸等活動產生的壓力，都是推動淋巴循環不可或缺的外在力量。在第二部，你就會學到針對各部位所設計的淋巴按摩和呼吸技巧，幫助你全面提升淋巴的循環。

淋巴的流域和分水嶺

現在你知道了淋巴的結構，也知道它是如何在體內流動，接下來，就讓我向你介紹「淋巴流域」，它能讓你了解身體各部位會將淋巴液引流到哪些區域的淋巴結。淋巴流域所呈現的，是淺層淋巴的流向，它說明了按摩時，淋巴液會往哪個方向流動。我的客戶都很倚重這份淋巴流域示意圖，因為它能有效幫助他們理解，自己在按摩時，應該按什麼部位。

這些流域的分布，順著你身體的區塊整齊排列，你可以把它們視為你引流淋巴的「地圖」。將各淋巴流域隔開的疆界，叫做「淋巴分水嶺」。由於淋巴液會被導往特定的淋巴結聚集地，所以自我按摩期間，你也要以特定的推撫方向，將身體特定區塊的液體導往相對應的淋巴結。這就有點像要在已繪好輪廓線的圖畫上著色，你一定要很清楚各淋巴流域的流向，才能知道自己要往哪個方向疏通它們。

考量到重力，我們多半會以為，引流就是讓液體向下流動。但，淋巴引流可不只是讓液體向下流動。想要有效引流淋巴，你一定要知道自己疏通的淋巴會往哪個方向流動。**在自我淋巴按摩這一塊，你大約會接觸到六個淋巴流域。**熟悉這六個流域的流向，就能讓你輕鬆又自信地操作這本書裡的各種按摩技法，並從中獲得最大的利益。

淋巴不只會在你的體內往上流向心臟，還會從你身體的後側往前流向心臟。正因如此，我在替客戶引流淋巴時，總會先請客戶仰躺，以這個姿勢替他們展開整個療程：我想先活化他們身體前側的淋巴結，再替他們做後續的其他淋巴引流動作。

引流完淋巴流域裡的淋巴液後，會有四分之一來自你身體右上方的淋巴液，排入鎖骨附近的右淋巴總管，並經由右鎖骨下靜脈進入血液循

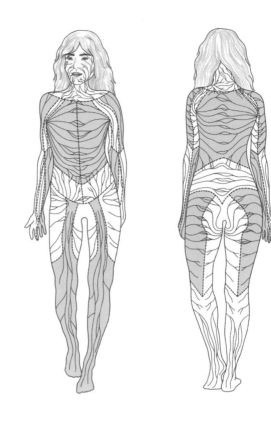

環。這涵蓋了你右臂、右胸、右乳、右上半身（前側和後側），還有右半側的頭、頸和臉部等部位的淋巴液。其他四分之三的淋巴液則會引流至胸管，排入你的左鎖骨下靜脈。這部分則涵蓋了你下半身（雙腿和腹部），以及左胸、左乳、左上半身（前側和後側），還有左半側的頭、頸和臉部等部位的淋巴液。這些總管都會與你心臟上方的大靜脈相連，將過濾過的淋巴液送回靜脈系統。

　　跟地球一樣，我們的身體也大約有 70% 是由水組成，這包括：血液、細胞間液和淋巴液。任何營養素要在我們體內移動，發揮它們該有的功能，都必須靠這些液體的幫忙。也就是說，我們需要這些液體，因為它們每天都會攜手守護和修復我們的身體。可見這些液體在我們體內的交換流不流暢，對我們細胞、組織和器官內部運作的健康，有著至關重要的影響力。

　　淋巴系統的運輸能力有限，每天它就只能在你體內循環 3 公升的淋巴液。淋巴液的流動很緩慢，如果管路阻塞的情況太嚴重，整個系統的液體負載量就會超載。我想用尖峰時段、載滿乘客的公車來說明淋巴負

載量的概念。在這個條件下，公車若要平穩流暢地行駛，每站的上車人數一定要跟下車人數一樣多。你感覺到脖子的淋巴結腫起來的時候，就意味著你的淋巴系統超載了。這個跡象顯示，廢物在你體內堆積的速度，已經比你排出它們的速度還要快，這就像是太多人擠上公車，卻沒那麼多人下車一樣，你的身體正在與不斷增加的毒素奮戰。

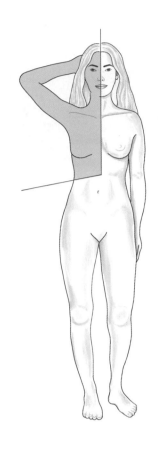

　　我還喜歡用另一種交通狀況說明淋巴的運輸能力：可怕的封路。在高速公路上，不論哪一個出口的匝道封閉了，都會影響整條高速公路的順暢度，最終甚至會導致大塞車，令人坐困車陣，哪裡也去不了。你的淋巴結和管道塞了太多廢物，或淋巴結被切除時，都會導致淋巴運輸線的某處運輸能力下降。身體在無法持續移除廢物的條件下，其他的機能也會陸續出現狀況。幸好，自我淋巴按摩和自我保養技巧是你清除體內路障的好幫手，好好運用它們，你就能清除那些淤滯的廢物，恢復淋巴管路的暢通。如果你動過手術，或切除過淋巴結，可以參閱第247 頁的「淋巴水腫」段落，了解重新引導淋巴液的方法。

　　淋巴系統的運輸能力是指整個系統一次最多可以運輸多少的淋巴液，但淋巴系統不會一直以最大運能運轉。淋巴系統能否良好運轉，取決於淋巴負載量和運輸能力之間有無處在平衡狀態。如果你的淋巴系統因為某些狀況（例如感染）需要處理較大的工作量，在有「功能儲備量」的前提下，通常它都可以應付得來。功能儲備量是淋巴系統的工作

量和淋巴液流量超出平常水準時，支援整個系統正常運轉的後援力，它能讓系統內的淋巴液順利流往它該去的地方。值得慶幸的是，一般健康者所擁有的運輸能力，都會比淋巴系統預設的最大運輸量還要高。這能使你的身體在面對超額的負載量時，也有辦法遊刃有餘地消化掉多出的工作。

不過假如你把淋巴系統逼得太緊，你的系統就會不堪負荷，這就像是不斷讓超出車輛乘載量的乘客擠上公車，或是沒在車子需要補充燃料的時候，停下來加個油或天然氣。一旦發生這種情況，就表示需要運輸的淋巴液總量，超出了整個系統的最大運輸量能力，這會導致身體腫脹，因為排不出去的多餘液體都會堆積在組織之間的間隙。有時候，這個腫脹還會明顯到你看得出來，或是摸得出來。這種淋巴系統狀況即所謂的「動能不足」。假如淋巴收集管長時間都以最大效能運轉（或曾因手術或其他創傷受損），它們就會一直呈現緊繃的狀態。萬一這個情況持續好幾個月，它可能還會損害淋巴系統的管壁和瓣膜，造成所謂的「結構不全」。

這個時候，盡快降低淋巴液的總量非常關鍵，這一點你能透過某些日常保養輕鬆做到，稍後這本書就會列出這些維護淋巴健康的重要支柱。你可以藉由運動活化淋巴系統，將淋巴管的收縮率提升 10 倍左右，但以特定的手法定期為自己按摩淋巴，也能活絡淋巴系統，而且它的效能甚至更勝一籌。為什麼？因為你會直接針對淋巴結下手。事實上，這也是淋巴按摩有別於其他技巧的原因之一：它的目標「不是」肌肉和組織，它的目標是免疫系統。在下一章，我會更詳細的說明，淋巴系統出現動能不足和結構不全的狀況時，你的身體會發生什麼事，以及這些事會怎樣影響你的健康。

淋巴的管路結構：
一窺守護健康的淋巴管道和瓣膜的細部構造

淋巴微管雖比微血管大，但仍十分微小。它們就位在你皮膚的表皮之下，交織於結締組織之間，吸收來自細胞間液的多餘廢物和蛋白質。這些具通透性的微管有交疊排列的內皮細胞，這些細胞可以釋放酵素，控制血管收縮和放鬆、凝血、免疫功能和血小板凝集。當淋巴管道周圍的間質壓力（interstitial pressure）發生變化時，它們會以擴張或收縮的方式來調控附近液體的動向。擴張時，它們會將附近的細胞間液納為淋巴液；收縮時，它們則會將管內的淋巴液推入淋巴前收集管，使淋巴液更快流入「淋巴收集管」這類更大的運輸通道。淋巴收集管也常被稱作淋巴管，它們的功能是吸收液體。相較於微血管，收集管的結構更為複雜，除了平滑肌細胞，它們還有瓣膜的構造。瓣膜能管理淋巴液的流向，輔助收集管完成吸收和推動淋巴液的工作。

收集管會將淋巴液導入附近的淋巴結。這些管道的瓣膜能防止逆流，維持管內液體的流向，使淋巴液一路由遠端運往近端的淋巴結。換句話說，你的淋巴系統就是從收集管開始，將你四肢還有身體各部位的淋巴液推往心臟。

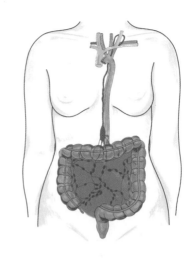

知道「你體內的淋巴收集管，會被橫躺的心形瓣膜隔成一段一段的」對你理解自我淋巴按摩的手法非常有幫助。

自我淋巴按摩時，你的雙手就是在推撫這一層淋巴。有了這個概念，你就會明白，為什麼大多數時候，你都要用手掌而非指尖去執行那些按摩技法，因為這樣你才能模擬這些收集管的橫向運動，幫助這片淺層淋巴管路將淋巴液移往淋巴結。當這些收集管的管壁，因為你的推撫和深呼吸伸展了，你就增進了這些淋巴收集管的脈動，而這就是推動淋巴液流動的內力！

胸管被視為最大的淋巴收集管，因為你全身四分之三的淋巴液都是由它引流到血液之中。它起始於腹部的乳糜池，囊狀的乳糜池會吸收來自小腸的油脂（就是這些油脂使你的淋巴液呈現乳白色），並將你下半身的淋巴液向上送往心臟。胸管沿著你的脊椎延伸，以大約 2 到 5 公厘的管徑從胸、腰椎（TL2 到 T11）附近往上走，整體長度 36 到 45 公分不等，管徑則落在 1 到 5 公厘之間。

胸管的結構有許多變化性，但它的功能更值得我們重視，所以在自我淋巴按摩的步驟中，你會常常看到裡頭的內容提到胸管。腹式深呼吸能影響到胸管的功能，這就是呼吸方式對淋巴健康如此重要的原因。如果你能以會活動到橫膈肌的方式呼吸，就能促進淋巴液流入血流。

淋巴幹是淋巴網絡中比較深層的管路，它們負責接收已經通過淋巴結、被清潔乾淨的淋巴液。每一條淋巴幹都是由多條輸出淋巴管相匯而成，且會根據其引流的身體區塊命名。這些淋巴幹會將淋巴液排入胸管或右淋巴總管，使它由這些管道進入血液循環。

淋巴系統：你的隱形守護者

淋巴系統是免疫系統不可或缺的一部分。沒有淋巴系統，心血管系統也會停止運作，你根本活不過一、兩天！

胎兒在發育的時候，那些將來會變成白血球和淋巴細胞的幹細胞就會在骨髓形成，並往你全身的淋巴器官遷移，你大概不曉得這些器官也屬於淋巴系統的一部分，而且是你保持健康不可或缺的存在。

這些淋巴器官有：骨髓、扁桃體和腺樣體、胸腺、黏膜相關淋巴組織（mucosa-associated lymphoid tissue，MALT）、腸道相關淋巴組織（gut-associated lymphoid tissue，GALT）、脾臟、闌尾、培耶氏斑（Peyer's patch）和泌尿道。它們都是體積小巧的淋巴組織，且多半位處細菌容易堆積的地方，這樣的安排就是為了讓它們能就近對抗各種感染。它們是免疫系統的守衛，在人體抵抗疾病的防禦機制上扮演要角。

黏膜相關淋巴組織是個總稱，有50%的淋巴組織都適用這個名稱，包括：消化道、泌尿道和呼吸道。這類淋巴組織會過濾穿過你皮膚，或眼睛、鼻子、嘴巴和消化道黏膜的髒東西，避免病原體入侵黏膜內層，進入體液。你的扁桃體和腺樣體會攔截你吸入空氣和吃進食物時，一起被帶進體內的病原體；你的脾臟會過濾血液、製造淋巴細胞，以及儲存血小板和免疫細胞；你的胸腺則是抗癌T細胞成熟的地方。你的腸道裡

也有淋巴結，它們常被稱作腸道相關淋巴組織，包括：闌尾、培耶氏斑（主要分布在小腸迴腸的小型淋巴組織），還有小腸裡的一些孤立性淋巴濾泡（isolated lymphoid follicles，ILFs）。

　　腸道相關淋巴組織會引發重要的免疫反應，以維護腸道的安定。事實上，你的免疫系統有 70% 都是由你腸道裡的淋巴組織構成。它們是你對抗食源性疾病的第一道防線。你小腸的絨毛裡，有數百萬條叫做乳糜管的特化淋巴管，負責幫助身體萃取出你攝入食物的營養素，吸收油

淋巴器官

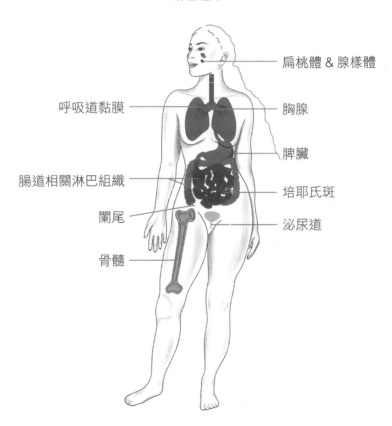

扁桃體 & 腺樣體

呼吸道黏膜

胸腺

脾臟

腸道相關淋巴組織

培耶氏斑

闌尾

泌尿道

骨髓

脂、脂溶性維生素、電解質和蛋白質，再把它們運回血液，讓你把它們當作燃料使用。淋巴系統透過胸管底部的囊袋（乳糜池）吸收油脂時，會使淋巴液呈現獨特的乳白色。

　　淋巴器官會產生 B 細胞和 T 細胞，在你的一生中，這些白血球細胞都是你對抗感染不可或缺的一員。B 細胞源自骨髓，會製造抗體；T 細胞則在胸腺中成熟。另外，我們出生之後，淋巴組織就會在闌尾聚集，幫助 B 淋巴細胞和一種叫做免疫球蛋白 A 的抗體成熟。過去醫師常會將闌尾視為無用之物，但現在他們知道，這樣的想法不對！儘管隨著你年紀的增長，闌尾的功能會大幅降低，但它對你的免疫力仍有重要的影響力，因為它可形成引導你全身淋巴細胞動向的分子。

　　淋巴系統在你的先天和後天免疫系統裡皆占有一席之地。「先天性免疫」會立刻辨認和清除病原體，以免疾病蔓延。你的淋巴器官、自然殺手細胞（natural killer cell）、巨噬細胞、白血球、樹突細胞（dendritic cell）和其他細胞都是先天免疫的一部分，由於淋巴系統身兼淋巴細胞和免疫細胞的通行渠道，所以它也具備了在一片龍蛇雜處的環境中，分辨好、壞分子的能力。

　　「後天性免疫」就不是一個立刻見效的免疫反應，它的反應需要花一段時間去醞釀。它會利用數量比較少、更具特異性的白血球（例如 B 淋巴細胞或 T 淋巴細胞）去辨認病原體，讓它們針對特定的病原體增生，在體內引發更強大的免疫反應，殲滅身體視為「敵方」的分子。你的身體會記住這個外來者，所以日後，它就能在必要之時再次認出它。舉例來說，你得到麻疹這類的疾病時，在康復之後，你的身體就會擁有對抗這個疾病的能力，使你不用再因麻疹受罪。遺憾的是，並不是所有的感染性疾病都能夠這樣一勞永逸。另外，後天性免疫還有一個棘手之處，就是當它辨認「敵方」的能力出狀況時，就會出現「自我攻擊」的

行為，這可能會導致自體免疫疾病，例如狼瘡或類風濕性關節炎。

　　對你的身體而言，分辨和抵禦病原體的能力非常重要，因為這樣你的健康才能保持在最佳的狀態，進而照顧到淋巴系統的健康。看到淋巴在抗病和排毒這一塊為你提供的防護力，我們真的可以說它是免疫系統裡的超級英雄。你將開始注意到，自己可以找到衡量體內淋巴動態的線索。當免疫系統平穩流暢地運作時，淋巴很可能也會平穩流暢地流動，但人生中難免有些時候，你會比較常感冒或慢性發炎，這些時候就會導致淋巴的流動變差，對免疫系統造成負面影響。健康本來就會因為許多因素起起伏伏，不過一旦你認知到淋巴對健康的影響力，就能利用那些維護淋巴健康的重要支柱，扭轉頹勢。不論你是用本書中的哪一種技法按摩淋巴，你的每一次按摩都會提升免疫系統的機能。事實會說話，為什麼你應該把自我淋巴按摩變成一種日常保養，我想這些有科學依據的生理證據就是最好的理由。

　　在下一章，你會看到淋巴是如何在你體內流動，並影響全身每一個重大系統的健康。它們之中只要有誰出了狀況，可能就會出現一大堆你根本不曉得與淋巴健康有關的症狀。等到你明白了淋巴與器官機能之間的緊密連結，很快你就會學到疏通淋巴管路的工具，使淋巴液暢行無阻地在各個流域間流動。

我向每個人介紹淋巴系統的時候，都喜歡從頭說起。從文獻的記載可看出，人類對淋巴的好奇，已經持續了相當長的一段時間。

幾個世紀以來，包括印度、希臘、羅馬、埃及和中國等諸多文化，都曾注意到淋巴系統的存在。在那些古老的文獻中，他們把淋巴結和淋巴管稱為「經絡」、rajas 和 dathus。被譽為「西方醫學之父」的古希臘醫師希波克拉底（Hippocrates，約西元前 460–370 年）把淋巴液叫做「白血」（white blood），並在他「體液四質理論」（Four Temperaments）中將它稱為「黏液質」（phlegmatic temperament，其他三質則分別為「血氣質」〔sanguine temperament〕、黃膽質〔choleric temperament〕和「黑膽質」〔melancholic temperament〕）。

另一位古希臘醫師希羅菲盧斯（Herophilos，約西元前 335–280 年）則寫道，他發現了「小腸裡的血管會與大量的腺狀體相連」，還有許多的淋巴結和「乳白色的靜脈」──淋巴系統！

不過那個時候的人還無法把淋巴和血液區分開來，這很可能是因為當時欠缺觀察淋巴的相關工具。淋巴結構的獨特之處，以及它廣布全身的網絡系統，都必須從非常微觀的角度觀察，但在那些年代，人類尚未發展出可以探究這些微小事物的儀器。

到了中世紀，醫學和解剖學方面的研究受大眾冷落了一段時間，一直到文藝復興時期，了解和探討身體結構的研究才再度興盛起來。十七世紀是研究淋巴系統的黃金年代。1622 年左右，義大利外科醫師蓋斯貝里・阿薩利（Gaspare Aselli）首次將淋巴管、靜脈和腸道乳糜管（小腸中負責吸收飲食中油脂的淋巴管）區分開來。許多人都把發現淋巴系統的功勞歸功於他。1637 年，丹麥醫師托馬斯・巴托林（Thomas Bartholin）用這樣的一段文字描述了淋巴系統：「它可以淨化身體，並調節體液、腫脹和水腫狀況。」他把這些管路叫做「淋巴管」，同時稱管內流動的液體為「淋巴液」。

瑞典科學家奧洛夫・魯德貝克（Olof Rudbeck，1630–1708 年）是第一位將淋巴系統和它的循環視為人體中一套獨立系統的解剖學家。1647 年，朗・帕凱（Jean Pacquet）對淋巴的發現極具突破性，他證明了腹部淋巴結會將來自乳糜池的淋巴液向上導往胸管，送入位在頸部鎖骨

下靜脈的淋巴結，使淋巴液重返血液循環。到了 1692 年，注射水銀成了眾人觀察淋巴流動狀態的第一種方法。時間快速推進近 200 年，來到 1885 年，法國解剖學家馬力・菲利伯特・康斯坦特・薩佩（Marie Philibert Constant Sappey）做了一份龐大的淋巴系統圖解集，至今這份圖解集仍為我們所用。

　　1800 年代晚期，有幾位醫師開始利用按摩、皮膚護理和運動，來治療象皮病（elephantiasis）這種淋巴系統慢性病。奧地利裔的比利時外科醫師亞歷山大・馮・維尼瓦（Alexander von Winiwarter，1848–1917 年）就是這幾位先驅之一，他將徒手淋巴引流技巧帶入醫療體系，並搭配運動、加壓、皮膚護理和日常自我保健等觀念，改善病人的健康狀態。他的這套方法，也為日後的醫界奠定了治療淋巴水腫病患的基礎。

　　1922 年，美國整骨醫師弗雷德里克・米勒德（Frederick Millard）正式創造了「淋巴引流」（lymphatic drainage）這個專有名詞，並將他操作這套技巧的第一手臨床經驗撰寫成《淋巴應用解剖學》（*Applied Anatomy of the Lymphatics*，暫譯）一書出版。1937 年，澳洲病理學家霍華德・弗洛里（Howard Florey，日後他發現了青黴素）證明了淋巴結會在發炎期間腫大。

　　一直到 1930 年，丹麥的按摩師艾米爾・佛德（Emil Vodder）和他的妻子愛斯特里德（Estrid）於法國擔任物理治療師時，才發展出一套系統性的徒手淋巴引流手法，並創造了「淋巴學」（lymphology）一詞。很多向他們求診的病患，都是為了解決歐洲潮濕冬季在他們身上留下的「紀念品」——因反覆感冒而腫脹的淋巴結和鼻竇問題。憑藉著豐富的臨床經驗，他們將各種輕緩按摩手法彙整成促進淋巴系統流動的教學指南。

　　佛德氏夫婦發現，他們的按摩手法既能持續清除組織的淤塞，還能提升免疫力。他們教授這套淋巴引流手法長達數十年的時間，而他們的這套系統也成了我的受訓基礎。1993 年，麥可・佛爾迪（Michael Földi）和艾賽爾・佛爾迪（Ethel Földi）醫師在德國出版了《淋巴水腫的治療和控制方法》一書（*Das Lymphödem und verwandte Krankheiten*，暫譯），眾人也因此將他們視為「整合性消腫療法」（Complete Decongestive Therapy，CDT）的創始人。至今，這套療法仍是淋巴水腫照護的黃金準則，在淋巴水腫療法中占有重要的一席之地。

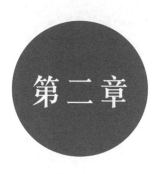

第二章

受人忽視的健康環節

淋巴系統的力量真的十分強大。它除了是你身體辨別和防禦常見疾病的中樞，研究人員還發現，它在對抗醫界頭痛已久的疾病方面，也深具潛力。事實上，2019 年三月，美國國家衛生研究院（NIH）的某位主任到國際非營利組織「淋巴教育和研究網絡」（LE&RN）演講時就曾提到，目前的研究顯示，淋巴系統或許是解開如何治療阿茲海默症、傳染疾病和腸胃疾病等諸多病症的關鍵。換句話說，他們預期對淋巴系統的功能有更深入的了解後，便能得到突破性的發現。雖然要徹底理解淋巴系統的一切，醫學界還有一段路要走，但此刻這個科學領域正蓬勃發展。身為力推淋巴健康的一員，能親眼看到它成為眾人探討的熱門主題，實在是太令我欣喜了！

　　最重要的是，美國國家衛生研究院的科學家認為，淋巴系統對人體的影響力可能比我們此刻所知道的還要廣泛。每天，你都會接收到數百萬則從你身體發出的訊息，傳達你的感覺、情緒和生理症狀（例如疼痛）。這些訊息全都很重要，它們提供了重要的信息，能讓你知道細胞深處到底發生了什麼事。這當中的某些信息，只需要你採取一些簡單的行動，即可輕鬆解決，例如：覺得自己快沒電的時候，打一杯綠奶昔補充能量；感覺心情低落的時候，聯絡治療師預約看診時間；或是在工作一整天、精疲力盡的時候，泡個暖呼呼的熱水澡。但也有某些信號，是你身體發出的重大警訊，提醒你要特別注意某方面的健康狀況，即便你可能不覺得它們是什麼大問題，例如長期頭痛、持續背痛或不明原因的變瘦等。在這一章，我們就會仔細了解淋巴與其他身體系統之間的連結。你很快就會明白，淋巴這座重要的渠道調節了你體內各角落的平衡。

淋巴阻塞

誠如你在前一章學到的，你的淋巴網絡是一套緩慢流動的系統，它會以大約每分鐘 6 到 12 次的頻率刺激淋巴管活動，推動管內液體的循環。如果你組織裡的髒東西太多，你的淋巴系統就會流動得更加緩慢。一旦你淋巴的負載量和運輸能力超載──我把這種狀況稱為淋巴阻塞，就會引發麻煩的健康問題。

生理或心理方面的壓力事件都可能引發淋巴流動異常的症狀。這些不適症狀或許會立刻顯現，例如脹氣、疼痛、時好時壞的消化毛病，或是揮之不去的倦怠感等；也可能隨著時間的推移，如雪球般越滾越大，發展成你根本想像不到是淋巴系統出狀況所造成的症狀，例如溼疹、慢性便祕或一路攀升的體重等。另外，皮質醇和腎上腺素之類的壓力激素（焦慮和壓力的狀態會使人體長期釋放這些激素），也會讓你既有的生理症狀變得更加嚴重。由此可知，你的生理健康會影響你的心理健康，反之亦然。

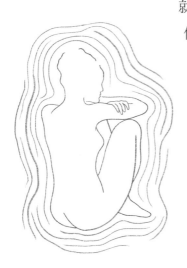

就如我將在第五章討論的，體能活動是改善你淋巴健康和心情狀態的好方法，主要是因為它可以提升淋巴的循環，還有釋放可消除壓力激素影響的腦內啡。別忘了，骨骼肌的收縮會推動淋巴。如果你沒有規律運動的習慣，你的身體就比較無法將組織中的毒素排出。

淋巴問題會以各式各樣的症狀呈現，如果你跟我的客戶一樣，就一定曾在某個時間點，經歷過以下的部分症狀。確

實有很多原因都可能造成這些症狀，所以大多數人在還沒找我看診前，都不會想到這一切問題的根源，其實與他們的淋巴健康息息相關。實際上，無法順暢流動的淋巴，會對你淋巴的健康狀態造成非常大的衝擊。

淋巴阻塞的徵兆	
痤瘡和冒痘痘	肌瘤／囊腫
過敏	頭痛
脹氣和水腫	激素失衡（例如皮質醇、經前症候群、環更年期、更年期）
血栓	扁桃體發炎
腦霧	皮膚發癢／溼疹／出疹
支氣管炎	腎臟疾病
化學汙染物	淋巴水腫
慢性耳痛／耳朵悶脹	肌肉僵硬／關節痛／關節炎
便祕	肥胖
傷口癒合慢	運動時疼痛或不適
脫水	面部和頸部浮腫
瘦不下來	疤痕組織
消化問題	鼻子不通和感染
水腫	喉嚨痛
淋巴結腫大	上呼吸道問題
疲倦	
壓力	
關節腫脹；搭飛機時四肢腫脹	

淋巴健康不佳的風險因素

有些人會出現這些症狀，是因為沒控制好會導致淋巴不健康的風險因素。這些風險因素有可能是先天的，也可能是後天的。舉例來說，如果你動過手術，你可能就比較容易有淋巴水腫的問題。假如你曾為了生寶寶剖腹產，剖腹的切口可能就會傷到淺層淋巴的結構，影響該處淋巴的流動，這就是疤痕附近為什麼比較容易腫脹的原因。又或者，在第143頁看到的，假如你一直接觸環境毒素，那麼你體內的大量毒素或許就會使你的淋巴系統不堪負荷。

基因上的先天風險因素也可能導致淋巴系統發育不全或發育異常。如果你曾注意到你的父母或祖父母，甚至是某位阿姨有腳踝長期浮腫的狀況；或者，如果你在青春期、成年後或懷孕期間有雙腿變粗的狀況；抑或是，你的四肢始終處在慢性發炎的狀態，即使你調整了飲食也依舊未見起色，那麼你可能就有「原發性淋巴水腫」，這種與基因有關的先天風險因素。另一個會影響淋巴健康的先天風險因素是 MTHFR 基因，這種基因會干擾身體的排毒能力。

只要你有上述任何一項風險因素，我都建議你定期自我淋巴按摩，並重新評估你的飲食和營養計畫。穿戴加壓服飾或許也能為你帶來一些幫助，例如壓力襪、壓力褲或壓力袖套等，它們都有助改善四肢腫脹的問題。這類壓力服飾對舒緩慢性發炎特別有幫助，因為它們能對細胞間液施壓，使淋巴液在這股外力的推動下，比較順暢的流動。當然，善用第四章的按摩技法，也有助緩解你目前經歷的各種症狀。

任何手術都可能破壞淋巴的流動狀態，尤其是癌症治療、淋巴結切除和放射治療；其次還有整容和整鼻、髖關節和膝關節置換等手術。雖然淋巴阻塞是個很常見的大眾問題，不過它會對至少 30% 到 40% 的癌

症病友造成更嚴重的影響。因接受手術、淋巴結移除、乳房腫塊切除，或是放射療法等治療，而導致淋巴系統受損的癌症病人，常常會有「淋巴水腫」的後遺症。長久下來，這個後遺症會對他們的淋巴系統造成非常大的傷害，他們的四肢可能會因滲漏的細胞間液腫脹，免疫力也會變得比較差，比較容易受到各種感染，例如蜂窩性組織炎。

如果你動過手術，例如癌症手術，我建議你翻到第 240 頁，好好執行「運動傷害、手術前後和疤痕組織」以及「淋巴水腫」這幾個小節介紹的按摩技法。在舒緩淋巴水腫這一塊，請優先考慮自我淋巴按摩，再考慮靠手術來排解這方面的問題。如果你比較容易或已經有淋巴水腫的問題，請尋求合格淋巴水腫治療師的協助，他們可以幫助你掌控它的發展（欲知如何找到合格的淋巴水腫治療師，請見第 322 頁）。

接觸有毒物質會使淋巴運輸系統超載。環境毒物學的科學家陸續發現，許多有毒物質都會對我們的細胞造成影響，改變或阻礙細胞的正常運作模式，進而造成發炎、自體免疫疾病，甚至是癌症。這些對人體極具殺傷力的有毒物質包括：石棉、環境汙染物、汞、黴菌、殺蟲劑和除草劑，以及居家清潔和美容美體用品裡的某些成分。

想把自己接觸到的毒素量降到最低，我建議你可以從居家清潔和美容美體用品下手，不要使用任何含有有害成分的產品。例如：含有四氯乙烯（PERC）的地毯和家具裝飾清潔劑；以 2- 丁氧基（2-butoxyethanol）為溶劑的清潔劑；含有氨和 / 或氯這類刺激性物質的窗戶清潔劑和其他清潔劑；含有氫氧化鈉的烤箱清潔劑；含有甲醛成分的直髮劑、眼線膠和指甲油。同時，也請你盡可能多選擇有機食物。雖然淋巴結無法徹底排出某些有毒物質（例如煤炭和紋身墨水），但它倒是可以持續沖洗掉你因環境或食物接觸到的重金屬毒素（例如處在刷有含鉛油漆的老房子，或是吃到受汞汙染的鮪魚），並降低這些物質累積在你身體軟組織

搭飛機時四肢腫脹

安娜是一位四十多歲、健康又充滿活力的義大利媽媽，常常要搭飛機到加州出差。她會找上我，是想要改善她雙腿持續腫脹的狀況。從青春期開始，她就一直有雙腿腫脹的問題，但搭長途飛機的時候，這個問題會變得更加嚴重，讓她連鞋子都很難穿上。

我向她解釋，她四肢那種不適、沉重又發疼的感覺，是淋巴阻塞的典型症狀。由於機艙內的壓力比地面低，四肢裡的組織壓力也會因此有所變化，但這股壓力正是推動淋巴的動力。如果淋巴系統吸收細胞間液的能力變差，過剩的細胞間液就會積在細胞外的空間，導致身體腫脹。另一方面，機艙內的低壓也會導致你的血流速度變得比平常慢。再加上搭乘飛機的時候，你通常會連坐好幾個小時，在肌肉不太收縮的情況下，你的淋巴和血液循環都會受到影響，無法正常流動。

要解決這種搭飛機所造成的腫脹，最簡單的方法就是穿壓力襪和球鞋，它們能對你的雙腿和足部施加額外的壓力，幫助淋巴維持正常的循環。除此之外，在搭機前、後好好執行「四肢疼痛：下肢」（第231頁）這個小節介紹的按摩技法，將能夠立刻緩解這個症狀。我也建議你在搭機期間，盡可能多起身走動、補充水分，還有避免攝取酒精、咖啡因和重鹹的食物，因為這樣做都能為身體保水。如果你是形成深層靜脈栓塞的高風險群，搭機後下肢腫脹的狀況又持續好幾天，請務必就醫做進一步的檢查。

時引發的各種症狀。你可以在第四章找到相關的按摩技法，排解毒物累積的常見症狀，例如頭痛、耳痛和思緒清晰度變差等。另外，以全方位維護淋巴系統健康為主軸的第五章，也列出了許多促進身體排毒的日常保養方法。

服用某些藥物也可能導致身體腫脹。雖然有時你確實需要使用這些處方藥，但如果你本來就有淋巴結構不全的狀況，它們可能會加劇這類

慢性問題對你的影響。任何會產生水腫副作用的藥物，你都必須格外留意，例如利尿劑會導致組織間隙的水分和蛋白質滯留量增加；有些糖尿病藥物會導致鈉離子滯留和鬱血性心衰竭；以及一款常用於治療帕金森氏症的抗病毒藥物金剛烷胺（amantadine），則會產生手、足或雙腿浮腫的副作用。

萬一你服用的藥物會造成身體浮腫，請跟你的醫師談談。我不認為你可以擅自停藥，但我認為你應該知道你體內的發炎反應，可能源自某些你意想不到的地方。隨著越來越多研究證實，淋巴是找到如何治療各種疾病的關鍵，大家也越來越意識到，淋巴系統是個長久受人忽視的健康環節，因為「淋巴的流動越順暢，身體就越健康」。

淋巴阻塞和發炎反應之間的關連

在我們繼續往下談之前，一定要先好好說明「發炎反應」一詞，這個詞在健康圈中很常被提起，因為它是許多身體病痛的根源。當你的身體出現發炎反應，就表示免疫系統的防禦機制啟動了，正在對付某個有害健康的入侵者或是損傷。許多不同免疫系統的細胞都會參與發炎反應，淋巴系統也是其中一角，而且它還是個十分重要的角色。因為淋巴系統是把不討喜的發炎細胞運送到淋巴結的主要管道，這樣淋巴結裡的白血球才能清除這些有害物質，甚至是產生後續的免疫反應。萬一你的淋巴管路無法正常運作，它們就無法在免疫反應中充分發揮它們的角色。淋巴管路若不能像平常那樣運轉，則淋巴系統的運輸能力可能就會隨著淋巴負載量一起超載，導致淋巴液堆積。

另外，你的淋巴系統還兼具調節體液平衡的功能，因為它能排除你

「水腫」和「淋巴水腫」，兩者有何區別？

　　水腫（edema）和淋巴水腫（lymphedema）很容易混為一談。兩者之間最大的區別是：水腫（或者說蛋白質含量低的細胞間液所造成的腫脹）與淋巴系統異常沒有絕對的關聯性，就算你的淋巴系統結構完整、運作正常，也可能水腫。微血管滲漏過多的液體，或是淋巴系統無法將體液送回血液，都會導致水腫。這是一種「高輸出衰竭」所導致的結果，意即淋巴負載量超出了淋巴系統的運輸能力，使得淋巴系統出現「動能不足」的狀況。會造成這類水腫的病症有：慢性心衰竭、慢性靜脈阻塞、深層靜脈栓塞、過度慢性發炎，以及阻礙靜脈回流的腫瘤等。

　　另一方面，淋巴水腫就一定與淋巴系統的異常有關，它是淋巴系統的運輸能力變差，且淋巴系統的結構受損或畸形所致。如第 39 頁所提到的，這是一種淋巴系統「結構不全」的狀況。淋巴水腫屬於「低輸出衰竭」，造成這類腫脹的細胞間液含有較多的蛋白質。會造成這類水腫的原因有：遺傳、手術和 / 或放射治療造成的傷疤、鈍傷、瓣膜功能不全、栓塞、淋巴管被腫瘤堵住、淋巴結切除，或手術等。

　　至於所謂的淋巴系統「綜合性機能不全」，就是淋巴系統同時出現「動能不足」和「結構不全」的狀況。這表示，淋巴系統的結構受損，運輸能力變差，淋巴負載量也超乎整個系統的運輸上限。天生淋巴系統結構異常的人就可能經歷這樣的狀況，他們會先因淋巴系統的結構不全出現「原發性先天性淋巴水腫」，再發展出慢性靜脈機能不全的問題，這會導致淋巴系統同時發生運輸能力下降，以及淋巴負載量增加的狀況。

體內的多餘液體。如果淋巴阻塞了，無法正常運作，那些從腫脹血管滲出的多餘液體，就會導致你的組織慢性發炎。自我淋巴按摩可以改善或避免這些情況發生，它能增加淋巴系統的運輸能力，進而幫助身體移除多餘的液體和降低發炎反應。

急性和慢性發炎反應

　　並非所有的發炎反應都不好。「急性發炎反應」是你的身體突然受到傷害時，為了修補受損組織所做出的反應，這時比較小的血管會擴張，使更多的血液能夠流入這個區域，而該區域也會因此出現紅、腫、熱的現象。接著白血球會一擁而上，以確保有害的入侵者不會在體內引發更多的問題（當你有開放性傷口時，細菌等有害健康的物質便會趁機進入血液）。

　　就是這個時候，你的淋巴系統會與血液循環系統攜手，一起修復受傷的部位。你的身體會生成新的血管（這個過程叫做「血管新生」）和淋巴管，讓它們分工合作地完成這個任務。在紅血球努力修補受損組織的同時，你的淋巴系統除了會不斷將免疫細胞帶到傷處，還會帶走該處組織的過量細胞間液和細菌，此舉可以降低促發炎細胞含量，以免該處腫脹得更加嚴重。

　　急性發炎反應會隨著傷口的癒合消退。如果你只是撞到小腿脛骨，這個反應可能很快就退場了；但如果你是撞斷了骨頭，或是受了切口大到必須縫合的傷，這個反應可能就會持續比較長的時間。至於慢性、長期的發炎反應，則會對健康和人生造成相當深遠的負面影響。慢性發炎反應不是什麼疾病，它是你體內的急性發炎反應遲遲不退場，所發展出的另一種生理機制。這意味著，慢性發炎反應將不再具備修復身體的能力，反倒會默默地使身體受到更多的傷害。幾乎所有的西方疾病都與慢性發炎有關。世界衛生組織就指出，如今慢性發炎疾病（包括過敏和氣喘、阿茲海默症、關節炎和其他關節疾病、心血管疾病、慢性阻塞性肺病和糖尿病等）已成為危害人類健康的最大威脅之一。

　　慢性發炎反應最大的問題是，引發它的因素太多了，這也是難以根

治的原因，因為我們多半很難找出觸發的源頭。慢性發炎反應的另一個問題是，它常常都靜悄悄地在體內深處蔓延。常規的生化檢測不見得可以偵測到它的存在，通常都要接受比較精細的生化檢測，或是等到被診斷出得到某種疾病後，才會發現身體有慢性發炎的狀況。因此，等到你知道它正在危害你的健康時，恐怕早在體內存在了好一段時間。感染、接觸有毒物質、自體免疫疾病、細胞缺損和反覆發生的急性發炎反應等，都可能導致慢性發炎。慢性發炎的部分症狀包括：特定部位變胖、常常感染、持續疼痛、倦怠感、情緒障礙和腸胃問題。有些慢性發炎的風險因素你可以控制（例如健康飲食、不抽菸或不碰其他有害健康的物質、好好睡覺、管理壓力等），有些你則無能為力（例如年齡、家族遺傳史和激素狀態等）。

急性發炎反應期間，血管擴張（即「血管舒張」）的時候，壽命短的嗜中性球會是第一個抵達傷處的白血球，接著能辨識和摧毀有害病原體的巨噬細胞、淋巴細胞和漿細胞才會抵達。不過當這段修補過程哪裡出了差錯，無法如常進行（目前科學家仍不確定這究竟是過程中的哪一個環節出了差錯），這些受損的細胞就無法得到良好的修補，反而會被各種生長因子、酵素和細胞激素浸潤。細胞激素是傳遞細胞信號的蛋白分子，負責調節免疫系統的反應。正常情況下，細胞激素會幫助你攻擊體內的病原體，但一下子激增的細胞激素也可能使你的免疫系統失控，造成所謂的「細胞激素風暴」。大家在討論 1918 年的西班牙流感大流行、SARS 和新冠肺炎（COVID-19）時，常會提到細胞激素風暴一詞，因為這些病人體內的細胞激素風暴會使細胞快速崩解（尤其是肺部的細胞），造成他們的組織永久性受損、死亡風險增加。

慢性發炎本身也相當有害健康，因為它會使你組織裡的液體難以流通，充滿大量的細菌。假如這個狀況遲遲未獲改善，化為膿液的組織液

　　淋巴治療師常會與不同科別的醫師合作。我曾經收治一位腫瘤科醫師轉介的病人，這位病人七十多歲，有淋巴水腫的問題。她動過六次手術，在這些手術中她切除了腋下的 15 顆淋巴結，而多次的治療也讓她出現手臂腫脹的後遺症。

　　我第一次為她看診時，她告訴我，她的手臂又重、又痛、又麻，而且任誰都看得出來，她不舒服的那條手臂比另一條手臂腫脹許多。她的手臂腫到連襯衫的袖子都塞不進去，活動範圍也受到影響，她對自己這樣的外表感到相當憂鬱。另外，由於免疫系統變弱、淋巴液堆積，她也變得很常生病，三不五時就會感冒纏身。在為她做了 6 個多月的徒手淋巴引流治療，並請她養成穿戴加壓服飾的習慣後，我教她自我淋巴按摩的方法，讓她可以繼續以這套方法居家保養。

　　之後的某一天，我接到了把這位病人轉介給我的腫瘤科醫師的電話。他在電話中，向我表達謝意，因為這位病人不但手臂腫脹的狀況改善了，心理情緒狀態也變好了。許多人都不曉得，腫脹、變形的肢體對情緒健康所帶來的衝擊，其實與確診癌症不相上下。終於，這位病人又感受到了人生的快樂和希望。「妳大大改變了這個女人的人生。她不只手臂的線條變得比較好看，整個人的狀態也開朗許多！妳幫了我大忙」。後來我又看到這位客戶時，她開心的向我展示她身上的衣服，因為她終於可以再度穿上她最鍾愛的長袖襯衫了。接著她給了我一個大大的擁抱，並對我說：「謝謝妳讓我找回了自我。我戰勝癌症之後，從來沒有這麼開心過。」

便會引發像是蜂窩性組織炎的全身性感染，你的免疫系統也會變得非常緊繃，因為它會竭力擊退這些病原體。換句話說，慢性發炎可能會觸發你的身體去攻擊自己的組織，導致一場免疫系統反撲的惡性循環：你的免疫系統會引發更多的發炎反應，對淋巴管路的運作造成更大的干擾。這不但會使你身體移除毒素和調節體液平衡的能力受阻，也會使你的淋

巴系統變得不通暢。

在疏通體內的停滯體液和阻塞淋巴這方面，淋巴引流按摩能帶來非常大的幫助，這也正是自我淋巴按摩可改善慢性發炎的原因。藉由這些按摩的撫觸，你將改善淋巴管路的效能，進而帶動淋巴系統的循環，提升它消滅病原體和減緩發炎反應的能力。研究顯示，以外力活絡淋巴管路時，可使該處淋巴吸收較多的停滯、促發炎體液，產生減重和改善皮膚發炎、關節炎和發炎性腸道疾病（包括克隆氏症和結腸炎）等好處。

你可以留意一下第 51 頁的「淋巴阻塞的徵兆」一表，如果你有其中的好幾項，且它們遲遲沒有改善，你恐怕就處在慢性發炎的風險之中。這個時候，你越積極的去活絡你的淋巴系統，就能越快改善這些徵兆和健康狀態。

人體各系統之間的連結

淋巴系統是人體 11 組器官系統中的其中一員，其他 10 組分別是：心血管、消化、內分泌、皮膚、肌肉、神經、生殖、呼吸、骨骼和泌尿系統。

當然，它們全都會相輔相成的一起運作，好讓你充滿活力的活著。淋巴是吸收養分和激素、平衡體液和維持免疫系統機能不可或缺的一環。

所以接下來，就讓我們來看看淋巴系統是如何與消化系統（腸道和其他消化器官）、神經系統（大腦的認知 / 神經和情緒方面），以及呼吸系統（呼吸的方式）互動。我把它們四者之間的連結，叫做「腸 / 腦 / 肺 / 淋巴連結」。

淋巴健康 = 消化健康

　　腸道常被稱為人體的「第二大腦」。拜近日學術界對微生物體（microbiome，生存在腸胃道裡的微生物）有越來越多的新發現所賜，腸道健康已從醫學講座上的小眾講題，變成一種閒話家常的大眾話題。我們每一個人的腸胃道裡，都有超過 100 兆個微生物。這當中有許多微生物都有益健康，而且它們對腹部腸繫膜淋巴結（mesenteric lymph nodes）的影響特別大。腸繫膜淋巴結決定了進入你小腸黏膜的淋巴液，是否含有必須摧毀的病原體。它們對你的食物耐受度有著重大的影響力，亦是避免微生物蔓延全身的一道防線。

　　一旦腸道益菌和壞菌之間的平衡發生了變化，你的免疫系統就會受到影響。如果你曾在吃完抗生素之後，出現腸胃不適的問題，就表示你已經經歷過這種狀況，因為抗生素會把你的好菌和壞菌都殺掉。

　　淋巴系統是消化系統不可分切的一部分，在消化系統中，它具備兩大功能。

　　第一項功能是，它可以幫助你處理食物。淋巴管是吸收和運送體內許多物質的重要管路，例如營養素、激素、某些藥物以及其他胞外物質，它們可以透過乳糜池和胸管，將這些物質從消化道送進你的血液。

　　有些大分子的油脂和蛋白質，因為體積太大無法直接進入血流、運送到可以利用它們的細胞，這個時候運輸這些分子的工作就會由淋巴系統負責。以小腸中的脂肪酸和油脂為例，它們在腸道中形成乳糜微粒後，會先由淋巴系統將它們送往肝臟，再由胸管把它們送回你的血流。到了這個階段，那些分子才能成為細胞的燃料，提升你的代謝和能量。

　　除此之外，淋巴還會替小腸移除組織裡過剩的廢物，以及吸收「乳糜」（即消化過的油脂，就是它使你的淋巴呈乳白色）、脂肪酸、蛋白

質、激素和油脂。然而，萬一淋巴系統無法正常吸收油脂或運送乳糜，你可能就會有腹脹的狀況。更甚者，這或許還會導致更嚴重的問題，例如慢性發炎、發胖和前面提到的其他病症。

淋巴系統的第二項功能是「維持消化道的健康環境」，這對提升抵抗食源性疾病的防護力非常重要。如你在第一章學到的，你的免疫系統有 70% 都是由腸道裡的淋巴組織構成，它們會產生白血球替你的身體對抗疾病；也就是說，對腸道菌相和免疫系統之間的和諧來說，這條腸道／淋巴結軸（gut/lymph node axis）有著非常重要的地位。

雖然你可能知道飲食對腸道健康的重要性，但你可能不太清楚腸道的活動方式，淋巴系統在這方面，也扮演著十分重要的角色。

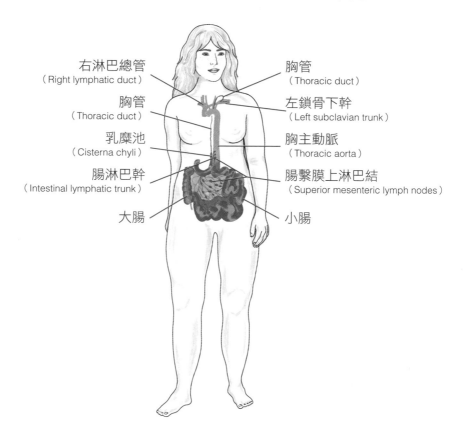

右淋巴總管
（Right lymphatic duct）

胸管
（Thoracic duct）

乳糜池
（Cisterna chyli）

腸淋巴幹
（Intestinal lymphatic trunk）

大腸

胸管
（Thoracic duct）

左鎖骨下幹
（Left subclavian trunk）

胸主動脈
（Thoracic aorta）

腸繫膜上淋巴結
（Superior mesenteric lymph nodes）

小腸

腹部的器官都會「蠕動」，就是用最適合它們運作的方式活動或運動。蠕動是一種帶有節奏、非自主性的肌肉收縮，它能移動消化系統中的食物，使消化器官能夠吸收養分和排除廢物。器官的活動受到破壞時（因為壓力、少活動、神經失調或激素失調）就可能發生各種消化道病症，導致便祕、脹氣、發炎和／或腹瀉等症狀。許多來找我的客戶，都有上述這些情況。腹部自我按摩可以緩解這些不舒服的情況，因為它能促進腸道的正常活動，並幫助身體吸收任何由小腸微血管滲漏出的物質（你或許聽過腸漏症，小腸絨毛發炎時就可能發生這種情況，它會讓食物和毒素竄入血流，引發更多的發炎和不必要的免疫反應）。

如果你有消化問題，第 136 頁的「腹部按摩」能幫助你舒緩這方面的症狀。常常執行這套按摩，甚至會發現自己變得比較不容易生病，因為你疏通了消化道中阻塞的淋巴。第 130 頁的「腹式深呼吸」對這方面的症狀也非常有幫助。這樣的呼吸方式大概能將你淋巴系統的收縮率提升 15%，並有助淋巴往上流向心臟、重新進入血液循環，我稱之為「真空效應」。在教大家按摩腹部的方式時，也會鼓勵多深呼吸。在做完淋巴引流後，之所以能夠覺得心頭和褲頭都變得比較輕鬆，有很大一部分的功勞，其實都是來自深呼吸。

你的其他消化器官

你的肝臟是淋巴系統中不可或缺的一員，位在右側肋骨的下方。消化道的血液在進入身體的其他部位前，都會先經過肝臟的過濾，而其中的油脂也會經由肝臟分解。這個器官除了具備排毒和淨化的能力，還會分泌膽汁（之後會運送到膽囊存放），以及製造血漿和其他生理機能所

需的蛋白質。它在消除化學物質和藥物的毒性之餘，也會產出流往胸管的淋巴液，且產出量占了胸管淋巴液的 25% 到 50% 左右。這些淋巴液不但有助調節免疫系統，還能維持體液的平衡，因為它會重返血液循環系統。

萬一你的肝臟不健康或生病了，肝臟內的淋巴管結構可能就會產生明顯的變化。這會影響淋巴液的流動，使得淋巴負載量增加，這絕對不是你樂見的情況，因為它會導致淋巴系統的運輸能力超載。以肝硬化為例，其病患常會出現腹水的併發症。腹水是體液不正常的積聚在心臟和肺臟附近的空腔。如果你的淋巴功能不正常，細胞間液就會蓄積在細胞外的空間，導致淋巴水腫或腹水等讓身體可能難以招架的情況。

你的膽囊是肝臟的鄰居。小腸進行消化作用時用到的膽汁，就是由膽囊儲存和濃縮。膽囊的淋巴液會流入位在膽囊頸部的膽囊淋巴結，再排入肝臟淋巴結，最後進入腹腔淋巴結。一旦這個路徑出現阻塞，膽鹽（膽管分泌的分子，可幫助消化油脂）就可能與細菌形成膽結石。

你的脾臟是人體最大的淋巴器官，位在橫膈肌和左側肋骨下方，靠近胃部。脾臟會過濾和儲存紅血球和血小板，以備身體不時之需；還會製造白血球，是對抗感染的重要戰力。你的脾臟和淋巴結會產生珍貴的淋巴細胞（白血球），這些細胞會產生可偵測和殺滅有害細菌、病毒和病原體的抗體，以防堵感染蔓延。你的脾臟既負責摧毀老舊、有缺損的紅血球，也負責熟化力量強大、可產生抗體的 B 細胞（它們由骨髓生成，然後遷移至脾臟成熟）。

淋巴健康＝大腦健康

生理性大腦健康

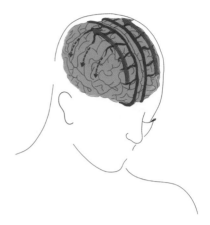

一直到最近，大家才稍微了解淋巴系統在神經健康中扮演的角色。美國羅徹斯特大學醫學中心的丹麥科學家梅肯·內德加德（Maiken Nedergaard）就觀察到一個奇特的現象，她發現大腦中的淋巴管網絡會利用腦脊髓液清除毒素。梅肯把這套大腦淋巴系統命名為「膠淋巴系統」（glymphatic system），因為它必須仰賴腦中的神經膠細胞的協助。2012 年，《科學轉化醫學》（*Science Translational Medicine*）發表了她的研究。除此之外，她的這項研究還有一個非常重要的發現，那就是膠淋巴系統的主要運作時機是落在我們睡覺的時候（這再次強調了一夜好眠的重要性）。

簡單來說，膠淋巴系統就像你大腦的夜間澡堂。它會利用動脈不斷脈動的能量，去交換和引流腦中的廢物（例如代謝物和蛋白質），並與大腦的淋巴系統相連，將這些廢物排出體外。你在睡覺的時候，它清除這些廢物的速度是你清醒時的兩倍快，這或許就是我們不規律睡覺，就無法好好生存的原因。這些結果也讓我們有了一套新假設，去解釋「為什麼我們一定要睡覺」這個古老的問題。

膠淋巴系統受到限制時，它就會很難修復腦中的損傷和清除累積的毒素。科學家就發現，失智症和阿茲海默症患者的大腦會堆積大量的類澱粉蛋白斑塊（amyloid plaques）。大腦免疫學暨神經膠質中心（Center

　　賽爾吉歐會來找我看診，是因為他長年受頭痛所苦。頭痛是個很常見、也很折磨人的症狀，而他認為，之所以會一直被頭痛糾纏，與他的基因脫不了干係。賽爾吉歐有 MTHFR 基因，MTHFR 的全名是「亞甲基四氫葉酸還原酶」（methylenetetrahydrofolate reductase），是一種能為身體處理葉酸（又稱作維生素 B9）的酵素。甲基化（methylation）路徑左右了體內的許多重要代謝作用，能使心血管系統、神經系統和大腦裡的化學物質正常運作，也能使身體排出體內的毒素和重金素。

　　如果你的甲基化能力不好，你的身體就比較難生成足量的穀胱甘肽，它是人體的主要抗氧化劑。一旦我們落入穀胱甘肽不足的狀態，身體就會失去這道天然的防護力，變得比較容易有自體免疫疾病、食物敏感和化學敏感的問題。有 MTHFR 基因的人，會有頻繁頭痛、消化問題和很難瘦下來之類的困擾。

　　除了老是頭痛，賽爾吉歐還有人際和睡眠上的問題，沒錯，我想你很清楚這會影響膠淋巴系統清除大腦廢物的能力。我開始幫助他後，不僅調整了他的飲食方式，盡可能降低他接觸到有毒物質的機會，還請他補充由自然療法醫師開立、可輔助他甲基化能力的補充劑。賽爾吉歐每週都會回診，他告訴我，他頭痛症狀越來越減輕了。另外，為了改善睡眠，他還買了有助安定神經系統的紅外線能量墊毯（第 304 頁有更多相關介紹）。睡眠品質改善後，他整個人的自信感也增長了不少，變得比較勇於說出自己的想法，與家人之間的衝突也因此慢慢化解。

　　等到賽爾吉歐認可了淋巴引流按摩的功效，接受這樣的按摩確實可以提升他的排毒能力後，我開始教他自己按摩頭、頸部淋巴結的方法。整個按摩過程花不到 5 分鐘。我建議他先從一週 2 到 3 次做起，然後觀察看看身體有怎樣的感受。幾個月之後，他告訴我，他的頭痛消失了，變得更有活力，腦霧的狀況也改善了。當然他這樣的成果不單單是淋巴引流按摩的功勞，因為他還同時處理了他的壓力狀態，並採取了良好的飲食計畫。一旦大家體會過淋巴系統疏通後帶來的好處，他們就會意識到，要持續享有這些好處，最好要好好整頓自己生活的其他面向。

for Brain Immunology and Glia，BIG）在美國聖路易斯華盛頓大學醫學院（Washington University in St. Louis School of Medicine）由喬納森・基普尼斯（Jonathan Kipnis）領導的研究團隊，就是在探討老化是如何影響這些膠淋巴管的機能。

隨著我們的年歲漸漸增長，這些位處大腦的微小淋巴管也會漸漸變窄，越來越難把廢物帶出大腦。這個研究團隊發現，中樞神經系統的腦膜淋巴管不通暢時，會導致認知受損。於是他們做了一項實驗，利用一種特殊蛋白當作生長因子，增加受試者的淋巴管管徑。他們的實驗結果顯示，淋巴管的管徑增加時，受試者不只膠淋巴的循環會變好，就連學習力和記憶力等認知能力也會有所改善。

此項成果說明了淋巴健康和大腦健康之間的關聯性，也證明了淋巴的狀態確實與多項神經性疾病的發展息息相關。這個新興的研究領域認為，朝著膠淋巴系統這個方向去發想，有望找出多項神經性疾病的治療方法，例如阿茲海默症、帕金森氏症、神經發炎疾病、腦部感染，以及多發性硬化症等。事實上，大腦免疫學暨神經膠質中心在維吉尼亞大學神經科學系（University of Virginia's Department of Neuroscience）的研究員安托萬・盧沃（Antoine Louveau）就表示，最近他們觀察到這樣的現象：「我們的數據指出，大腦會對淋巴結發出一種信號，要免疫細胞回到大腦，而這會引起多發性硬化症的病狀。」另外，中風、小兒麻痺後症候群和癲癇等神經性病症也顯示，其患者的微血管壓力和液體過濾量會增加，這些現象都可能導致腫脹或淋巴水腫。

我希望，在科學家對大腦裡的這些流體動力學有更多的了解後，能發展出各種新穎的療法，幫助大眾預防或減少因老化所造成的神經和認知衰退。同時，我也要建議你，多執行第 115 頁針對頭痛設計的自我淋巴按摩，並盡可能多睡覺！

心理性大腦健康

我們每天的身、心狀態都會受淋巴系統影響。假如我們無法清除腦中的廢物，就會出現腦霧、認知混亂和專注持續時間變短等問題。

我鼓勵大家好好檢視自身內在和外在狀態。就生理層面來說，這與你的飲食方式、運動量，以及過去和現在的健康狀態有關。就心理層面來說，這與你的人際關係、家庭、職場、過往創傷和包袱有關。不論是你的生理或心理層面，都會受到環境，甚至是季節的變化所影響。這所有的因素會左右你整體健康的狀態，我把這個概念稱作「健康社會學」，因為每一個因素都會相互影響彼此，進而改變淋巴的流動狀態。

我的其中一位氣功老師曾跟我說過，你的肚子裡自有一方天地，包羅了宇宙萬物。它囊括了太陽、風、水，以及維持最佳健康所需的一切元素。我們自我按摩的目的，就是為了替這片內在天地打造一個宜人的環境。這樣的環境會恢復你臟器和整個身體的淋巴流動和機能，使身體能夠萃取出食物的養分，並有效地排除廢物。

淋巴按摩的奧妙之處在於，你越照顧淋巴的健康，就越有力量排除生活中其他面向的壓力源。這個概念就有點類似家裡的「風水」，而淋巴就是你身體的風水。常常按摩腹部，保持腸道的暢通，多半會讓你感覺到自己的消化變好了，心神變得比較清爽，能夠用比較從容的態度去面對和處理生活中的挑戰。第四章要談到的那些自我按摩技法，就會告訴你可以怎樣活絡腹部的臟器，藉此改善你的代謝狀態，如此一來，就能為自己打造一片和諧的內在環境，讓身體更容易獲取能量。

傳統中醫和阿育吠陀的養生觀念

　　我會投身醫界的其中一個原因，跟我在大學時期學過「中國五行理論」有關。那是我第一次接觸這套醫學概念：要把身體當作一座花園照料。時值今日，我的所有治療方法都融入了「氣」的觀念。氣是一股「在萬物體內流動的能量」，我們的體內也有氣的流動，而且中醫認為，氣是使身、心、靈合而為一的重要能量。當氣流動順暢時，我們就能享受健康的人生；當氣停滯、淤塞時，問題就會接二連三地找上我們。中國五行理論主張，人體的每一個臟器，都對應了某種情緒。

傳統中醫和氣內臟

　　在傳統中醫理論中，每一個臟器都反映了一種情緒。舉例來說，肝臟與憤怒有關，且具備「疏泄」的能力。膽囊常被視為「將軍」，是身體的決策者。如果你有脾氣火爆、易怒、急躁、死板、優柔寡斷或神經兮兮等狀況，請關注你右側肋骨下方的肝臟和膽囊。脾臟與憂慮和緊張有關，如果你發現自己有消化或整合方面的問題，可能就表示你的身體想要你按摩左側肋骨下方的腹部，給予脾臟一些滋養。

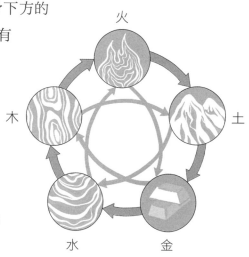

　　你開始按摩腹部後，或許就會發現，有很多的感覺都鬱結

在肋骨下方，或是感覺到有一股力量在拉扯肚臍。我的第一位淋巴老師非常重視腹部這一塊，會以融合了「氣內臟」的按摩手法按摩腹部。「氣內臟」是一種以道家氣功概念為基礎的內臟按摩法，能疏通重要臟器的淤塞。這可以活絡淋巴，排除妨礙臟器活動的情緒鬱結，發揮改善消化的功效。這套按摩法非常有用，我也有把它們整合到第 136 頁的「腹部按摩」步驟中。我的許多客戶發現，他們的憂愁或工作壓力都蓄積在這些小地方。一旦這些小地方被照顧到了，你或許不只在身體方面，就連在心理方面都會感受到有所不同。

阿育吠陀

1980 年代，我還在念中學的時候，就開始練瑜伽，當時還不是很盛行這個運動。我發現瑜伽不但對我的情緒有幫助、增加了我的自信

阿育吠陀療法

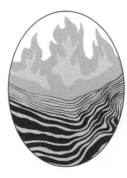 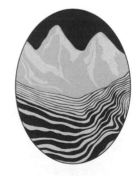

風型人
空間＆風

火型人
火＆水

土型人
水＆土

心，還讓身體變得更加強健。之後，我為了成為瑜伽老師，鑽研了不少這方面的知識，也因此接觸到了阿育吠陀（Ayurveda）這門學問。阿育吠陀一詞有「生命科學」之意，是一套擁有五千年歷史的印度全人醫學。

　　了解你的「dosha」或說「體質」是阿育吠陀的一大核心。這與中國五行理論類似，阿育吠陀也會運用各種自然元素，來幫助眾人理解身體失衡是怎麼一回事，並利用草藥、天然食物、運動和全人療法（例如按摩），來幫助身體恢復平衡。更令人眼睛一亮的是，阿育吠陀早在數百年前就已經有了淋巴系統的觀念，不但將它視為擁有健康不可或缺的一環，還格外看重它在排毒和避免宿疾這方面的功效。阿育吠陀醫者在診治許多症狀時，都會觀察患者體內的淋巴流動是否順暢，如果不順暢，就表示患者身體的運作狀態可能不太好。阿育吠陀把細胞間液、淋巴液、血液和血漿稱作「Rasa dhatu」，認為它們是維持人體最佳健康狀態的重要水分。一旦這些水分無法在體內正常流動，人體就會陷入缺水的狀況，變得比較容易有各種病症，像是消化問題、皮膚問題，或是腦霧。看到這裡，有沒有一種似曾相似的感覺？

　　由於阿育吠陀會利用某些草藥來促進人體的修復和淋巴的微循環，所以在第五章，我會將這些草藥與一些比較傳統的西方草藥一起列出。

脈輪

　　我常會研究其他文化，看它們怎樣以兼顧能量和情緒的方法治療人體。能量可以用很多種方式來解釋。脈輪是身體的能量中心，它的英文「chakra」是譯自梵語，有「輪子」或「圓盤」的意思。脈輪的歷史非

　　每個脈輪都對應著某種情感和顏色。自我按摩時，想像特定脈輪對應的顏色，或是冥想與該脈輪相關的情感，都可以幫助你跟它產生連結。

第一脈輪：海底輪（梵文：Muladhara/ 英文：Root Chakra）
- 位置：位在脊柱尾端和骨盆底
- 情感：安全感、生存感、安定感、歸屬感、財務安全感
- 顏色：紅色

第二脈輪：生殖輪（梵文：Swadhisthana / 英文：Sacral Chakra）
- 位置：位在肚臍下方
- 情感：創造力、敏感度、親密感、性慾、自我表達能力
- 顏色：橙色

第三脈輪：太陽神經叢輪（梵文：Manipura/ 英文：Solar Plexus Chakra）
- 位置：位在肚臍和胸骨之間
- 情感：自我價值感、自尊感、掌控力、自信感
- 顏色：黃色

第四脈輪：心輪（梵文：Anahata / 英文：Heart Chakra）
- 位置：位在胸部中心
- 情感：付出和接受愛的能力、同情心、同理心、自我關愛、療癒力
- 顏色：綠色

第五脈輪：喉輪（梵文：Visuddha / 英文：Throat Chakra）
- 位置：位在喉嚨底部至雙眼中心
- 情感：自我表達能力、溝通力、信任感
- 顏色：藍色

第六脈輪：眉心輪（梵文：Ajna / 英文：Third Eye Chakra）
- 位置：位在眉骨之間的前額中心
- 情感：智慧、直覺、更高階的意識、想像力
- 顏色：紫色

第七脈輪：頂輪（梵文：Sahasrara / 英文：Crown Chakra）
- 位置：在頭頂上方，就像個皇冠
- 情感：與你更崇高的自我意念和人生目標相連，能讓你感知到萬物帶給你的啟發，還有最純粹的靈性連結
- 顏色：紫色 / 紫羅蘭色

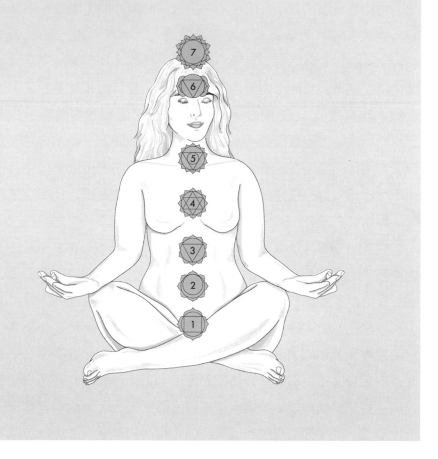

常悠久，早在至少西元 1500 年前，印度教的文獻就有提到脈輪，認為它們是人體的精神能量中心，沿著脊柱一路延伸到頭頂。每一個特定區域的脈輪，都對應著幾個特定的器官和情緒或心理狀態。在各個脈輪間流動的能量是「prana」，這個字有「生命力」和「療癒力」的意思，它的概念和傳統中醫的「氣」有點類似。當你和你的脈輪在同一個頻率上，你就可以透過這些脈輪去調控體內能量的流動狀態，讓它們就像為你清掃身體的淋巴一般自在流動。

雖然西方醫學常常會將身、心健康分開來診治，但許多其他的醫療體系會採取所謂的「全人療法」，透過同時關注病人的身、心狀態，全面性的改善他們的健康。你或許體會過「戰鬥或逃跑反應」（fight-or-flight response）造成的心理壓力，這個由神經系統引發的反應會讓你的體內瞬間湧現大量的壓力激素。這些激素（皮質醇和腎上腺素，以及甲狀腺素和荷爾蒙〔sex hormone，譯註：即與性相關的激素〕）也許可以幫助你成功度過眼前的威脅，但身體若長時間一直處在充滿壓力激素的狀態，你的免疫系統就會因這些激素受到抑制，免疫系統變弱後，它產生淋巴細胞對抗感染的能力也會隨之下降。這就是為什麼在壓力很大時，你常會有種身、心俱疲的感覺。

冥想、想像（visualization）和恢復瑜伽（restorative yoga）都能有效舒緩壓力。另外，我在第四章針對大腦設計的自我按摩技法，已經幫助許多客戶找回比較平靜的心理狀態。我發現，用這樣的方式按摩，不但可以提振活力、改善認知功能，還可以使人變得更機警和更專注。你把腦袋裡和其周圍的淤塞都打通的時候，或許會有一種掀開了一層隱形面紗的感覺，這份清晰感會使你的專注力更上一層樓。我的幾個客戶則是用「打開擋風玻璃的雨刷」來形容這種感覺，因為他們覺得自己突然有種眼前一亮、頭腦清楚的感覺。這所有的正面感受和症狀都顯示了，

他們的身體已經從根本發生了良好的變化，以內外兼修的方式修復了自己的健康狀態。

淋巴健康＝呼吸健康

　　成年人一分鐘大概會呼吸 15 到 20 次，寶寶的呼吸次數則是成年人的雙倍。儘管呼吸是一種會自動進行的動作，由我們的副交感神經系統負責，但它其實是一個很複雜的過程，而且淋巴在這段過程中也巧妙地貢獻了一己之力。

　　橫膈肌是位在肺臟下方的一塊薄薄肌肉，為了維持肺臟的正常運作，它會不斷地活動（就跟為了打出血液，不停收縮的心臟一樣）。吸氣時，你的肺臟會擴張，吸收空氣中的氧氣；吐氣時，你的肺臟會壓縮，把你從空氣中吸入的二氧化碳排出，這個過程叫做「氣體交換」。如果你的呼吸太淺，二氧化碳就會積在體內，長久下來，甚至可能導致呼吸衰竭這種嚴重的後果。

　　一天深呼吸個幾次，不只能使你的肺臟得到更多氧氣，提升肺臟呼吸系統的性能，還可以改善你的消化狀態。深呼吸的時候，收縮的橫膈肌會改變胸腔內的壓力，推動下半身的淋巴液上行胸管、流向心臟。除

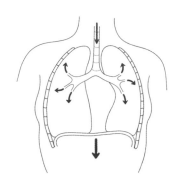
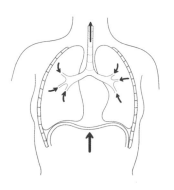

此之外，把注意力集中在你的呼吸上也是一種冥想，研究已經顯示，此舉能增加副交感神經的休息和消化反應，在這個狀態下，身體會開始修復和療癒自己。

你的肺臟會用一種特別的方式使自己不受毒素和細菌的侵擾。在你支氣管的內襯上，排列著一層貌似微小毛髮的纖毛。這些纖毛會來回擺動，將管內的黏液掃入喉嚨，方便身體將它驅逐出境。這樣的舉動有助維持肺臟的清潔，因為它會清除各種不該進入肺臟的物質，例如灰塵、細菌等。

肺臟的淋巴系統也會監控懸浮在空氣中的粒子，並將含有病原體的淋巴液排入位在胸骨的縱膈淋巴結。不論你是透過深呼吸或自我按摩來促進肺臟附近的淋巴流通，都能夠幫助你的身體移除過量的毒素，並將積聚在肺臟的體液排入靜脈系統，讓它們再度進入血液循環。

肺臟的淋巴引流路徑相當複雜，會行經兩套緊密交織的淋巴管路，即所謂的「支氣管縱膈幹」。位在你肺臟和縱膈（肺臟之間的隔膜）裡的淋巴結會過濾淋巴液，然後透過這些管路把淋巴液送回血液。

學術界對肺部淋巴結的核心功能很感興趣。目前的研究顯示，幾乎所有的肺部疾病都與淋巴系統的轉變有關。2008 年，美國國家衛生研究院發表的「肺部疾病淋巴學」（Lymphatics in Lung Disease）一文就表示，「從生物學的角度來看，淋巴循環似乎對肺部的健康和病變有著重要的影響。若我們能了解淋巴系統在人類肺部疾病中扮演的角色，或許有助理解肺部疾病的發病機制，並找到新穎的治療標的。」

2020 年初，新冠肺炎席捲全球，從那時候開始，眾人就變得更加關注肺部的健康。很多物質都會造成肺部感染，包括病毒（這很難醫治，因為抗病毒藥物對此通常起不了什麼作用）、細菌（抗生素多半有用）、黴菌和石棉之類的有毒物質。當我們染上流感或新冠肺炎這類難

纏的疾病時，可能會引發肺炎，這時候肺裡的氣囊（或說肺泡）會因為發炎，充斥著大量的黏液或液體，使人呼吸困難。

　　新冠肺炎的部分重症患者本來就有某些健康問題，例如糖尿病、氣喘、自體免疫性疾病、肺氣腫、肺炎和慢性阻塞性肺病（COPD），或長期接觸化學物質。老菸槍和曾在肺部附近做過放射治療的乳癌病友，也被視為比較容易成為重症的族群。這些人在戰勝新冠肺炎後，很可能會歷經一段相當艱辛的康復之路，尤其是在呼吸功能方面，因為他們的肺組織會有大量的疤痕。

　　就在我寫下這些文字的同時，全球各地的科學家也正在尋找對抗新冠肺炎的解方，他們致力了解得病者血液中的淋巴細胞狀態，試圖從中找出這個新病毒影響人體免疫系統運作的機制。有幾項研究顯示，新冠重症患者會有血中淋巴細胞降低的狀況，即所謂的「淋巴細胞減少症」。淋巴細胞過低不但會使你的感染風險升高，還與癌症、愛滋病和

肺臟的淋巴管路和淋巴結

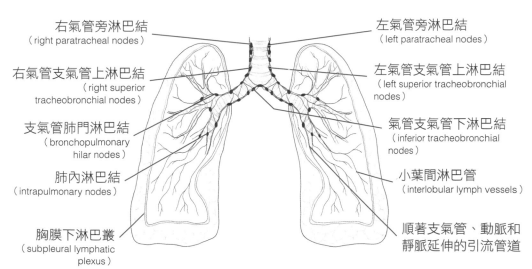

右氣管旁淋巴結
（right paratracheal nodes）

左氣管旁淋巴結
（left paratracheal nodes）

右氣管支氣管上淋巴結
（right superior tracheobronchial nodes）

左氣管支氣管上淋巴結
（left superior tracheobronchial nodes）

支氣管肺門淋巴結
（bronchopulmonary hilar nodes）

氣管支氣管下淋巴結
（inferior tracheobronchial nodes）

肺內淋巴結
（intrapulmonary nodes）

小葉間淋巴管
（interlobular lymph vessels）

胸膜下淋巴叢
（subpleural lymphatic plexus）

順著支氣管、動脈和靜脈延伸的引流管道

反覆感染等病症的病程息息相關。因此，解開淋巴與這個病毒之間的關係，或許就能讓科學家以不同的角度去思考治療方法。

現在有許多研究人員都在研究淋巴系統如何藉由製造抗體，幫助人體靠著自己的力量對抗病原體。齊夫‧舒爾曼（Ziv Shulma）博士就是其中一人，他在以色列雷霍沃特的魏茨曼科學研究院免疫學系擔任研究人員，是一位熟知人體在面對感染時，會如何產生抗體的專家（一旦你有了抗體，就不會再染上同一種疾病，這就是疫苗能對人體發揮保護功效的基礎）。生技公司 BioSpectrum 在 2020 年 4 月發表的一篇文章中寫道：「健全淋巴結裡形成抗體的細胞，是由他和他的實驗室首次完整呈現。這項成就也讓世人第一次了解到那些具備保護力的抗體的『製造過程、種類、製造時機和製造地點』，以及淋巴結在這當中扮演的關鍵角色。這些小小的囊袋會嚴格篩選抗體的種類，只會將最能有效對抗入侵病原體的抗體送上戰場。」為了使我們在面對新冠肺炎這類致命的病原體有更好的防禦力，科學家希望能仿效淋巴結的角色，為人類製造出最能有效對抗特定病原體的合成抗體。

不過，在科學家製造出最能有效對抗新冠肺炎的合成抗體或抗病毒藥物之前，你的健康還是必須仰賴你肺臟與生俱來的防禦機制來守護。我認為「你的免疫力就是你最強大的防護罩」，顧好你肺臟和免疫系統的活力，就能夠使它們保有強健的防禦力。這一點並不難做到，只要採取一些簡單的行動，你就可以有效維持細胞健康和體內含氧量。譬如，採取以抗發炎食物為主的飲食（請見第五章）就是一個經濟實惠，又能改變你肺部健康狀態的方法。許多能夠抗氧化的草藥，也具備抗細菌和抗病毒的特性。我鼓勵你翻到第五章去了解尤加利的好處，它對清除肺部黏液和暢通呼吸道非常有幫助。另外，第 184 頁的「強化心肺功能」按摩技法，是我依據目前學界對肺部淋巴系統的了解所設計，它能提升

胸腔的活動幅度；第 130 頁的「腹式深呼吸」段落則有呼吸方式的詳盡介紹，可增加你身體的含氧量。

此刻你已經對淋巴系統有比較深入的認識，明白它如何與你全身所有的系統和器官相連，還有在增進免疫力和排除過度發炎反應方面，有著多麼重要的影響力。接下來，可以來好好學習自我淋巴按摩的基本原則了。永遠要記住，這些按摩技法都是有科學根據的，照顧你的淋巴系統就等於照顧你的免疫系統。由於我要傳授給你的這套全人療法融合了多方文化的觀點，故我邀請你在執行這些自我按摩技法時，腦中同時想著相對應的特定畫面，好讓這些技法發揮最大的療癒力。一旦你能以多管齊下的方式去照顧自己的健康，就能同步提升身、心、靈的狀態，讓自己由內而外的亮起來。

戰勝新冠肺炎後，利用自我淋巴按摩恢復最佳狀態

桑妮是一位五十多歲的女性，在戰勝新冠肺炎的三個月後，請我以視訊診療的方式為她看診。當時她的整體健康狀態已經回歸穩定，但仍有一些揮之不去的長新冠症狀，像是老是覺得很累和胸腔有大量黏液。她已經向心臟專科醫師確認過她的肺部沒有任何狀況，所以她把希望放在她的淋巴系統上，想要找到一些有助她恢復最佳狀態的方法。

我向她說明淋巴系統在化瘀解鬱這方面的功效，還有它對呼吸系統健康的影響力，並告訴她，淋巴按摩最初就是為了緩解一般感冒和流感所設計。然後我推薦她做幾套自我淋巴按摩，分別是第 184 頁的「強化心肺功能」、第 121 頁的「鼻子不通和過敏」，以及第 136 頁的「腹部按摩」。同時，我也建議她可以吸一些含有尤加利精油的蒸氣、定期泡個瀉鹽浴，並攝取幾種抗發炎草藥。

兩個月後，桑妮寫了封信給我，表示她的長新冠症狀已經全部消失，徹底擺脫了病毒殘存在她體內的餘毒。她說，我給她的那些建議就是她恢復最佳狀態的主力。那段期間她採納了我的所有建議，一週會做三到四次的自我淋巴按摩，日後她也打算繼續利用這些建議維持她的健康。

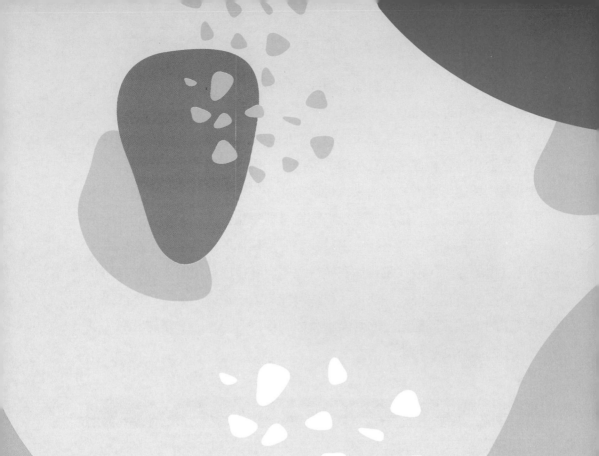

SELF-MASSAGE FOR INNER FLOW AND OUTER GLOW

第二部

按摩淋巴不求人，
由內而外亮起來

第三章

按摩淋巴的基本原則

這套自我淋巴按摩使用的技法其實跟淋巴水腫治療師一樣，兩者的差別只在於：你是用自己的雙手來完成這些充滿療癒力的動作。這些動作會滋養你、觸及你的內在，使你與生俱來的自療力再次在體內流轉。我提出的每一種按摩方法都有科學論據，但早在我發展出這套按摩法前，就已經有大量的研究顯示，任何人都能藉由「撫觸」自我療癒。

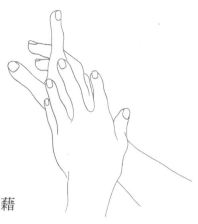

科學家發現，淋巴按摩期間，淋巴的流量會增加。他們能夠觀察到這個現象，都是拜科技所賜。在近紅外線螢光淋巴成像系統的幫助下，他們可以透過一種叫靛氰綠的綠色螢光染劑，即時看到淋巴按摩提升淋巴流量的影像。

幾乎每一個文化都會利用「撫觸」來滋養彼此的身心，只不過我們通常不會對自己這麼做。如果你曾搖著孩子入睡、握住受驚者的雙手，或是擁抱某位悲傷的朋友，就會明白撫觸有多大的力量。自我淋巴按摩的撫觸可以活絡你與生俱來的「自療力」，在你體內啟動一連串的生化反應。請記住，撫觸不但有助緩解焦慮和壓力，還可改善免疫系統機能、睡眠、疼痛、噁心、疲倦和化療的副作用。另外，撫觸也可以加速傷口癒合，並緩解纖維肌痛症和狼瘡等多種慢性病症的症狀。

在開始按摩淋巴之前，你一定要把這些觀念深植腦中，給自己一個滋養自我的機會！你的自我按摩療程會是一場又一場的動態冥想，而自我關愛的信念正是使這一切往正向發展的基礎。你在這方面的經驗越多，你的自信、直覺和敏感度也會變得越好。

你即將學到的這套自我按摩技法，相當講究推撫的方向。不論你要

按摩的部位是哪裡，推撫方向都必須考量到該處淋巴結的分布：**你的雙手要往淋巴結的方向移動，才能有效降低該部位的發炎反應。**這些推撫會在你的體內造成一股「浪潮般」的感受，而這股感受會使你的淋巴系統產生「真空效應」，帶動整個系統在吸收體液、沖洗毒素和排除毒素等方面的表現。由於你的淋巴系統網絡環環相扣，所以你按摩身體的某個部位時，也可能影響到與之相隔甚遠、位在其他部位的淋巴循環。我的按摩法之所以這麼有用，是因為它把活絡你的淋巴結擺在第一位，它們是引流淋巴液的重要關卡。

我常用積著水、壁面還沾附著一圈汙垢的浴缸來說明這件事的重要性。如果你要清潔這個浴缸，你會先從哪裡下手？大部分的人都會先刷洗壁面，有些人則是會先將清水注入浴缸。但其實，你最應該優先處理的，應該是清掉排水孔上的毛髮。否則，就算你將清水注入浴缸，或是刷下壁面的髒汙，你得到的也只是一缸子排不掉的髒水。

把活絡淋巴結擺在第一位就是這個道理。先活絡它們，它們才會做好抽吸液體的準備，將你導向它們的體液排出組織。正因為如此，我都會鼓勵大家在做乾刷之前，要先按摩他們的淋巴結。我們前面說過，淋巴結大多位在你身體的樞紐或關節位置，而這樣的位置安排似乎不單是為了保護你，也是為了讓淋巴結有更多被活絡的機會，好維持正常機能。

接下來，就讓我們來看看進行自我淋巴按摩的入門知識。

自我淋巴按摩的基本原則

　　秉持著這些原則按摩淋巴，你就能安全且深入地進入淋巴的感官世界。別忘了，你的淋巴液是由淋巴結往心臟的方向流動。在自我按摩淋巴時，只要你對淋巴流域的分布有點概念，就一定能將淋巴液往對的方向推送。

淋巴按摩的入門要點

1. **先按淋巴結**：這個舉動就像是在通知你的身體，你要開始清掃裡頭的毒素了。我常會打趣的跟我客戶說，這就像你在做瑜伽前，會先念頌「Om」一樣！淋巴無所不在，遍布全身。你先按位在頸部或腋窩等處的淋巴結時，該部位就會做好引流淋巴液的準備，配合你的動作「清理排水孔」。大部分的淋巴按摩也都會以按摩淋巴結收尾。以淋巴結作為按摩的起、終點，可以穩固淋巴的動向，讓該段淋巴得到最佳的疏通成效。這就是你在按摩的過程中，會反覆執行某幾個步驟，重複活絡某些淋巴結的原因。最終，你甚至會感覺到身體的不同部位同時產生變化，並意識到該段淋巴已經達到最佳狀態。例如，你可能會聽到你的肚子開始咕嚕咕嚕作響，同時感覺到你身體某個部位（例如手臂）變得比較柔軟，又或者，你可能會感覺到體內湧現一股平靜感。

2. **輕輕按就好**：自我淋巴按摩的力道「非常輕柔」。它的撫觸帶給肌膚的重量感應該比羽毛略重一些而已。如果你感覺到自己按壓到了肌肉，就表示你的力道太重了。假如你玩過桌上曲棍球，可以回想

一下冰球在桌面移動的樣子，你的雙手應該比照那個模式，在你的肌膚上滑動。讓你的手猶如蜻蜓點水般，輕撫過肌膚的表面，你就能活化到那片緊鄰你皮膚下方的淋巴網絡。**一開始，你或許會覺得自己好像根本不是在按摩，只是在摸自己，但這就是淋巴按摩該有的感覺**（不過在按摩腹部和有橘皮組織的部位時，你的按摩力道就可以重一點）。如果你曾經做過「顱薦椎治療」（這種療法會利用輕柔的撫觸，緩解由中樞神經系統引發，對頭部、脊椎和薦椎造成壓迫感的症狀），就會知道你雙手的力道需要多輕柔。力道太重不會對你造成什麼傷害，可是你就無法獲得那些輕柔撫觸才能產生的好處。

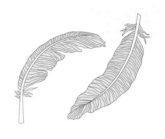

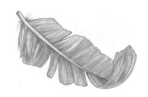

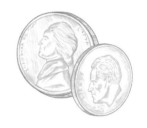

3. **溫柔撫觸肌膚**：要做到令人感到放鬆又療癒的撫觸，用你的手掌「橫向伸展肌膚」是箇中訣竅。在做按壓力道比較重的深層組織按摩時，你大概習慣別人以指關節或是手肘替你按摩，但淋巴按摩與此恰恰相反。有別於絕大多數按摩的「縱向按壓」手法，淋巴按摩是採取「橫向推撫」的手法，在你的體內引發一股如波浪般的律動。這種手法就像是你用手推移著卡布奇諾上的奶泡，但沒有將奶泡壓到咖啡裡。

4. **不要用畫圓的方式按摩：朝「單一方向」按摩是淋巴按摩的重點。**
你看過毛毛蟲活動的方式嗎？牠會一節一節的往前移動。你按摩淋巴的動作就跟毛毛蟲活動的方式有異曲同工之妙，可以確保你將淋巴液一步一步導往正確的方向。倘若你用畫圓的方式按摩，就只會不斷把淋巴液帶回原本的地方。按摩淋巴時，你的每一個撫觸都應該以畫半圓的方式進行；或者我也會說用「畫新月」或「畫 C」的方式進行，以強調每道推撫該呈現的軌跡。淋巴按摩講求「小幅度」地伸展肌膚，所以每道推撫的距離都不會太長（約略只有幾英吋），且收尾時你的手會微微地轉一個彎，看起來就像是你在肌膚上畫了一個字母「C」。照著這樣的軌跡進行每道推撫，即可避免淋巴液原地打轉。

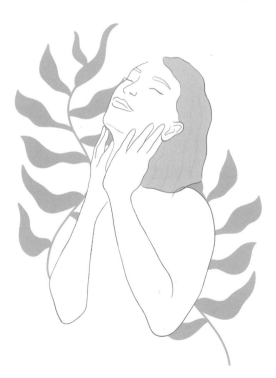

　　對患有某些重大疾病的人而言，任何形式的淋巴按摩都會是一種禁忌。如果你有出血、血栓、急性鬱血性心衰竭、急性感染、急性腎衰竭、蜂窩性組織炎、深層靜脈栓塞，或是尚未醫治的癌症，在執行本書的任何按摩前，請務必先與你的醫師討論。

　　另外，萬一你有下列任一項病症或情況，也需要格外注意，必須事先徵詢你醫師的同意：腹主動脈瘤、阿茲海默症、自體免疫疾病、支氣管哮喘、心因性水腫、其他心臟問題、糖尿病、憩室炎、頸靜脈竇過度敏感、低血壓、多發性硬化症、癱瘓、血栓性靜脈炎、懷孕、有使用預防血栓的裝置、最近動過手術和／或術後腹腔內形成瘢痕、重度動脈硬化、甲狀腺功能障礙（葛瑞夫茲症、甲狀腺功能亢進）、靜脈發炎和／或脹痛。

5.　**動作要慢**：淋巴系統在你體內移動的速度就如蝸牛一般緩慢。它會以大約每分鐘 6 到 12 次的頻率刺激淋巴管的開、合，推動管內液體的循環。因此，你推撫的動作不只要輕柔，還必須緩慢。按照這樣的原則操作，就可以讓你只按到肌肉上方的淺層淋巴。這樣輕緩的按摩手法，也是淋巴按摩能發揮絕佳放鬆功效的原因，因為這能將你的身體切換到副交感神經的休息和消化模式。我在為自己按摩的時候，常會輕輕搖晃著身體，這會讓我覺得自己彷彿置身海洋，如海草般的隨著浪潮起伏。

6.　**知道自己該往哪個方向推撫**：請先了解淋巴流域的分布圖（請見第37頁），確認哪個淋巴結負責引流你打算按摩的部位。在你按摩之前，一定要先搞清楚你身體的哪一個部位對應著哪一組淋巴結。

7. **盡量直接碰觸肌膚**：讓你的雙手直接碰觸到肌膚。你也可以隔著一層衣服活絡淋巴，但直接碰觸肌膚，可以讓你更深刻的感受到內心和身體的狀態。因為你的肌膚有神經末梢，它們會給予你珍貴的反饋，讓你更容易沉浸在按摩的過程中，感受到體內液體的動態。自我淋巴按摩時，你不需要塗抹任何油品潤滑皮膚，什麼都不抹反而能讓你的肌膚得到更好的延展（但有兩組按摩例外，分別是第153頁的「改善橘皮組織」和第240頁的「運動傷害、手術前後和疤痕組織」）。

8. **讓自己舒適自在**：大部分的自我淋巴按摩對姿勢都沒什麼要求，只要你覺得舒適自在，坐著、躺著或站著做都沒關係。除非某組按摩一定要以某種姿勢做才能見效，否則我都不會特別要求你要以什麼樣的姿勢進行。一如我稍早所說，自我淋巴按摩時，雙手能直接接觸肌膚是最好的；但如果你想穿著衣服按摩，寬鬆、舒適、透氣的衣服會是你最好的選擇。另外，按摩時，請務必脫掉你的鋼圈或運動內衣。

9. **呼吸要深**：深呼吸時，你的橫膈肌會收縮得比較大力。此舉會對人體最大的淋巴管——胸管，施加一個外部壓力，將下半身和四肢的淋巴液往心臟送。只要掌握一個原則「吸氣時，鼓起肚子；吐氣時，放鬆肚子」，你就能輕鬆做到深呼吸這件事。

10. **補充水分**：我們的身體大約有70%是由水組成，所以基本上我們都離不開水！多喝水不僅有助免疫細胞的循環，還能滋養你的淋巴網絡，使它順利的排除毒素。另外，充足的水分也能讓你的皮膚變得透亮。每天至少要喝9杯8盎司的水（草本茶也算），天氣熱的話，飲水量還要再往上加。

　　另一種計算每日飲水量的方式是，將你的體重換算成以磅為單

位，然後將得到的數值乘上三分之二（即 67%）到 1 的係數，就會得到你一天要喝幾盎司的水。舉例來說，假如你 150 磅，一天就應該喝大約 100 盎司的水。請飲用潔淨、過濾過的水。我建議你每天都用一杯溫熱的檸檬水開啟你的一天。你本來就應該多喝水，但在做自我淋巴按摩時，你更是應該大量補給水分。水可以幫你移除組織裡的髒東西。

11. **記下歷程**：當你將自我淋巴按摩當作一種例行公事，每天持之以恆地進行時，我鼓勵你嘗試不同的按摩技法，並天天記錄下你做完這些按摩的感受。你或許會發現不只你的身體，就連你的情緒和看事情的角度都會有所轉變。我在前言說過這樣的概念：就能量層面來看，淋巴象徵著生命的流動。一旦你把這份內在的動力整頓好了，可能也會發現自己的心情不同了。我心情不好或覺得憂鬱的時候，常會做某一組按摩，因為在同步提升身、心健康狀態這方面，它是我所知道的方法中，能最快感受到成效的方法。

　　只要情況許可，做完自我淋巴按摩後，請盡量保留一段時間，安靜的去感受你當下的身、心狀態。**有些人會覺得神清氣爽，有些人則會覺得筋疲力盡。**不見得每個人都能在身體剛開始清掃毒素的時候，就立刻感受到令人舒坦的感覺。不過等你持續一段時間（通常是幾天），淋巴漸漸恢復正常的循環後，你就會感受到淋巴按摩對你的幫助，發現自己的修復力和免疫力有所提升。

淋巴按摩如何減輕腫脹

　　幾年前，我曾受人之託，幫助過一位七十多歲的女性。她是俗稱「漸凍症」的「肌萎縮性脊髓側索硬化症」（amyotrophic lateral sclerosis，ALS）患者，而且病程已經進展到只能坐在輪椅上，仰賴其他人打理日常生活的狀態。在失去行走能力的情況下，她的雙足變得非常腫脹，而且發紫。她的太太是一位醫師，認為淋巴引流或許有辦法減輕她的腫脹。我第一次見到她的時候，就決定要讓她好好待在輪椅上，並向她的太太和照護者說明淋巴按摩的方式，告訴他們能怎樣自己幫她按摩。

　　我從淋巴最基本的學理教起，先讓他們理解淋巴流動的模式。然後我開始「清理排水孔」，也就是按摩她身體各個區塊的淋巴結，活絡她全身的淋巴系統。我先按摩她頸部左、右的淋巴結，這是重要的引流關卡。接著，我按摩她腋窩的腋淋巴結。然後我用腹式深呼吸這組按摩技法，為她的腹部按摩。最後，我按摩她大腿根部的腹股溝淋巴結，她雙足和雙腿的淋巴液都會排入這個淋巴結。做完這一輪按摩後，你猜猜發生什麼事了？她的腳恢復正常的顏色了！她雙腳那片令人無法忽視的紫色，就在我們眾人的眼前消失了。**這就是先按摩淋巴結的重要性，讓它們做好抽吸液體的準備，它們就能輕鬆地引流淋巴液。**我甚至還沒按摩到她的下肢或雙足，但她的腳就已經回到自然的血色，跟她身體的其他部位呈現相同的顏色。幸好，她的太太有把整個過程都用手機紀錄下來，我們對這樣的成果都大感意外。

　　由此可知，**在你引流某個部位的淋巴前，先大致活絡全身的淋巴結，不僅能喚醒整個淋巴系統，還能讓你更容易看見按摩的成效。**

自我淋巴按摩的基本手法

　　自我淋巴按摩會使用到好幾種手法，這些手法的目的是要在你體內興起一陣浪潮般的自然波動，推動淋巴的流動。不過這些手法並不費力，整個按摩過程中，你要做的，就是運用這些極富滋養力的手技，輕柔地伸展肌膚。

　　想要避免自己用畫圓的方式按摩，**你在操作每一種手法時，就要有「工作力道」和「收手力道」的觀念。**

　　「工作力道」是指你主動出力，使雙手貼著肌膚滑動、伸展肌膚的力道。當你放鬆雙手的力道，使肌膚回彈到它原本的狀態，就是所謂的「收手力道」。除了按摩腹部外，你在按摩身體的其他部位時，都應該秉持著這個觀念，操作相關手技。

畫 C 手法

　　操作這個手法時，你只需要「小幅度」的伸展你的肌膚（大概只有幾英吋），然後在收尾時微微地轉一個彎，看起來就像是你在肌膚上畫了一個字母「C」或「新月」。用這個手法替自己按摩，可以確保淋巴液是往對的方向流動，不會出現

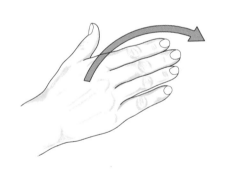

「淋巴逆流」這類畫圓按摩會發生的狀況。由於它畫的是一個拉長的C，所以我才會說這個手法也像是在「畫新月」。切記，在操作這個手法時，你的每一道推撫都必須將淋巴液一步一步導向淋巴結。

畫 J 手法

與畫 C 手法類似，但畫 J 手法會先在你的肌膚上畫一道長直線，然後再於收尾時稍稍地畫一個弧度，看起來就像是一個字母「J」。許多頭、頸部按摩，都會用畫 J 手法來按摩鎖骨上方的左、右鎖骨上淋巴結。

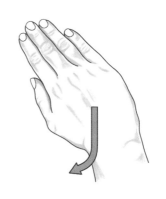

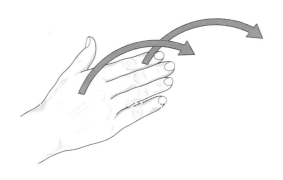

畫疊 C 手法

這個手法主要是用來按摩腹部，你可以用畫圓的方式按摩你的結腸和肚臍。

畫彩虹手法

畫彩虹手法就是畫一個倒放的 C。在按摩乳房、胸部、手臂和腿部時，你都會用到這個手法。操作畫彩虹手法的相關重點就跟畫 C 手法相同，不過我希望你在操作這個手法時，心中想像著你正在將彩虹的希望和樂觀注入體內。

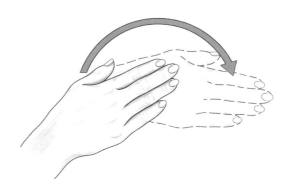

幫浦式手法

　　幫浦式手法會用到你手掌的虎口，可以大範圍地推動大量的液體。這個手法的大部分力量都出自你的手掌和掌根，很適合用來按摩四肢和面積比較大的部位，例如手臂、腋下、小腿和大腿等。

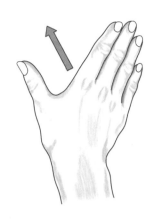

　　想像一下海草在海中起伏的樣子。海浪平靜時，海草才能輕鬆自在地舒展和擺動；海浪奔騰時，海草就會糾纏在一起，無法活動。所以你按摩的速度一定要慢，讓雙手穩定地朝著特定的方向移動。

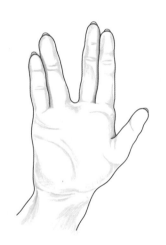

「史巴克」手法

　　「史巴克」手法非常好用，許多部位的按摩都會用到它，值得我們多花點篇幅介紹它。如果你看過《星際爭霸戰》，就知道劇中史巴克一角有套經典的打招呼方式，他會一邊說著「生生不息，繁榮昌盛」這句話，一邊比出中指和無名指分開的手勢。那個手指分開的手勢，就是操作這個手法的基礎。把你的中指、食指和大拇指放在耳朵後面，無名指和小指放在耳朵前面（如果你覺得食指和中指分開的手勢比較順手，也可以用這樣的手勢按摩）。「輕柔的」同時按摩你耳朵的前、後側。這對疏通耳朵周邊的淋巴液很有幫助，因為它可以將此處的淋巴液一氣呵成

唾液不只可以濕潤食物，幫助你吞嚥，還能殺死口中的細菌，並對食物進行初步的消化。吞嚥時，食物和唾液會一起進入食道，然後食道會透過蠕動（即我們在第二章提過的平滑肌活動方式），將它們送往胃部。

唾液是由你臉頰內側以及下顎、嘴巴和牙齒周圍的唾腺生成（包括腮腺、領下腺和舌下腺）。事實上，近日還有其他的研究發現，我們鼻腔和喉嚨交會處的某個角落，還隱藏著另一組唾腺。這組唾腺同時與耳朵和喉嚨的肌肉相連，吞嚥的時候，你就會用到這些肌肉。按摩耳朵周圍的時候，我會鼓勵你搭配吞嚥的動作，這可以刺激引流鼻竇液體的相關平滑肌收縮，使淋巴系統更順暢地疏通這些頭、頸部液體。

地導往頭部後側，再下推到頸部根部的淋巴結。這個手法對很多情況都很有幫助，例如感冒前、後的耳朵悶脹，以及宿醉和鼻塞等。

領口淋巴區

顧名思義，這一區的淋巴就位在你穿上衣服的領口處，也就是你肩膀上端的區塊。這個區塊的淋巴流動路徑是由你的頸部後側往前側移動，然後再排入你鎖骨上方的左、右鎖骨上淋巴結。自己活絡領口淋巴區時，請把雙手置於肩部的斜方肌上，手肘直直的指向前方。吸氣，然後吐氣時將手肘往下沉，指尖不要離開肩膀。

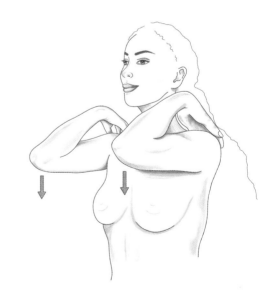

第四章

淋巴按摩技法大公開

既然你已經對淋巴系統有深入的了解，也很清楚它對你的健康有多驚人的影響力，現在也該是時候告訴你，如何用自己的一雙手，還有一系列針對人體特定問題所設計的簡單按摩技法，提升淋巴的機能。這一章羅列的所有按摩技法，都是為了讓你擁有滋養和治癒自己的力量。

　　每一組按摩技法的開始和收尾，都會活絡到你的淋巴結。你會反覆執行某幾個步驟，啟動淋巴結抽吸液體的能力，這個動作就跟你清理排水孔的方式類似。有幾種手法也會反覆出現在多組按摩技法中，因為各部位的淋巴引流路徑其實都大同小異。簡單來說，**淋巴按摩的訣竅就在於：先按摩你的淋巴結，然後再將體液導向它們。**

　　永遠不要忘了，淋巴結大多位在你身體的樞紐或關節位置。它們會聚集在你的腋窩、頸部、腹部和大腿關節等部位，而這樣的位置安排不單是為了保護這些部位，也是為了讓淋巴結自己受惠，讓一整天下來的活動，不論是走路、轉頭或是拿取各種物品，都可以使淋巴獲得被活絡的機會，保持正常的機能。換句話說，你的日常活動就具備基本的淋巴引流功效。因此，在每一組按摩技法中，我都會為你安排至少一種的日常活動。千萬不要小看這些活動，任何一個小小的動作都有助淋巴的流動。等到你對全身淋巴的流向瞭若指掌，就可以憑著自己的感覺去安排這些日常活動。

　　做過幾次自我淋巴按摩後，你就會把它們內化成生活中的一部分。每一個步驟都只有幾秒鐘的時間，每一組按摩僅需幾分鐘就可以完成。在教授你各種按摩的步驟時，我會提到各種自然景物，像是彩虹、瀑布、新月、海中的海草和陽光等，如此一來，你就能一邊自我保養，一邊想著那些令人心情平和的畫面。

　　記住，你的身體有大量的淋巴液，它的體積差不多是血液的兩倍。在操作這些自我淋巴按摩的技法時，請試著去感受這些淋巴渠道的動

態。你可以想像這些渠道沐浴著你體內的細胞和組織，幫助它們對抗各種病菌，就像是一層籠罩你全身的白色保護罩，全方位守護著你的健康。我也鼓勵你透過一些生活習慣，強化這項新日常保養活動帶來的幫助，例如多喝水、健康飲食和規律運動等。這些習慣都可以讓淋巴保持流動，提升身體的排毒和免疫機能。

在每一組按摩技法的最後，你都會看到一連串與第五章內容相呼應的小圖示。每一個小圖示都代表著一項促進淋巴循環的小物或日常活動，在你的日常保養中加入這些元素，將使你在不增加淋巴系統負擔的情況下，更有效率地排除體內的毒素。要擁有健康的淋巴，並享受它帶來的諸多好處，多管齊下地改變生活中的各個層面是最佳的方式。

小叮嚀 除非特別說明，否則所有的按摩都應該以你最舒服的姿勢進行：坐著、站著、斜臥，或是躺在瑜伽墊或床上都可以。

泡澡	紅外線	玉石滾輪和刮痧板	敷臉

乾刷	拔罐	蓖麻油熱敷法	補充水分

健康的食物和草藥	騎腳踏車	游泳	加壓
		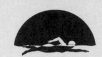	

冥想	反射療法	調息	皮拉提斯
			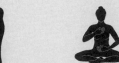

跳舞	彈跳運動	太極	走路

重量訓練	瑜伽

改善感冒相關症狀

喉嚨腫脹 / 疼痛

你有沒有注意到你的喉嚨很容易生病，尤其是在換季期間或感冒的前夕？你或許會感覺到頸部的淋巴結腫了起來。你在對抗感染的時候，多半都可以摸到這些位在頸部的淋巴結，而這個時候，通常也是大家第一次意識到淋巴系統的存在。

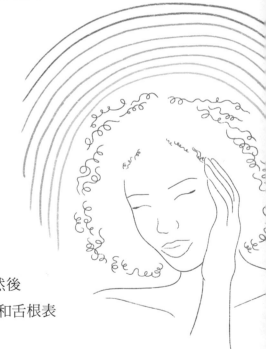

你的頭、頸部大概有一到兩百個淋巴結，它們是你身體的第一道防線，能替你對抗由口、鼻進入體內的細菌和病毒。舉例來說，你的嘴巴裡充斥著各種細菌。在你咽部扁桃體（我們在第一章提過的淋巴器官）大量聚集的淋巴細胞，就是確保那些外來物質不會溜進你肺部和呼吸系統的重要免疫力。它們會產生對抗病毒的抗體，然後透過淋巴將它們排出體外。你的牙根和舌根表面的組織也含有淋巴。

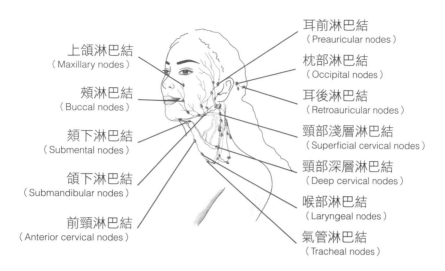

上頜淋巴結
（Maxillary nodes）

頰淋巴結
（Buccal nodes）

頦下淋巴結
（Submental nodes）

頜下淋巴結
（Submandibular nodes）

前頸淋巴結
（Anterior cervical nodes）

耳前淋巴結
（Preauricular nodes）

枕部淋巴結
（Occipital nodes）

耳後淋巴結
（Retroauricular nodes）

頸部淺層淋巴結
（Superficial cervical nodes）

頸部深層淋巴結
（Deep cervical nodes）

喉部淋巴結
（Laryngeal nodes）

氣管淋巴結
（Tracheal nodes）

利用阿育吠陀改善喉嚨腫脹／疼痛

　　阿育吠陀有一個叫「ama」的觀念，指的是未經人體代謝的廢物，這些毒素的堆積會阻塞體內的管道，使管道的機能變差。據說，假如人體無法定期清除 ama，就會因此生病。雖然 ama 所導致的體內失衡會因為每個人的體質不同，而以出不同的症狀顯現，但大致來說，ama 累積在消化道或呼吸道時，會使你比較容易感冒、多痰，以及肺部和鼻腔的黏液變多。另外，蓄積的體液也可能影響到你耳朵、鼻子、喉嚨、肺臟和排便的機能。如果你感冒，又覺得整個人變得很遲鈍和疲憊，請務必在你的飲食上多花點心思。你可以參考第 279 到 282 頁列出的「有益健康的食物」，還有第 283、284 頁列出的「少碰為妙的食物」（尤其是乳製品、肉類和麩質）來調整你的飲食。

　　我自己一直都有在使用這組按摩技法，多年來也一直教導我的客戶該如何操作這組技法。這組技法在以下幾個時機點最有用：覺得自己快感冒的時候，嘴巴破或長唇皰疹的時候，又或是開始咳嗽、打噴嚏和喉嚨痛的時候。我設計的這套操作步驟不只能維持你的健康，還能強化身

體與生俱來的清潔力和保護力。

我有一位女性客戶快九十歲了，社交生活卻過得比我還要精采。雖然頻繁的社交活動會增加得到感冒或流感的風險，但她幾乎不太生病。她總是跟我說，她之所以能這樣，是因為她為了增強免疫力，在淋巴保養這一塊下了很多功夫。

研究證據顯示，壓力也是使人生病的其中一項因素。我們難免都會有生病的時候，所以一旦這個情況發生時，我們首先要檢視的，就是你正在被什麼東西消耗。舉例來說，假如你注意到你頸部的淋巴結腫起來了，請想想你當下承受著哪些壓力，又能怎樣盡可能降低這些壓力。手上有太多事要做的時候，不只很容易讓你感到手忙腳亂，也會讓你覺得抽不出時間好好照顧自己。請務必讓自己保有充足的睡眠！在強化免疫力這方面，這是最簡單也最省錢的方法。

當你覺得喉嚨癢癢的，或是吃太多糖、喝太多酒，抑或是大吃大喝比較不健康的食物和飲料時，都可以利用這組按摩技法清除喉嚨裡的髒東西、刺激唾腺中的抗菌酶，保持你口腔生態系統的平衡。我覺得很疲憊的時候，一天會做兩到三次這組技法，因為那股疲累感就是我身體需要援助的早期徵兆。當你自我淋巴按摩的經驗越多，就越能夠感受到身體的狀態，知道什麼時候該推它一把。這組技法十分有用，我希望你能將它融入你的日常，在天氣有所轉變時或得到流感後，都可以用它來疏通呼吸道的黏液和阻塞。

小叮嚀　如果你正處於感染的急性期或淋巴結因感染而腫大，請不要使用這組技法。請等到感染的狀況排除，且諮詢過你的醫師後，再自己做這組按摩。萬一你頸部淋巴腫大的狀況遲遲沒有改善，請就醫進一步了解背後原因。有時候頸部淋巴結會一直處

在腫大的狀態，與過去的牙齒感染、蠢蠢欲動的慢性疾病（例如皰疹），或該部位的損傷息息相關。若醫師認為有需要詳細檢視該部位的狀況，會替你安排相關的影像檢查。

❖ 淋巴按摩步驟

活絡位在你鎖骨上方、頸部根部的左、右鎖骨上淋巴結。以畫 J 手法，先將大拇指以外的四指指尖，順著頸部向下滑動，輕輕壓入鎖骨上方的凹陷處；接著，雙手再順著鎖骨、往肩膀兩側的方向滑動。重複 10 次。

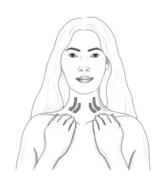

按摩「頸部」，頸部按摩分為三個階段：

1. 雙掌置於頸部根部，貼著肌膚朝鎖骨的方向滑動，輕柔地將此段肌膚向下拉伸。重複 10 次。

2. 雙手置於頸部兩側，位置略高於步驟 1，小指貼於耳後的凹槽，指尖斜指著耳朵。利用掌心的力量，將這個部位的肌膚順著脖子往下拉伸。重複 5 次。

3. 雙手置於耳後，順著頸部，輕輕往下滑動。重複 5 次，搭配 1 次吞嚥動作。

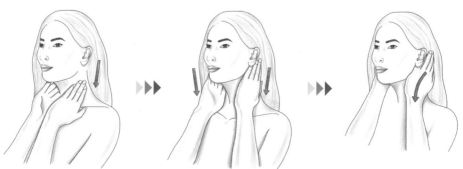

Step 3

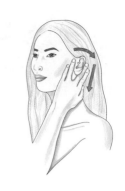

用「史巴克」手法按摩耳周：比出中指和無名指分開的手勢。把中指和食指放在耳朵後面的軟骨凹槽，無名指和小指放在耳朵前面。以畫 C 的方式，往後方和下方輕柔地按摩耳周。重複 10 次。這個手法能活絡你耳朵前、後的淋巴結，但你的動作要帶有律動。搭配 1 次吞嚥動作。

Step 4

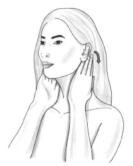

雙手置於耳後，小指放在軟骨凹槽處。掌根以畫 C 的方式輕柔地往下滑動。重複 10 次。

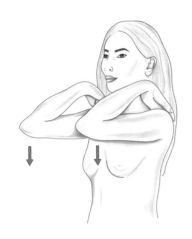

Step 5

活絡領口淋巴區：雙手置於肩上，手肘直直指向前方。吸氣，然後吐氣時將手肘往下沉，指尖不要離開肩膀。重複 5 次。這能將你頸部後側的淋巴液導向鎖骨上方。

Step 6

重複步驟 3 的「史巴克」手法，搭配 1 次吞嚥動作。

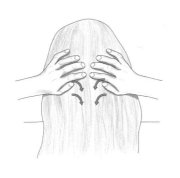

Step 7

雙手指尖置於顱骨底部，緊鄰「枕骨脊」。接著用瀑布從山頭流下那樣的形勢，將指尖由枕骨脊順著脖子輕柔地往下滑動。重複 10 次。

Step 8

重複步驟 5，活絡領口淋巴區。

Step 9

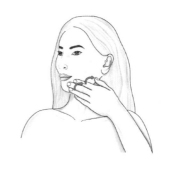

用指腹，以畫疊 C 手法一路從下巴按到耳垂。這個按摩路徑可以疏通牙齒（頦下淋巴結）、唾液腺、嘴巴、唇部和舌頭（頜下淋巴結）等處的淋巴液。從反射療法的角度來看，這個區塊也涵蓋了結腸和胃部的反射區；你感冒的時候，這些部位的循環通常都會出現淤塞。重複 3 次。

Step 10

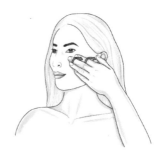

用指腹，以畫疊 C 手法一路從臉頰上端按到耳朵。這個按摩路徑可以活絡腮腺淋巴結（負責引流鼻腔的液體）和扁桃體淋巴結（負責引流扁桃體的液體）。這個區塊也是結腸和心臟的反射區，假如你有任何 ama 累積在此處，這個狀況也能因為這套按摩路徑獲得改善。重複 5 次。

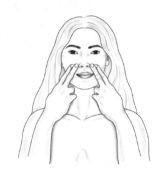

Step 11

雙手中指的指腹輕輕置於鼻孔兩側,保持這樣的姿勢幾秒鐘。然後用你的指尖,順著顴骨下方一路滑動到耳朵。這個區塊是肺部的反射區。重複 5 次。

Step 12

輕柔按摩你的整張臉:雙手先從臉頰輕輕掃到耳朵,再一路從鼻尖輕掃至額頭、往耳朵的方向帶出去。重複 3 次。

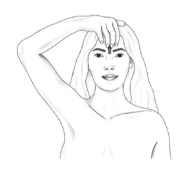

Step 13

從鼻樑一路直直往上按到前額的髮際線,重複 5 次。這個區塊是肝和膽的反射區。

Step 14

手指順著髮際線滑動到太陽穴 5 次,然後以畫 C 手法,按摩太陽穴。重複 5 次。

Step 15

張大嘴巴,深深吸入一口氣。吐氣時,用力發出「呼」的聲音。這樣的發聲方式會牽動到胃和脾。重複 3 次。

Step 16

重複步驟 3 的「史巴克」手法,清除你耳中和耳周的淤塞。搭配 1 次吞嚥動作。

Step 17

右耳倒向右肩，保持這個姿勢 3 秒，吸氣、吐氣。左耳倒向左肩，保持這個姿勢 3 秒，吸氣、吐氣。重複 2 次。如果你覺得這樣的動作很舒服，還可以用畫小圓的方式，讓你的頭順著肩膀滾動幾圈。滾動時，保持呼吸。然後換一個方向，滾動相同的圈數。搭配 2 次吞嚥動作。伸展頸部可以排除此處的緊繃和淤滯，避免它們干擾淋巴的流動。

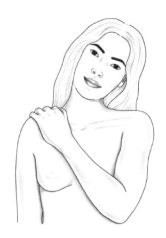

Step 18

重複步驟 2，按摩頸部。

Step 19

重複步驟 7，按摩顱骨底部的「枕骨脊」。

Step 20

重複步驟 5，活絡領口淋巴區。

Step 21

重複步驟 1，活絡位在頸部根部的左、右鎖骨上淋巴結。

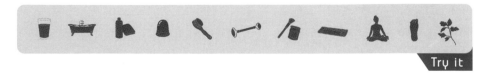

Try it

耳痛

　　如果你很容易有耳痛或過敏的狀況，或是耳朵裡常出現蠟質或液狀的分泌物，這組按摩技法非常適合你；假如你最近剛從感冒中痊癒，耳朵還因積聚在裡面的液體悶悶脹脹的，它也能幫你排除那些多餘的液體。另外，這組按摩亦是游泳者的好幫手。夏季我常常游泳，每次上岸我都會先用這組按摩技法排出耳朵中的積水。

　　我的客戶對這組按摩的功效都讚譽有加，因為讓他們的聽力變好了。除此之外，也有助改善鼻竇方面的問題，以及顳顎關節障礙所引發的症狀，例如下顎緊繃到發疼或難以進食。其實，許多微妙的緊繃感都會對聽力造成龐大的影響。聽力專家表示，這些緊繃感之所以會使你的聽力變差，是因為它們會壓迫到該部位的血液循環。你或許還知道，你的耳朵的內耳裡有一套控制你身體活動的「前庭系統」（vestibular system），這套系統能維持人體的平衡和姿勢，使你走路時不會摔得四腳朝天。內耳管路中的液體，也與肌肉和關節的活動息息相關，甚至能感知到你手、足的感覺。

　　這套耳部淋巴引流路徑的終點就位在你的鎖骨上方，最終耳部的所有淋巴液都會一路導向位在此處的左、右鎖骨上淋巴結。它不但會利用「史巴克」手法，將你耳朵周邊的液體同時導向位在耳朵前、後側的耳前和耳後淋巴結（這正是我如此喜歡「史巴克」手法的原因）；還會刻意按摩你顱骨底部的枕骨脊和頸部後側，因為此舉能促進你頸部後側的淋巴向下流動。

　　最後，我想告訴你，這組按摩技法對你的心理也有幫助，能使你更懂得如何關愛自己。我鼓勵你在做這組按摩的時候，不要去理會外在世界的雜音，專心去傾聽你內心的聲音。一旦你能好好聆聽自我的聲音，

或許也能以更冷靜的角度去看待生活中的各種事物。

　　如果你有戴耳環，按摩時請不要扯到它們，或者先把耳環拿下來。另外，我在臨床上發現，隨著年紀的增長，有些人會漸漸出現對金屬過敏的狀況。因此，請你格外留意，這樣的狀況是否也正在你身上發生。

小叮嚀 如果你有多發性或慢性的耳痛問題，請務必先與你的醫師或耳、鼻、喉專科醫師了解它的具體狀況。

如何同時解決耳痛和顳頜關節的問題

　　錫安是我視訊診療的客戶，他會找上我，是因為前陣子他的耳朵受到了感染。雖然當時他已經度過了耳朵感染的急性期，但他每天一早醒來，仍會被陰魂不散的耳痛糾纏一整天。他還告訴我，他的下顎痛了好幾年，因為他有夜間磨牙的問題，儘管他都有配戴改善磨牙的牙套睡覺，但他的顳頜關節還是因此受到了影響。最重要的是，最近他看了牙醫，做了一些折磨人的牙科治療，整個嘴巴腫到連張口都很困難。於是，我告訴他如何將耳周和耳後的淋巴液往下引流到頸部，這條引流路徑就位在開、合下顎的關節上。我教他操作這組「耳痛」按摩技法的方法，並透過電子郵件保持聯絡。就在錫安持續做了幾個月的自我按摩後，他告訴我，他沒想到這組按摩對他的幫助竟然這麼大：不但糾纏他多時的耳痛消失了，就連他下顎的活動度都變好了。因為這組淋巴按摩紓緩了該處肌肉的緊繃，使它們不再壓迫該處的淋巴循環。許多有顳頜關節問題的人，都會用力按壓下顎的肌肉，但這樣的處置方式多半只會造成反效果，使得此處發炎得更厲害。相對的，若你用輕柔的力道去按摩臉部的肌肉，反而能在促進淋巴流動的同時，創造出一個更適合肌肉放鬆的環境。做完這組自我淋巴按摩後，錫安的嘴巴又能再次張到全開，而且疼痛感也大幅降低。他在信中寫到：「這套按摩技法的功效真的是令我超級驚艷！」

❖ 淋巴按摩步驟

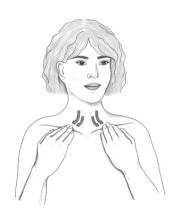

Step 1

活絡位在你鎖骨上方、頸部根部的左、右鎖骨上淋巴結。以畫 J 手法，先將大拇指以外的四指指尖，順著頸部向下滑動，輕輕壓入鎖骨上方的凹陷處，接著，雙手再順著鎖骨、往肩膀兩側的方向滑動。重複 10 次。

Step 2

按摩「頸部」，頸部按摩分為三個階段：

1. 雙掌置於頸部根部，貼著肌膚朝鎖骨的方向滑動，輕柔地將此段肌膚向下拉伸。重複 10 次。

2. 雙手置於頸部兩側，位置略高於步驟 1，小指貼於耳後的凹槽，指尖斜指著耳朵。利用掌心的力量，將這個部位的肌膚順著脖子往下拉伸。重複 5 次。

3. 雙手置於耳後，順著頸部，輕輕往下滑動。重複 5 次，搭配 1 次吞嚥動作。

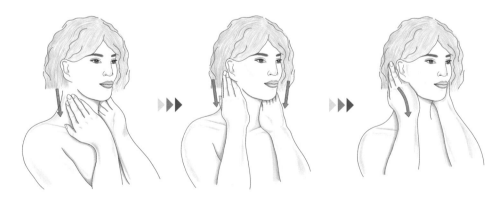

Step 3

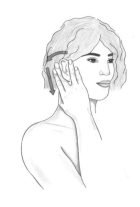

用「史巴克」手法按摩耳周：比出中指和無名指分開的手勢。把中指和食指放在耳朵後面的軟骨凹槽，無名指和小指放在耳朵前面。以畫 C 的方式，往後方和下方輕柔地按摩耳周。重複 10 次。這個手法能活絡你耳朵前、後的淋巴結，但你的動作要帶有律動。搭配 1 次吞嚥動作。

Step 4

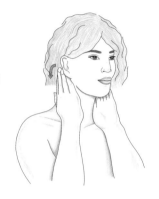

雙手置於耳後，小指放在軟骨凹槽處。掌根以畫 C 的方式輕柔地往下滑動。重複 10 次。

Step 5

雙手指尖置於顱骨底部，緊鄰「枕骨脊」。接著用瀑布從山頭流下那樣的形勢，將指尖由枕骨脊順著脖子輕柔地往下滑動。重複 10 次。

Step 6

重複步驟 3 的「史巴克」手法，搭配 1 次吞嚥動作。

Step 7

雙手置於耳後，順著頸部，輕輕往下滑動。重複 3 次。

Step 8

活絡領口淋巴區：雙手置於肩上，手肘直直指向前方。吸氣，然後吐氣時將手肘往下沉，指尖不要離開肩膀。重複 5 次。這能將你頸部後側的淋巴液導向鎖骨上方。

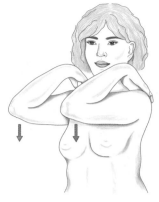

Step 9

肩部伸展：一手搭在對側肩上，前臂斜放在胸前。頸部往耳朵方向伸展的同時，手肘往下沉，深呼吸。重複 5 次。然後換邊，同樣重複 5 次。

Step 10

重複步驟 3 的「史巴克」手法，搭配 1 次吞嚥動作。

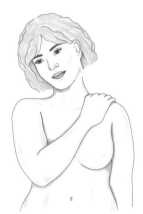

Step 11

拉展耳朵：

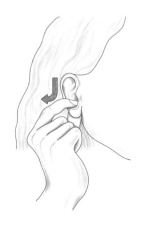

1. 用食指和大拇指輕捏耳垂內側的軟骨，輕輕地將耳朵向下和向外拉，讓它朝你後腦杓的方向伸展。一邊深呼吸，一邊保持這個動作 10 秒鐘。手指鬆開耳朵後，開合嘴巴 2 次，吞嚥 1 次。

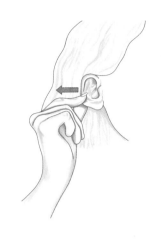

2. 把食指和大拇指輕捏耳垂內側軟骨的位置上移一些，輕輕地將耳朵向下和向外拉，讓它朝你後腦杓的方向伸展。一邊深呼吸，一邊保持這個動作 10 秒鐘。手指鬆開耳朵後，開合嘴巴 2 次，吞嚥 1 次。

3. 持續重複上述動作，將食指和大拇指輕捏軟骨的位置一路上移，讓你耳朵的每一處軟骨都能向外、朝你頭皮的後側伸展 10 秒鐘，直至食指和大拇指來到耳朵最上端的位置。（如果你有戴耳環，請刻意避開它們。）

4. 食指和大拇指來到耳朵最上端的位置時，以畫小 C 的方式，持續向下和向外伸展此處薄薄的軟骨，將淋巴液帶離臉部。

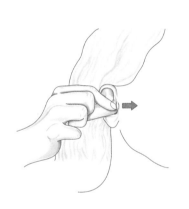

5. 食指和拇指輕捏耳朵前側、與臉頰相連，叫做「耳屏」的小突起，往臉頰的方向拉，保持這樣的動作 10 秒。收回拉扯耳屏的力道後，拉著這個小突起上、下動一動，再把它朝臉頰的方向拉一次。手指鬆開耳朵後，開合嘴巴兩次，吞嚥一次。

6. 把手指放在耳朵前側的顴骨上方。以畫小 C 的方式，朝著髮際線，一路按到耳上，然後往下按到頸部。重複 5 次。

Step 12

重複步驟 11，拉展另一側的耳朵。

Step 13

輕柔地按摩整張臉，雙手先從下巴滑動到耳朵，再從臉頰滑動到耳朵，最後從額頭滑動到耳朵。重複 3 次。

Step 14

重複步驟 3 的「史巴克」手法。

Step 15

重複步驟 5，按摩顱骨底部的枕骨脊。

Step 16

雙手順著頸部後側，往鎖骨的方向輕柔滑動。重複 5 次。

Step 17

重複步驟 9，伸展頸部：耳朵往肩膀的方向倒，保持這個動作伸展 10 秒鐘。伸展期間，請深深地吸氣和吐氣。然後換邊，伸展你另一側的頸部。每側各做 2 次。如果你覺得這樣的動作很舒服，還可以用畫小圓的方式，讓你的頭順著肩膀滾動幾圈。

Step 18

重複步驟 2，按摩頸部。

Step 19

重複步驟 1，活絡位在頸部根部的左、右鎖骨上淋巴結。

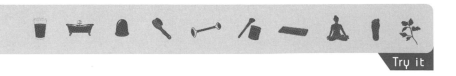

Try it

頭痛

在第二章，我提過大腦的膠淋巴系統，而這組按摩技法，就是我了解這項突破性的發現後，設計出來的。最近的研究陸續表示，在神經發炎疾病和腦部感染這方面，大腦周邊的淋巴管有著重要的影響力。膠淋巴系統是仰賴腦中神經膠細胞協助的淋巴系統，它說明了在我們睡覺的時候，淋巴系統會如何與腦脊髓液合作，將腦中的多餘液體、溶質和廢物透過淋巴網絡排出大腦。

神經科學家已經發現，大腦裡的淋巴網絡有助清除類澱粉蛋白斑塊（這種蛋白團塊會破壞細胞的功能，而且它們在阿茲海默症患者大腦中的含量特別高），這一點更是凸顯了好好睡覺的重要性。不過，隨著我們的年歲漸漸增長，這些淋巴管也會漸漸變窄，變得越來越難清除神經細胞的廢物，進而影響到神經細胞的機能和溝通。

這項發現真的是重要到不行。美國國家衛生研究院的研究人員認為，探討膠淋巴系統和清除大腦廢物之間的關聯性，或許能找到多項神經性疾病的治療方法。因為要有健康的大腦，一定要有健康的淋巴！

然而你不是只能被動的等待研究人員開發出治療淋巴管路變窄的方法，你也可以主動的藉由自我淋巴按摩改善淋巴管路的健康。你會發現，這組按摩技法對你的頭痛、頭暈和腦霧很有幫助，因為它會提升你大腦淋巴系統吸收和運輸細胞廢物的效率。我已經用這組技法幫助過很多頭痛的客戶，雖然他們頭痛的原因不太一樣（有的是偏頭痛，有的是壓力性頭痛，還有的是萊姆病或自體免疫疾病引發的頭痛），但大家都得到很好的成果。

在開始這組按摩前，請記住，你要把頭部右側的淋巴液引流到右鎖骨上淋巴結，頭部左側的淋巴液引流到左鎖骨上淋巴結。在執行這組按

摩的過程中,你可以想像雨水沖刷排水溝上的落葉的畫面,這跟淋巴液清除廢物的方式很像,能為清水開闢出一條通暢的水道。

❖ 淋巴按摩步驟

活絡位在你鎖骨上方、頸部根部的左、右鎖骨上淋巴結。以畫 J 手法,先將大拇指以外的四指指尖,順著頸部向下滑動,輕輕壓入鎖骨上方的凹陷處,接著,雙手再順著鎖骨、往肩膀兩側的方向滑動。重複 10 次。

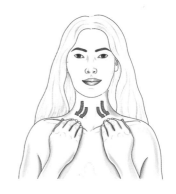

Step 2

按摩「頸部」,頸部按摩分為三個階段:

1. 雙掌置於頸部根部,貼著肌膚朝鎖骨的方向滑動,輕柔地將此段肌膚向下拉伸。重複 10 次。

2. 雙手置於頸部兩側,位置略高於步驟 1,小指貼於耳後的凹槽,指尖斜指著耳朵。利用掌心的力量,將這個部位的肌膚順著脖子往下拉伸。重複 5 次。

3. 雙手置於耳後,順著頸部,輕輕往下滑動。重複 5 次,搭配 1 次吞嚥動作。

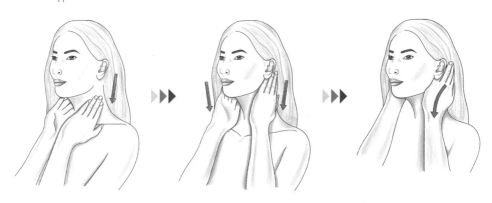

Step 3

用「史巴克」手法按摩耳周：比出中指和無名指分開
的手勢。把中指和食指放在耳朵後面的軟骨凹槽，無
名指和小指放在耳朵前面。以畫 C 的方式，往後方
和下方輕柔地按摩耳周。重複 10 次。這個手法能活
絡你耳朵前、後的淋巴結，但你的動作要帶有律動。
搭配 1 次吞嚥動作。

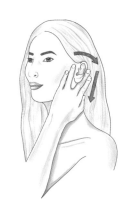

Step 4

伸展頸部：耳朵往肩膀的方向倒，保持這個動作伸展 10 秒鐘。伸展期間，請
深深地吸氣和吐氣。然後換邊，伸展你另一側的頸部。每側各做 2 次。如果你
覺得這樣的動作很舒服，還可以用畫小圓的方式，讓你的頭順著肩膀滾動幾
圈。

Step 5

吸氣，雙肩往耳朵貼。吐氣，放鬆肩膀。重複 5 次。

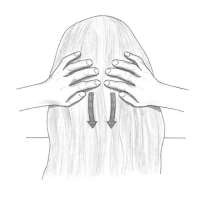

Step 6

雙手指尖置於顱骨底部，緊鄰「枕骨
脊」。接著用瀑布從山頭流下那樣的形
勢，將指尖由枕骨脊順著脖子輕柔地往
下滑動。重複 10 次。

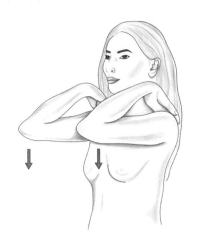

Step 7

活絡領口淋巴區：雙手置於肩上，手肘直直指向前方。吸氣，然後吐氣時將手肘往下沉，指尖不要離開肩膀。重複 5 次。這能將你頸部後側的淋巴液導向鎖骨上方。

Step 8

輕柔地按摩整張臉，雙手先從下巴滑動到耳朵，再從臉頰滑動到耳朵，最後從額頭滑動到耳朵。重複 3 次。

Step 9

用指尖按摩整個頭皮，就像洗頭那樣。由頭皮的前側一路按到後側，再往下按到頸部後側，以活絡腦中的膠淋巴系統。按摩期間，你可以把你的腦袋想像成一顆乾淨、明亮的發光體。

Step 10

用畫彩虹手法按摩頭皮，此套頭皮按摩分為三個階段：

1. 右手放在頭皮中心的頭頂上，用掌根在右側頭皮畫出一道又一道的「彩虹」，一路向下畫到右耳後側為止，此舉能把這個區塊的淋巴液導向頸部後側。重複 5 次。然後換左邊，也重複 5 次。

2. 右手放在比剛剛略低，靠近耳朵的位置。同樣用掌根以畫「彩虹」的方式，把這個區塊的淋巴液往下導向頸部後側。重複 5 次。然後換左邊，也重複 5 次。

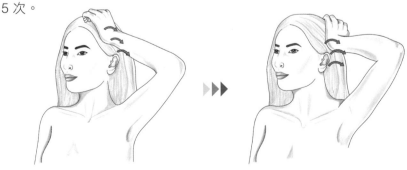

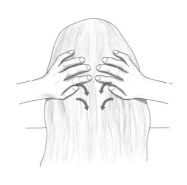

3. 雙手都放在頭上，緊貼顱骨底部的枕骨。兩隻手的掌根皆以畫 C 的方式，順著頸部後側，一路往下推撫。重複 5 次。

Step 11

雙手置於耳後，小指放在軟骨凹槽處。掌根以畫 C 的方式輕柔地往下滑動。重複 10 次。

Step 12

重複步驟 3 的「史巴克」手法。

Step 13

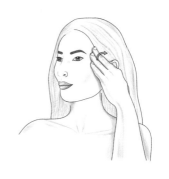

以畫小 C 的方式按摩太陽穴，很多人頭痛時都會搓揉這個部位。如果你不確定太陽穴的位置，可以利用張嘴和咬合牙齒的動作找到它；在做這些動作時，你會感覺到額際處有塊肌肉在動。假如你有磨牙或顳頜關節的問題，按摩這個部位非常有用，但按摩的力道一定要輕柔！重複 10 次。搭配 1 次吞嚥動作。

Step 14

重複步驟 10，用畫彩虹手法按摩頭皮。

Step 15

重複步驟 9，用指尖按摩整個頭皮，就像洗頭那樣。

Step 16

重複步驟 6，按摩顱骨底部的枕骨脊。搭配 2 次吞嚥動作。

Step 17

重複步驟 8，順著髮際線和前額，輕柔地按摩整張臉。

Step 18

重複步驟 4，伸展頸部。

Step 19

以畫圓的方式，將頭緩緩地順時鐘和逆時鐘轉動，各 3 圈。假如你容易眩暈，可以跳過這個步驟。

Step 20

提肩：把肩膀往耳朵的方向提起。吸氣，屏息 3 秒，然後吐氣，放鬆肩膀。重複 5 次。

Step 21

雙掌用力互相摩擦，等它們一變熱，就敷在眼睛上，持續 10 秒鐘。這段期間請保持深呼吸。時間到了之後，請將手掌壓向顴骨。

Step 22

重複步驟 7，活絡領口淋巴區。

Step 23

重複步驟 1，活絡位在頸部根部的左、右鎖骨上淋巴結 3 次。

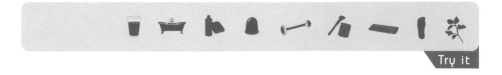

Try it

鼻子不通和過敏

鼻子不通和過敏是很常見的問題。鼻子不通與鼻竇息息相關，鼻竇是你顱骨和面部骨骼裡的空腔，表面覆蓋著一層薄薄的黏膜，由鼻子延伸到喉嚨，是呼吸道的一部分。正常情況下，鼻竇是充滿氣體的囊袋。你從鼻子吸入空氣時，這些空氣會先上行到鼻竇，經過鼻竇的過濾和清潔後，再往下送往肺臟。不管你是已經被鼻竇問題折磨了好多年，或是最近才有這方面的困擾，都必須好好處理它們，因為鼻竇與腦部相連，所以一定要保持這些通道的暢通。

鼻竇分布的位置很廣，你不只能在面部找到它們，還能在後腦杓發現它們。每個人都有四對鼻竇，靠近顴骨、位在鼻孔兩側的是上頜竇（maxillary sinus）。靠近額頭、位在眼睛上方眉心處的是額竇（frontal sinus）。位在你鼻樑兩側、緊鄰眼睛的是篩竇（ethmoid sinus）。在篩竇後方，還有一對位在顱骨底部的蝶竇（sphenoid sinus），就是因為它們，在疏通頭頸部淋巴時，我才要你順著顱骨底部（枕骨脊）按摩。

你的鼻竇必須保持暢通。過敏、感染（會產生額外的黏液）或是其他刺激，都會使鼻竇組織發炎、充血，導致氣體的通道變窄、引發疼痛。另外，若發炎發生在眼睛和鼻子周邊的額竇，也可能導致所謂的「竇性頭痛」（sinus headache）。

倘若你的鼻竇問題是過敏所致，去做個過敏原檢查，或許對你很有幫助。使你過敏的兇手有可能是來自空氣（例如花粉），也可能來自飲食或環境。除此之外，會妨礙呼吸的鼻中膈彎曲，也可能是造成鼻竇症狀的原因。

不過，無論你的鼻竇問題是什麼原因造成，這組按摩技法都能幫你開通鼻竇的空間，排出積聚在裡頭的多餘黏液，恢復頭頸部淋巴管路的

暢通。我鼓勵你在做這組按摩的某些步驟時，搭配吞嚥的動作，這可以刺激引流鼻竇液體的相關平滑肌收縮，使淋巴系統更順暢地疏通這些頭、頸部液體。

在按摩頭部的某些部位時，你或許會發現，顴骨、下顎和頸部周邊的緊繃感和疼痛也改善了。有時候我的客戶還會注意到，他們的鼻竇問題其實不是什麼無法解釋的環境過敏原造成。我常會問他們，最近有沒有做過什麼牙科治療，因為嘴巴裡的細菌會跑到鼻竇。我也會鼓勵他們去了解自己的內在狀態。大腦的前額皮質是形成你思想的地方，而這個地方就位在你鼻竇的上方。很多時候，這個部位會因心理壓力引發的肌肉緊繃受到壓迫，如果你知道這一點，也許就會對它帶來的影響很有感，因為用比較激進的方式來說，你會發現它正在扼殺你的想像力。

❖ 淋巴按摩步驟

Step 1

活絡位在你鎖骨上方、頸部根部的左、右鎖骨上淋巴結。以畫 J 手法，先將大拇指以外的四指指尖，順著頸部向下滑動，輕輕壓入鎖骨上方的凹陷處，接著，雙手再順著鎖骨、往肩膀兩側的方向滑動。重複 10 次。

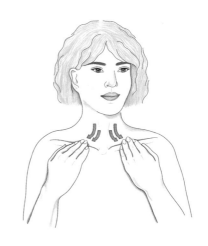

Step 2

按摩「頸部」，頸部按摩分為三個階段：

1. 雙掌置於頸部根部，貼著肌膚朝鎖骨的方向滑動，輕柔地將此段肌膚向下拉伸。重複 10 次。

2. 雙手置於頸部兩側，位置略高於步驟 1，小指貼於耳後的凹槽，指尖斜指著耳朵。利用掌心的力量，將這個部位的肌膚順著脖子往下拉伸。重複 5 次。

3. 雙手置於耳後，順著頸部，輕輕往下滑動。重複 5 次。搭配 1 次吞嚥動作。

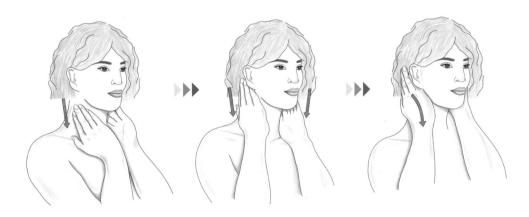

Step 3

用「史巴克」手法按摩耳周：比出中指和無名指分開的手勢。把中指和食指放在耳朵後面的軟骨凹槽，無名指和小指放在耳朵前面。以畫 C 的方式，往後方和下方輕柔地按摩耳周。重複 10 次。這個手法能活絡你耳朵前、後的淋巴結。搭配 1 次吞嚥動作。

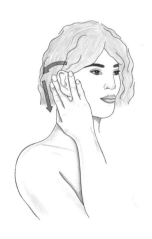

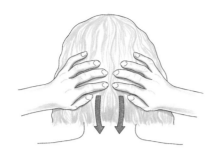

雙手指尖置於顱骨底部，緊鄰「枕骨脊」。接著用瀑布從山頭流下那樣的形勢，將指尖由枕骨脊順著脖子輕柔地往下滑動。重複 10 次。

Step 5

活絡領口淋巴區：雙手置於肩上，手肘直直指向前方。吸氣，然後吐氣時將手肘往下沉，指尖不要離開肩膀。重複 5 次。這能將你頸部後側的淋巴液導向鎖骨上方。

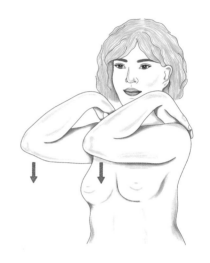

Step 6

輕柔地按摩整張臉，手指先從下巴滑動到耳朵，再從臉頰滑動到耳朵，最後從鼻樑滑動到額頭、往耳朵的方向帶出去。重複 3 次。

Step 7

用指腹，以畫疊 C 手法一路從下巴按到耳垂。這個按摩路徑可以疏通牙齒（頦下淋巴結）、唾液腺、嘴巴、唇部和舌頭（頜下淋巴結）等處的淋巴液。重複 3 次。

Step 8

用指腹，以畫疊 C 手法一路從臉頰按到耳朵。
這個按摩路徑可以活絡腮腺淋巴結（負責引流
鼻腔的液體）和扁桃體淋巴結（負責引流扁桃
體的液體）。重複 3 次。

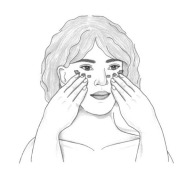

Step 9

把兩指的指尖置於鼻孔兩側的鼻竇上，輕輕往
下和往外按壓。這個動作可以疏導鼻腔裡的液
體。假如你的指尖可以感受到在肌膚下流動的
液體，請千萬不要加重下壓的力道，而是要以
更加輕柔的力道推撫這個區塊。按摩期間請保
持深呼吸，以鼻子吸氣，再以鼻子吐氣（你鼻
塞沒有很嚴重的話）。重複 5 次。

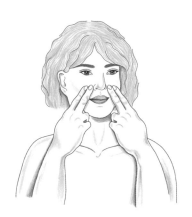

Step 10

把手指放在略高於鼻翼兩側的位置，輕輕往下和往外按壓。往外時不要急著收
手，停留在那個定點，伸展該處的肌膚 10 秒鐘，期間請保持深呼吸。重複 3
次。

Step 11

用指腹從鼻子、顴骨，一路輕拍到耳朵。重複 5 次。

Step 12

雙手順著鼻子底部和臉頰，輕柔地滑動到耳朵。

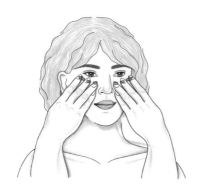

Step 13

把大拇指以外的四指指尖置於眼睛下方，以四指散開的手勢，將指尖輕輕壓入眼下的肌膚 3 秒鐘，期間請保持深呼吸。按壓此處的時候，你的指尖會摸到顴骨的上端。結束 3 秒鐘的按壓後，請順著顴骨上端的輪廓，以非常輕柔的力道，一路按壓到耳朵。重複 5 次。

Step 14

用指尖由顴骨的上端一路拍打到太陽穴。重複 5 次。

Step 15

用指腹，以畫疊 C 手法輕輕按摩顴骨，它位在顴骨上端和耳朵的交會處。重複 5 次。搭配 1 次吞嚥動作。

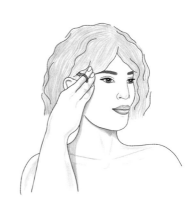

Step 16

從眉心往上按摩到前額，此處是第六脈輪「眉心輪」的所在位置，是掌管直覺的中樞。按摩這個部位對鼻竇問題和過敏很有幫助（而且還有淡化皺紋的效果）。重複 5 次。

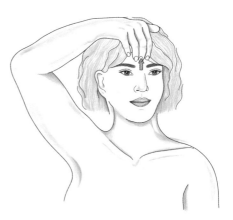

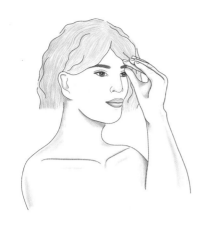

Step 17

將雙手的大拇指和中指，置於眉頭處的下方和上方，然後輕輕捏住眉頭，將眉毛往上提 10 秒鐘。重複 2 次。

Step 18

繼續以步驟 17 的方式，按壓眉中和眉尾這兩個點。重複 2 次。

Step 19

雙手順著眉毛，將此處的液體輕輕推往耳朵的上端。重複 3 次。

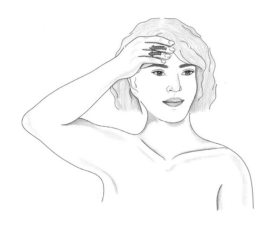

Step 20

從額頭中心往兩側耳朵的方向按摩前額。按摩到額頂的時候，請順著髮際線按摩。重複 5 次。

Step 21

重複步驟 15，以畫疊 C 手法輕輕按摩顴骨，重複 10 次。

Step 22

重複步驟 6，輕柔地按摩整張臉，手指先從下巴滑動到耳朵，再從臉頰滑動到耳朵，最後從鼻樑滑動到額頭、往耳朵的方向帶出去。重複 3 次。

Step 23

重複步驟 4，按摩顱骨底部的枕骨脊。然後雙手置於耳後，順著脖子輕柔地往下滑動。

Step 24

重複步驟 3 的「史巴克」手法。

Step 25

重複步驟 2，按摩頸部。

Step 26

重複步驟 1，活絡位在頸部根部的左、右鎖骨上淋巴結。

小叮嚀 建議在做完這組按摩後，蒸個臉、洗個鼻腔，或是做個熱敷。

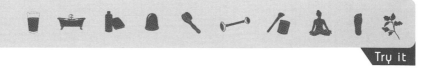

增進消化系統健康

腹式深呼吸	腹部按摩
130 頁	**136 頁**

消化問題

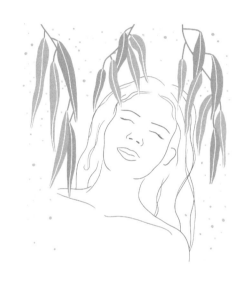

生活在現代社會，我們吃進的食物、承受的壓力和服用的藥物，常會犧牲消化道的健康。然而，健康的腸道不單單是打造良好免疫力不可或缺的一環，也是讓你充分吸收養分、擁有好氣色的基礎。

幾乎每一個來找我看診的人，在填寫初診調查表時，都會勾選腹脹和消化問題的選項。誠如我們在第二章討論過的，在今日，腸道發炎是一個相當普遍的狀況。可是造成這番局面的原因，除了那些被我們吃進肚裡的劣質食物、化學物質和抗生素，還有那些壓在我們肩上的壓力。我的客戶經常跟我說，「我吃的大部分食物都是有機的，但我還是一直脹氣。」但我問他們是不是長期處在壓力之中時，他們幾乎都承認自己確實有這方面的困擾；而這股壓力，通常就是導致他們消化出狀況的幕後兇手。

西方文化很忌諱按摩腹部這個的舉動，但不這樣做實在是太可惜了，因為我們的重要臟器和淋巴器官多半都位在腹部。腹部甚至可說是

我們的「生命泉源」，因為當初在媽媽的子宮內，我們都是以肚臍的臍帶為中心，逐步發展成人。我們的小腸、大腸、肝臟、脾臟、胃和膽囊要保持最佳的運作狀態，全都要靠著「蠕動」這種帶有節奏、非自主性的肌肉收縮活動。不過，我們的壓力、飲食和生活方式都會影響到這些器官的活動，使它們的蠕動速度變慢，而這也是許多人深受便祕、排便不規律等問題所苦的原因。

我上大學的時候，因為激素變化、壓力和老是吃著學生餐廳不健康的食物，腸胃變得非常敏感。那個時候，不管我吃什麼，都會脹氣。如果我膽敢貪圖巧克力的滋味，更必須承受宛如胖了五磅的臃腫體態。我之所以會走淋巴引流治療這一行，有一部分的原因，就是出於自己曾親身體驗過這門療法的好處。在按摩學校的時候，我一做完淋巴引流的治療，就立刻感覺到自己變得比較輕盈，而且更有活力。更棒的是，這套按摩方式不只舒緩了我的腹脹問題，它還清除了我身上的痤瘡。

在我的職涯中，我已經透過腹部的淋巴引流按摩技巧，幫助過許多客戶排除了慢性發炎的狀況。肝臟、膽囊、脾臟、大腸和小腸全是幫助身體排毒的一員，所以要改善這個區塊的淋巴流動狀態，你一定要對這些臟器在腹腔內的位置有所了解。這系列的自我按摩技巧都是針對下列目的設計：減輕腸道壓力、促進消化道機能、提升油脂吸收力、降低發炎反應，以及緩解壓力和焦慮。

腹式深呼吸

我的大部分客戶都沒有在呼吸。沒錯，他們是都有呼吸，只是他們並非真的在「呼吸」。胸式淺呼吸（大多數人都是用這個方式呼吸）和腹式深呼吸是兩回事。在本書稍早的篇幅已經提過，腹式深呼吸是促進淋巴流動最有效的方法之一，因為它能推動下半身的淋巴液上行胸管、

　　瑪克辛來找我看診的時候大約三十五歲。當時是她的醫師推薦她來找我，因為那位醫師認為，她的便祕和腹脹問題是工作壓力所致。她承認她的工作壓力確實不小，也知道她的消化問題非處理不可，可是她的工作不可能說換就換。她告訴我，她背負了很多的壓力和情緒，而且中學時，她就有考前便祕的困擾。另外，她也曾在大型社交活動和工作期間胃痛過。

　　為了改善便祕，瑪克辛已經努力了數十年，她甚至為此改變過飲食，但始終未見成效。這不禁令她開始思考，她的消化問題是不是真的跟她的壓力有關，因為她注意到，她在度假或不覺得自己壓力很大的時候，她的腸胃就很聽話。每次結束我們的療程，她都會傳訊息給我，向我吶喊「順利便便」的喜悅，並附上一個開心的笑臉貼圖。除了定期為瑪克辛診療，我還教了她腹式深呼吸和按摩腹部的方法，讓她平常就能自己持續改善淋巴的狀況。

　　我也叮囑她，每天都要補充大量水分，以利淋巴管路的流通。幾個月之後，她告訴我，她不只不再有便祕和腹脹的問題，甚至還瘦了好幾磅！她說，這都要多虧我教她的那些自療技巧，尤其是腹式呼吸，讓她覺得自己更有能力去面對工作上的壓力。

流向心臟。你的腰淋巴結（lumbar lymph nodes）位在橫膈肌和骨盆之間，負責引流腹壁和骨盆腔器官的淋巴液。在做這套腹式深呼吸的時候，請想像你腸胃裡的淋巴管路正在變乾淨，為身體吸收油脂和排除廢物。這組按摩技法，不但能用簡單的步驟活絡消化系統的活動度，還能讓你在短短幾分鐘內變得比較平靜。

❖ 淋巴按摩步驟

Step 1

以舒服的姿勢躺下,雙手放在肚子上,手肘放鬆。如果空間許可,請在手臂下方墊個枕頭,以確保你的身體處在完全放鬆的狀態。接著放鬆你的下顎、喉嚨和前額。

Step 2

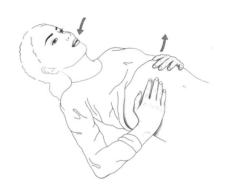

深深吸一大口氣,讓肚子像吹氣球一樣鼓起、貼向雙手。吸氣時,從一默數到五;吐氣時,從五倒數到一,並讓肚子漸漸消風、放鬆。吐氣時,你會感覺到身體的後側慢慢變軟,沉向你身下的平面。再次吸氣,重複上述過程 5 次。

Step 3

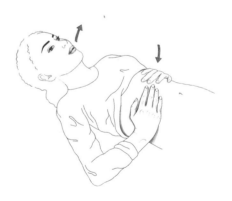

把氣吸進軀幹的兩側。吸氣時,你應該感覺到肋骨兩側因吸入的空氣繃緊;吐氣時,則會感覺到繃緊的肋骨兩側慢慢變軟。重複 5 次。

Step 4

現在吸氣時,請把吸進體內的空氣帶到更高的位置,將它們全部往胸腔的方向送。吸氣後,把空氣由腹部往胸骨的方向推,使前胸挺起,你會感覺到自己的心臟和胸骨隨著這股氣向外擴張;這段期間,請想像第三脈輪和第四脈輪的黃色和綠色充盈著你的整個胸腔。接著緩緩吐氣,同時放下你心中任何不必要的感受。重複 5 次。

Step 5

深吸一口氣，吸到肩膀提起，有種空氣滿溢心臟和肺臟的感覺。接著緩緩吐氣，同時漸漸放鬆身體後側，讓它沉向你身下的平面。重複 5 次。

Step 6

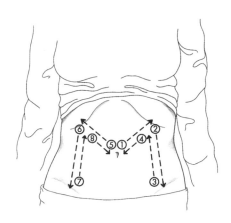

進行搭配螺旋指壓手技的 M 字呼吸法：這個步驟涵蓋 9 小步驟，它們會讓你將空氣依序吸入腹部的 9 個位置。在每一小步驟中，你都會做 2 次完整的吸氣和吐氣。吐氣時，你的手指會以螺旋畫圓的方式，旋入腹部。這個手法的按摩力道會比之前的按摩手法大，而且它的施力方向是縱向的垂直按壓，不是橫向的平行推撫。這 9 個位置會在你的肚子上形成一個 M 字，對釋放大腸的 ama 很有幫助。

1. 第一個位置在肚臍上方。吸一大口氣，把空氣往肚臍的方向送。吐氣時，手指以螺旋畫圓的方式，跟著消風的肚子直直向下旋入腹部。重複 1 次。

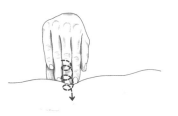

2. 第二個位置在左側肋骨下方（胃和脾的位置）。把氣吸到這個位置，吐氣時，手指以螺旋畫圓的方式，深深旋入此處。重複 1 次。

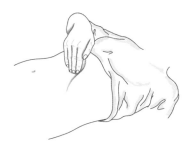

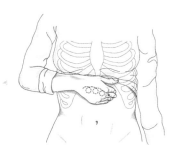

3. 第三個位置在左側髖部（降結腸的位置）。吸氣時，盡可能讓此處的肚皮隨著你吸入的空氣鼓起、貼向手掌。吐氣時，同樣以螺旋畫圓的方式，將手指向下旋入髖骨內緣的柔軟處。等你對這樣的呼吸方式越來越熟練，吸氣時，你還可以用手對肚皮施加一些阻力，提高吸氣的力度；吐氣時，手指也能朝脊椎的方向，旋得更深。重複 1 次。

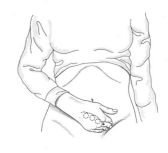

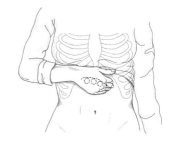

4. 第四個位置又回到左側肋骨下方。重複步驟 2.：先往這個部位吸飽氣，吐氣時，手指以螺旋畫圓的方式，往下旋入左側肋骨下方的腹部。重複 1 次。

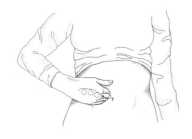

5. 第五個位置則是再次回到肚臍。重複步驟 1.：往肚臍吸飽氣，吐氣時，手指以螺旋畫圓的方式，往下旋入腹部。重複 1 次。

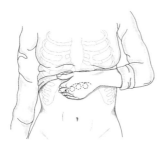

6. 第六個位置在右側肋骨下方（肝臟和膽囊的位置）。把氣吸到這個位置，盡可能讓此處的肚皮隨著你吸入的空氣鼓起、貼向手掌。吐氣時，手指以螺旋畫圓的方式，往下旋入右側肋骨下方的腹部。重複 1 次。

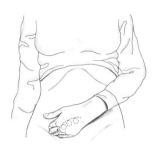

7. 第七個位置在右側髖部（升結腸的位置）。吸氣時，盡可能讓此處的肚皮隨著你吸入的空氣鼓起、貼向手掌。吐氣時，同樣以螺旋畫圓的方式，將手指向下旋入髖骨內緣的柔軟處。吸氣時，你的手可以對肚皮施加一些阻力；吐氣時，則可以把手指朝脊椎的方向旋得更深一些。重複 1 次。現在你應該會感覺到自己的吸氣量變大，而且把手指旋入腹部時，或許也會感覺到腹部變得比較柔軟。

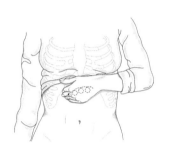

8. 第八個位置又回到右側肋骨下方。重複步驟 6：先往這個部位吸飽氣，吐氣時，手指以螺旋畫圓的方式，往下旋入右側肋骨下方的腹部。重複 1 次。

9. 最後一個位置則是再度回到肚臍。重複步驟 1：往肚臍吸飽氣，吐氣時，手指以螺旋畫圓的方式，跟著消風的肚子向下旋入腹部。重複 1 次。

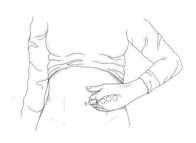

Step 7

做幾個有助淋巴流通的普通深呼吸。放鬆前額的肌膚，感覺自己的眼球往後縮入眼窩。放鬆身體，讓自己的骨頭重重地沉向你身下的平面。微笑。

一開始，要這樣把吸進的空氣，帶往腹部的不同位置，可能會令你有種力不從心的感覺。但千萬不要因此氣餒。你花越多時間去照顧這個部位的健康，對這方面的技巧就會越得心應手。

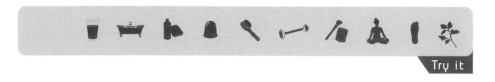

Try it

腹部按摩

我設計這組按摩是為了幫助你消化。你做這組按摩的次數越多，它緩解腹脹和腹部發炎的效果就會越好，你會覺得自己就像是「瘦了5磅」。

許多因素都會引發腹脹，例如飲食不佳、壓力、激素、疾病、經期、藥物、維生素缺乏、食物過敏、睡眠不足，以及腸道菌相失衡等。減肥藥和利尿劑對淋巴健康完全沒有幫助，因為淋巴系統需要充足的水分維持循環。利尿劑會排出組織的水分，此舉不但會使組織內的流動開始停滯、淤塞，更會減緩淋巴系統的循環速度。

有誰會摸你的肚子？我猜應該沒幾個人。也許在你還是個孩子的時候，媽媽會摸摸你的肚子，也或許，你的戀人會摸摸它。大概就是這樣了。其他的時候，應該就只有你自己會摸你的肚子：在肚子痛，或吃太飽的時候，你會出於本能地去摸一摸肚子、舒緩不適感。我認為，這個舉動就說明了你需要撫觸！自我淋巴按摩可以促進腸道的蠕動，幫助消化道找回吸收營養素、分泌物質（胰臟、肝臟和膽囊會分泌激素〔例如胰島素〕、酵素和膽汁等物質幫助消化）和正常運作所需的活動力。就如第二章提到的，你的免疫系統有70%都是由你腸道裡的淋巴組織構成，所以照顧好你的腸道也有助免疫系統的健康。

壓力和緊張都會對腹部造成負擔。中國五行理論主張，人體的每一個臟器，都對應了某種情緒，包括肝臟（憤怒）、膽囊（易怒、優柔寡斷）、胃和脾（憂慮）、肺臟（悲傷和哀慟）、心臟（喜悅）和腎臟（恐懼和創造力）。現在大部分的全人療法在幫助病人改善健康時，都會同時考量到病人的身、心、靈狀態。如果你在接受治療的時候，也有把情緒狀態納為療程的一部分，就會看見負面情緒對身體造成的傷害。

我研究過很多不同文化的內臟按摩技巧，並將那些觀念都整合到這組按摩技法中，來幫助你穩定情緒和化解身體的不適。這組按摩技法能幫你緩解便祕、減少腹脹和胃食道逆流，還有強化免疫力。就跟舒緩肩、背緊繃感的按摩一樣，這組淋巴按摩的幾個簡單步驟也能化開你內臟的緊繃感，活絡它們的流通狀態，創造一個更有利排除體內廢物的環境。

　　養成關愛自己和接納自己的習慣，就是你能給自己最珍貴的一份禮物；而按摩肚子這樣的日常保養，就是關愛自己的一環。

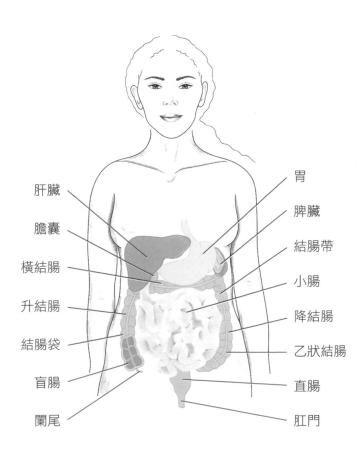

肝臟

膽囊

橫結腸

升結腸

結腸袋

盲腸

闌尾

胃

脾臟

結腸帶

小腸

降結腸

乙狀結腸

直腸

肛門

❖ 淋巴按摩步驟

Step 1

活絡位在你鎖骨上方、頸部根部的左、右鎖骨上淋巴結。以畫 J 手法，先將大拇指以外的四指指尖，順著頸部向下滑動，輕輕壓入鎖骨上方的凹陷處；接著，雙手再順著鎖骨、往肩膀兩側的方向滑動。重複 10 次。

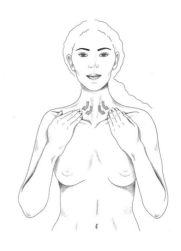

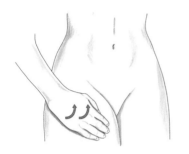

Step 2

活絡腹股溝淋巴結：雙手放在大腿內側的根部，以畫 C 手法，朝大腿前側根部的皺褶處向上推撫，重複 10 次。接著以相同的方式推撫大腿外側。

Step 3

舒服自在的躺下。你可以在膝蓋下方墊一顆枕頭，讓腹部和背部的肌肉放鬆。雙手平貼腹部，深呼吸 3 次。吸氣時，你會感覺到腹部隆起；吐氣時，你則會感覺到腹部消風。在腦中想著消化道的結構。你大腸的形狀就像是一個ㄇ字型，你會循著這樣的排毒路線，用手掌畫圓的方式，去按摩整個腹部。首先是從右側髖部走到右側肋骨的升結腸，然後是位在你肚臍上方、從右側肋骨走到左側肋骨的橫結腸，最後是從左側肋骨走到左側髖部的降結腸。之後你的大腸會在肚臍下方的位置略為轉一個彎，與下方的直腸相連。

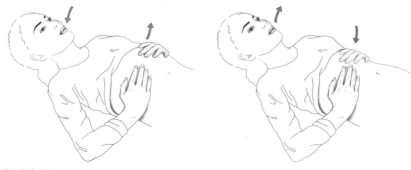

Step 4

用手掌以畫疊 C 手法按摩你的整個結腸：由右下側腹部往上按，橫過腹部，再由左上側腹部往下按。按摩此處的力道要稍微大一些，大概要像是你在擀披薩餅皮的那個力度。按摩期間，請想像你在腹部畫上一輪又一輪的太陽和月亮。把你的肚子想

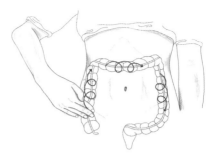

成一片清朗的天空，在陽光和月光的照耀下光芒萬丈。讓你的推撫簡單卻充滿能量，充分發揮掌心和手指的力量，像貓咪不斷開合貓掌在你身上原地踏步那樣，搓揉你的肌膚。仔細去感受你掌下摸到的起伏。留意你的手想要往哪個地方按，又想要避開哪些地方。拋開評斷自我狀態或是急著看到按摩成果的念頭，把心思都集中在關愛自己和接納自己上，慢慢卸下內心的武裝。滿懷憐愛地用雙手溫柔撫慰整個腹部，感知並接納自己在按摩過程中體會到的一切，為接下來的其他按摩步驟暖身。你會感覺到那些被你撫過的緊繃組織，都在你的掌下漸漸化開。繞著結腸，畫圓按摩整個腹部至少 10 次。

Step 5

用畫小圈的方式，繞著肚臍的周圍按摩一圈。至少要按摩 10 圈，但如果你喜歡，也可以多按幾圈。按摩此處的力道可以稍微大一些，因為這裡屬於比較深層的淋巴網絡。假如你發現有哪個地方比較緊繃，可以多花點時間按摩那個地方。

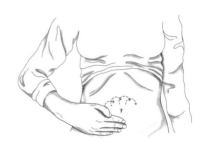

Step 6

從腹部的四角輕輕往腹部中心的肚臍按，每一個角都按 10 次。

Step 7

重複步驟 4，按摩結腸 5 次。

Step 8

用手的外緣托住腹部，把它由髖骨的
前緣往肚臍的方向推。先從右側髖骨
的前緣下手，盲腸、迴腸、闌尾和升
結腸的起點都位在此處。小腸也是在
這個地方併入大腸（結腸）。假如你
有長期便祕的困擾，這個部位可能會
一碰就痛，或是很緊繃。用手掌托住
右側髖部的前緣，把它往肚臍的方向
推。接著，用手托住左側髖骨的前緣，

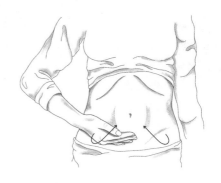

往肚臍的方向推。降結腸的末端就位在此處，乙狀結腸就是在這裡與直腸相
連。如果你最近有便祕的問題，這個部位可能會一碰就痛，所以動作請務必輕
柔。在這種一碰就痛的情況下，你不會想伸展此處的肌膚，這會非常折磨人！
因此，你可以先把該側腹部往髖骨的方向推、稍微放鬆周邊的肌膚，並定點向
下按摩肚子，接著才把該側腹部往肚臍的方向推。每一側重複 5 次。

Step 9

手的外緣貼著腹部，把它從兩側肋骨
的下緣，往肚臍的方向推。右側肋骨
下方有肝臟和膽囊，你的升結腸也是
在這附近彎入橫結腸。先輕柔地放鬆
這個部位的肌膚，再以類似步驟 8 的
手法，將此處的腹部往下推向肚臍。
左側肋骨下方有胃和脾，你的橫結腸
也是在這附近彎入降結腸，形成所謂
的脾彎（splenic flexure）。把手掌放
在肋骨下緣，將此處的腹部往下推向
肚臍。每一側重複 5 次。

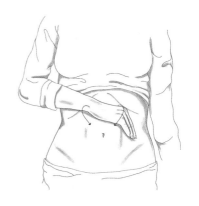

Step 10

重複步驟 4，按摩結腸 3 次。

Step 11

以肚臍為中心，向外拉伸腹部。
這個步驟能有效緩解腹部的一些
壓力，雖然這些壓力可能不大，
卻會對腹部肌肉和器官造成一定
程度的壓迫。用單手的指尖，輕
柔向外拉展肚臍的邊緣（要用左
手或右手，還有要用哪隻手指都
沒差，只要你順手即可）。首
先，把你的腹部想像成一個以肚
臍為中心的時鐘。從肚臍往 12

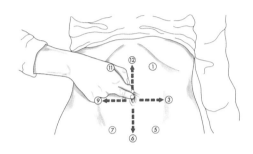

點鐘的方向，直直往上拉（這個部位對應心臟）。定點拉伸此處至少 1 分鐘，
期間請保持呼吸。接著，朝 3 點鐘（左腎）、6 點鐘（膀胱和生殖器官）、9
點鐘（右腎），以及任何你需要注意的「鐘點」方向拉展肚臍。
例如，1 點鐘（胃和脾）、5 點鐘（小腸）、7 點鐘（小腸）、11 點鐘（肝臟
和膽囊）。在這個過程中，你或許會感受到腹部的其他部分隨著各個方向的拉
伸漸漸放鬆。在這組按摩中，我最喜歡這個步驟，因為它對放鬆整個腹部非常
有效，所以只要時間許可，我都會花很多時間做這個步驟。它不僅能釋放腹部
肌肉的緊繃，還能釋放蓄積在此處的情緒能量，使器官周圍的結締組織舒展開
來，徹底放鬆整個腹部。

Step 12

重複步驟 5，用畫小圈的方式，繞著肚臍的周圍按摩一圈，並將拉展肚臍的「鐘點」概念代入其中。重複 5 次，期間請深呼吸。

Step 13

重複步驟 8 和 9，把腹部由髖骨前緣和肋骨下緣，推向肚臍。

Step 14

用步驟 4 的方式按摩升結腸、橫結腸和降結腸，並留意有沒有哪個地方需要你特別照顧。然後輕柔地把整個腹部摸個幾圈，再做幾個深呼吸。

Step 15

重複步驟 2，活絡腹股溝淋巴結。

Step 16

重複步驟 1，活絡位在頸部根部的左、右鎖骨上淋巴結。

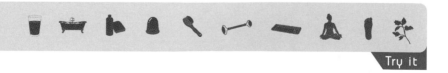

Try it

美容美體

打造光亮好膚質

皮膚是你身上最大的器官，也是唯一一個位在人體外部的器官。皮膚可以直接反映出體內的健康狀態，而且不僅僅是生理方面，還有心理和情感方面。它構築了我們對外展現的形象，我們也常以它作為評斷他人和自我狀態的第一指標。

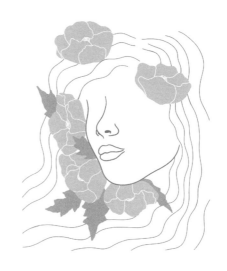

頭、頸部的許多肌肉和淋巴結，都會不斷地吸收、反應和處理你在生活中遇到的各種刺激。你會用你的頭去思考、說話、嗅聞、感覺和體驗這個世界，正因如此，你的嘴巴、耳朵、鼻子和喉嚨全部都很容易受到環境毒素的荼毒。一旦你因為緊咬牙關或整天盯著螢幕看，導致表皮之下的流動停滯，你的細胞就會很難獲得重要的營養素和氧氣。同時，緊繃的肌肉也會阻礙淋巴網絡移除廢物的能力。

想要保有健康亮麗的外在，你需要好好照顧你的內在。只要你的體內有毒素堆積，皮膚就會出現各種狀況。以酒精和香菸為例，它們會使

血管擴張，導致皮膚因為水分滯留而浮腫、發脹。

皮膚上的問題也可能是腸道不健康所致。腸道菌相失衡、小腸發炎還有情緒壓力等，都會破壞皮膚對抗微生物的能力。當皮膚抵禦細菌的力量變弱，就會變得比較容易發炎或長痘痘。每當有客戶告訴我，他們有長期的消化和皮膚問題時，我總是會建議他們，好好檢視一下自己的飲食和生活型態。這就是為什麼在這組按摩的最後一個步驟，我會提到你可以搭配第 136 頁的「腹部按摩」來改善膚況的原因。如果你想讓「打造光亮好膚質」這組按摩發揮最好的成效，我建議你以每日輪替的方式搭配「腹部按摩」這組按摩，連續做幾週之後，你就會看見明顯的效果。

自我淋巴按摩對受溼疹所苦的人也很有幫助。不久前，有一位被溼疹困擾多年的客戶來找我，當時我看她頸部和耳朵的根部都有紅疹。她告訴我，為了改善溼疹，她有做針灸和熱瑜伽，但情況不僅沒有好轉，反而越變越糟。後來她的手肘內側、腋窩，還有大腿根部也陸續冒出紅疹，而這些部位都是重要的淋巴結聚集地。我每個月為她看一次診，連續看了好幾個月。這段期間，我教了她自我淋巴按摩的技巧，還建議她暫時不要做熱瑜伽，因為熱瑜伽的高溫可能會妨礙她淋巴系統的運作。她很認真地照著我的話去做，一週都會做好幾回有益淋巴健康的自我日常保養，也不再讓自己在高溫的環境下做瑜伽。幾個月之後，她的紅疹完全消失了，膚色也沒有任何色差。這樣的成果，令她對淋巴系統的力量驚嘆不已。

在臨床上，我已經看過許多癌症病人因這組按摩受惠，因為化療常常會奪走他們臉上的光采。如果你曾經注意過慢性病患者的氣色，就會發現你很輕易就能看出他們的淋巴系統正因對抗那些疾病，或處理大量的藥物而工作量超載，因為他們的臉色會變得黯淡無光。

臉部的淋巴液最終都會排入位在鎖骨的鎖骨下靜脈。這個過程會排出臉部和頸部的髒東西，清除跑到這些部位的細菌，而這正是皮膚冒痘痘的病灶之一。痤瘡丙酸桿菌（Propionibacterium acnes）和激素都會使人冒痘痘，當初淋巴按摩能治癒我的瘡痤，就是因為它疏通了我身體所需的排毒管路！這組按摩也會影響迷走神經，把你切換至副交感神經系統的模式中，在這個模式中，你的身體會以最佳的狀態修復自己，並從中獲得最大的好處。

這組按摩的威力強大，能夠為你的健康帶來一箭雙鵰的好處。它除了會讓你立刻看見自己的氣色變好，還會活絡你大腦裡的膠淋巴系統，幫助你清除大腦中的斑塊。就如我們在第二章介紹過的，研究顯示，堆積在大腦的斑塊與認知衰退有關。永遠不要忘了，你是你身體的守護者。請用充滿關愛、接納自己的積極心態撫觸你的臉部。

小叮嚀 欲了解更多有關肌膚保養的資訊，請見第五章。

❖ 淋巴按摩步驟

Step 1

活絡位在你鎖骨上方、頸部根部的左、右鎖骨上淋巴結。以畫 J 手法，先將大拇指以外的四指指尖，順著頸部向下滑動，輕輕壓入鎖骨上方的凹陷處，接著，雙手再順著鎖骨、往肩膀兩側的方向滑動。重複 10 次。

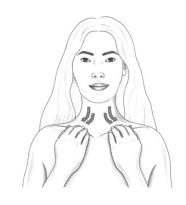

Step 2

按摩「頸部」，頸部按摩分為三個階段：

1. 雙掌置於頸部根部，貼著肌膚朝鎖骨的方向滑動，輕柔地將此段肌膚向下拉伸。重複 10 次。

2. 雙手置於頸部兩側，位置略高於步驟 1，小指貼於耳後的凹槽，指尖斜指著耳朵。利用掌心的力量，將這個部位的肌膚順著脖子往下拉伸。重複 5 次。

3. 雙手置於耳後，順著頸部，輕輕往下滑動。重複 5 次，搭配 1 次吞嚥動作。

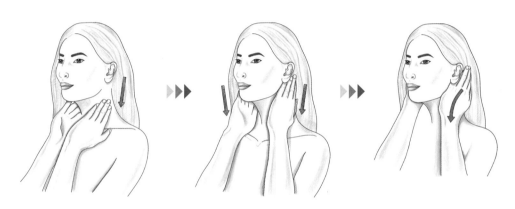

Step 3

用「史巴克」手法按摩耳周：比出中指和無名指分開的手勢。把中指和食指放在耳朵後面的軟骨凹槽，無名指和小指放在耳朵前面。以畫 C 的方式，往後方和下方輕柔地按摩耳周。重複 10 次。這個手法能活絡你耳朵前、後的淋巴結，但你的動作要帶有律動。搭配 1 次吞嚥動作。

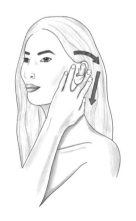

Step 4

雙手指尖置於顱骨底部，緊鄰「枕骨脊」。接著用瀑布從山頭流下那樣的形勢，將指尖由枕骨脊順著脖子輕柔地往下滑動。重複 10 次。

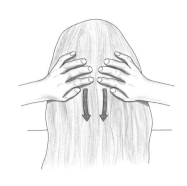

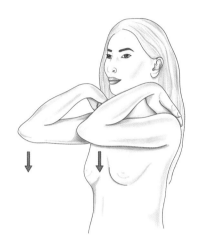

Step 5

活絡領口淋巴區：雙手置於肩上，手肘直直指向前方。吸氣，然後吐氣時將手肘往下沉，指尖不要離開肩膀。重複 5 次。這能將你頸部後側的淋巴液導向鎖骨上方。

Step 6

輕柔地按摩整張臉，指尖先從下巴滑動到耳朵，再從臉頰滑動到耳朵，最後從鼻樑滑動到額頭、往耳朵的方向帶出去。之後用指尖順著眉毛，輕刷至耳朵，為整輪的臉部按摩收尾。重複 3 次。

Step 7

手指輕輕壓入雙眼的內眼角，持續 3 秒鐘，再把手指上移至眉頭，按壓此處 3 秒鐘。接著順著眉毛，朝太陽穴的方向按摩。重複 3 次。

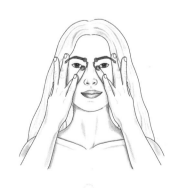

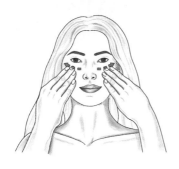

Step 8

大拇指以外的四指指尖散開，置於眼睛下方。你應該會感覺到自己摸到顴骨的上端。順著顴骨上端的輪廓，以非常輕柔的力道，一路按壓到耳朵。重複 3 次。

Step 9

重複步驟 7，按壓內眼角，然後往上按壓眉骨，最後由眉毛按摩到太陽穴。

Step 10

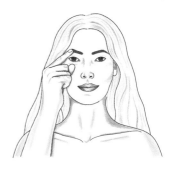

把右手的大拇指放在右眼下方，食指放在眉毛。用彷彿要把眼窩「撐開」的手勢，輕輕地把食指向上提（力道要如羽毛一般輕柔）。以這樣的手勢，將手指順著眉毛輕柔地往太陽穴的方向滑動，重複 3 次。然後換左邊，同樣重複 3 次。

Step 11

指尖由眉毛往上輕輕滑動到髮際線，然後輕柔地撫平前額到太陽穴的肌膚。此處是直覺的中樞「眉心輪」的所在位置。按摩這個部位能夠撫平你緊蹙的眉頭（而且還有淡化皺紋的效果）。重複 10 次。

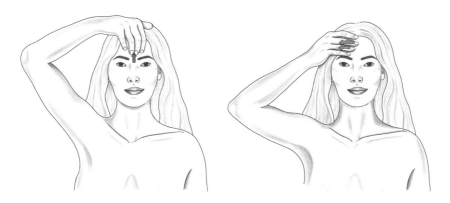

Step 12

從眉頭開始，順著眉毛往太陽穴的方向輕捏。
重複 3 次。

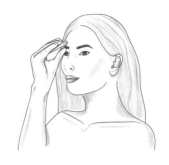

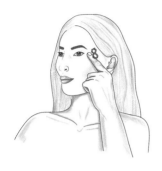

Step 13

用非常輕柔的力道，以指尖「畫8」的手法，
按摩眼尾的魚尾紋。重複 10 次。

Step 14

以畫小 C 的方式用指尖按摩太陽穴，很多人頭痛
時都會搓揉這個部位。如果你不確定太陽穴的位
置，可以利用張嘴和咬合牙齒的動作找到它，在
做這些動作時，你會感覺到額際處有塊肌肉在
動。假如你有磨牙或顳頜關節的問題，按摩這個
部位非常有用，但按摩的力道一定要輕柔！重複
10 次。搭配 1 次吞嚥動作。

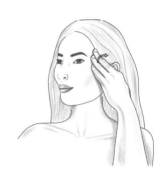

Step 15

用指尖以波浪狀的路徑，由太陽穴向下按摩至耳
朵，再由耳朵後側，往下按摩至頸部和鎖骨。每
當指尖按到頸部時，就做一次吞嚥動作。這個動
作可促進臉部淋巴液的排放。重複 3 次。

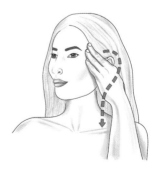

Step 16

用指尖按摩整個頭皮，就像洗頭那樣。由頭皮的前側一路按到後側，再往下按到頸部後側。我建議你按摩頭皮 30 秒左右，以活絡腦中的膠淋巴系統。

Step 17

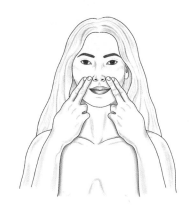

把兩指的指尖置於鼻孔兩側的鼻竇上，輕輕往下和往外按壓。這個動作可以疏導鼻腔裡的液體。假如你的指尖可以感受到在肌膚下流動的液體，請千萬不要加重下壓的力道，而是要以更加輕柔的力道推撫這個區塊。重複 5 次。

Step 18

用指腹從鼻子、顴骨，一路輕拍到耳朵。重複 5 次。然後從鼻子輕柔滑動到耳朵幾次。

Step 19

輕捏你的雙頰，從顴骨一路捏到耳朵。重複 5 次。

Step 20

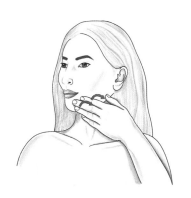

用指尖，以「畫倒 C」或「畫彩虹」的手法按摩下顎線，從下巴按到耳朵。重複 3 次。

Step 21

重複步驟 6，輕柔地按摩整張臉，指尖先從下巴滑動到耳朵，再從臉頰滑動到耳朵，最後從額頭滑動到耳朵。重複 3 次。

Step 22

重複步驟 15，用指尖以波浪狀的路徑，由太陽穴向下按摩至耳朵；再由耳朵後側，往下按摩至頸部和鎖骨。

Step 23

重複步驟 3 的「史巴克」手法。

Step 24

用指尖，按摩唇周。以「畫倒 C」的手法，輕柔地從唇部按到耳朵。

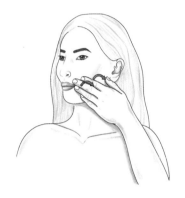

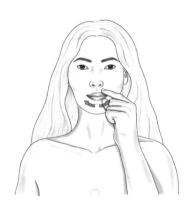

Step 25

用右手的大拇指和食指，輕輕捏住右側嘴唇的上、下方。順著嘴唇的邊界，從唇心按到唇角，重複 3 次。然後換左側，同樣重複 3 次。

Step 26

重複步驟 20，但這次改用掌根按摩下顎線。以「畫倒 C」或「畫彩虹」的手法，從下巴按到耳朵。重複 3 次。

Step 27

重複步驟 6，輕柔地按摩整張臉，指尖先從下巴滑動到耳朵，再從臉頰滑動到耳朵，最後從額頭滑動到耳朵，然後指尖順著脖子向下滑至鎖骨。重複 3 次。

Step 28

重複步驟 4，按摩顱骨底部的枕骨脊。然後雙手置於耳後，順著脖子輕柔地往下滑動。

Step 29

重複步驟 3 的「史巴克」手法。

Step 30

重複步驟 2，按摩頸部。

Step 31

重複步驟 5，活絡領口淋巴區。

Step 32

重複步驟 1，活絡位在頸部根部的左、右鎖骨上淋巴結 3 次。

Step 33

雙掌用力互相摩擦，等它們一變熱，就敷在眼睛上，持續 10 秒鐘。這段期間請保持深呼吸。時間到了之後，請將手掌壓向顴骨。

Step 34

如果你有皮膚長期冒痘或發炎的狀況，我會建議你，搭配第 136 頁的「腹部按摩」，同步排除你腸道的問題，因為你皮膚的狀況或許是腸道的問題所致。

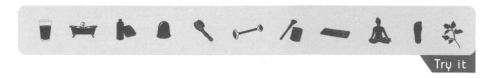

Try it

改善橘皮組織

脂肪細胞受困於緊鄰皮膚表層的結締組織時，就會造成橘皮組織。困於結締組織的脂肪細胞會破壞該處結締組織的纖維、造成毒素堆積，進而導致該處皮膚的彈性變差，使得其下方的脂肪一團一團的浮於皮膚表面。那些脂肪團塊或沉積物會硬化，並沾黏在結締組織，或者說筋膜上。這會演變成一種惡性循環，因為堆積的脂肪會使循環變差，變差的循環又會使膚況產生變化。也就是說，一旦皮膚下方的結締組織和脂肪層之間的關係受到破壞，皮膚表面就會出現不討喜的凹陷和腫塊。

橘皮組織多半出現在臀部、腹部、髖部、大腿和手臂等部位。分為以下三級：

- **第一級，輕度。**一般所指的橘皮組織都屬於這個等級。這個階段的皮膚看起來可能鬆鬆垮垮的，但不會因為觸碰感到疼痛。如果你用指尖按壓這塊皮膚，會看見皮膚淺淺的凹陷。這個時候最容易靠按摩改善。
- **第二級，中度。**這個階段的結締組織會沾黏在皮膚上，該處也會因為循環不佳出現水腫的情況，並堆積更多脂肪。如果你用指尖按壓這塊皮膚，會看見皮膚凹陷的更深，可能還會因為觸碰感到疼痛。
- **第三級，重度。**通常，這個階段的橘皮組織摸起來很硬，一碰就痛，而且常常不用按壓就可以看到皮膚凹凸不平，貌似「床墊」的紋路。此時，該處皮膚下方的體液流動會受到嚴重的限制。橘皮組織漸漸纖維化後，要改善它就必須花更長的時間。

不管你是胖是瘦，或是體重波動的幅度有多大，都可能出現橘皮組織。激素波動、懷孕、遺傳、壓力（它會使周邊的結締組織和肌肉收縮，破壞該處的循環和排放體液的能力），以及消化不良也會使橘皮組織找上門。另外，你身上的橘皮組織數量也可能隨著你的飲食和運動習慣變化。

不過，有些患有「脂肪水腫」（lipedema）的人，就算好好吃飯和規律運動，身上的橘皮組織也不會有太大的變化。一般認為，脂肪水腫跟遺傳有關，因為通常這類患者的家人都會有這個問題。由於目前醫學界還不清楚這項病症的底細，所以有這個病症的人往往無法從醫師身上得到幫助。但淋巴水腫療法有針對脂肪水腫的客戶，設計一套方法，幫助他們改善這方面的困擾。如果你就是深受脂肪水腫所苦的人，請參閱第 322 頁的「相關資源」。我鼓勵你找一位主治脂肪水腫的淋巴水腫治療師，讓他協助你面對這個病症。

鬆垮、凹陷的皮膚和令人不舒服的體重上升，都是淋巴液停滯不動的跡象。長期執行這組按摩可以改善橘皮組織的外觀，幫助該處肌膚找回健康的微循環，使該處的血液循環和淋巴循環同步提升。這不是一個立即見效的方法，但絕對能讓你看見成效。對許多人而言，橘皮組織是個既惹人厭，又難以擺脫的東西，有八、九成的女性身上，多多少少都有些橘皮組織。自我淋巴按摩不僅可以減輕橘皮組織對你的影響，還可以增進該處淋巴的流動。

在脂肪堆積在特定組織和淋巴系統的情況下，利用自我淋巴按摩提升該處的排毒能力，有助沖去困於此處的毒素、改善膚況。除此之外，搭配每日乾刷和淋巴拔罐（請見第 297 頁的「淋巴拔罐要怎麼做」）的淋巴療法，還有減少乳製品和麩質的攝取量、提升水分和蔬菜的攝取量，以及規律運動，都能讓你的排毒能力更上一層樓。運動方面，等長

肌力訓練對改善橘皮組織的幫助特別大，尤其是在腹部、腿部和臀部這些部位，它會一邊收緊你的肌肉，一邊燃燒脂肪。我也很愛用含有咖啡因的磨砂膏和美體油，因為咖啡因可以暫時性地將肌膚表層的脂肪細胞脫水，只不過這個效果只能持續幾個小時。

　　這組按摩會先用輕柔的撫觸清掃淋巴結和淋巴管路裡的毒素，再用力道比較重的手技對付頑強的脂肪組織。若你想讓這組按摩發揮最好的成效，我建議你搭配第 231 頁的「四肢疼痛：下肢」。

小叮嚀　在做這組按摩的時候，你或許會想要擦一些美體油。含有咖啡因和／或亞麻籽油的產品是你的最佳選擇，大多數販售護膚產品的商家都有這類商品。

❖ 淋巴按摩步驟

Step 1

舒服的坐著，用幾個腹式深呼吸做開場（此舉可以提升你淋巴系統的吸收和運輸能力）。雙手置於腹部，深深吸一大口氣，讓肚子像吹氣球一樣鼓起、貼向雙手。吐氣時，放鬆腹部。重複 10 次。

Step 2

一手放在腹部，一手放在心臟。腦中想著胸管的畫面，它會從腹部延伸至心臟。吸氣時，想像胸管就像一棵大樹，由肚臍順著身體的中線向上生長，它的枝枒會蔓延到你的肺臟和心臟；吐氣時，則想像這棵樹上的葉子隨風搖曳。重複 10 次。

$\mathcal{S}tep\ 3$

活絡腹股溝淋巴結：
雙手放在大腿內側的
根部，以畫 C 手法，
朝大腿前側根部的皺
褶處向上推撫，重複
10 次。接著以相同的
方式推撫大腿外側。

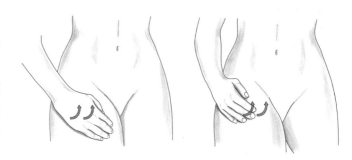

$\mathcal{S}tep\ 4$

抬腿，每腿各抬 6 下。這個動作可以活絡腹股溝淋巴結。

$\mathcal{S}tep\ 5$

用雙手或單手按摩大腿。

1. 大腿外側：以「畫疊 C」手法從膝蓋外側，沿著大腿外側向上按摩至腹股溝
   淋巴結。重複 10 次。

2. 大腿前側：以「畫疊 C」手法從膝蓋中心，沿著大腿中線向上按摩至腹股溝
   淋巴結。重複 10 次。

3. 大腿內側：以「畫疊 C」手法從膝蓋內側，沿著大腿向上按摩至大腿內側根
   部。重複 10 次。

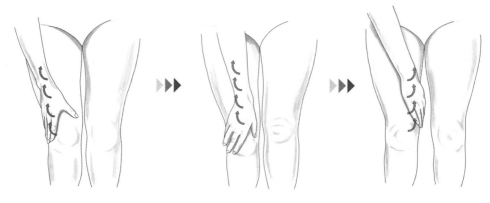

4. 大腿後側：屈腿，這樣你就能摸到大腿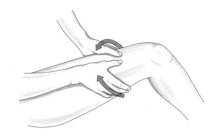
   後側。用雙手把大腿後肌至大腿前側的
   液體掃向腹股溝淋巴結，重複 10 次。然
   後按壓腹股溝淋巴結 3 下，再次活絡它
   們抽吸液體的能力。

Step 6

對另一條大腿重複步驟 5。

Step 7

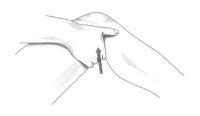

按摩膝蓋。

1. 手掌置於膝蓋下方。直接向上按壓膝蓋後側，
   膝後窩淋巴結就位在此處。重複 10 次。

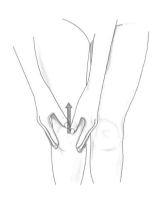

2. 雙手分別置於膝蓋骨兩側。抓住膝蓋兩側的皮膚，
   以畫 C 手法向上按摩膝蓋兩側。重複 10 次。

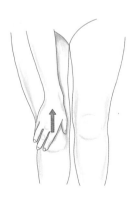

3. 把手置於膝蓋骨上方，將
   此處的肌膚往上推到膝蓋
   上方。重複 10 次。

Step 8

對另一條腿的膝蓋重複步驟 7。

現在你已經活絡了這個部位的淋巴流動，可以開始針對橘皮組織做後續的按
摩。接下來這些按摩的力道會比一般淋巴按摩的力道大，因為此刻你要按壓的
對象是脂肪層。

Step 9

找到有橘皮組織的區塊，抹一些美體油在上面。接著，用指尖捏起這個區塊的一小塊皮膚，用大於自我淋巴按摩的力道，把皮膚向上拉提，然後一放一拉的把這塊皮膚往上滾動到腹股溝淋巴結。這個手法是對付橘皮組織的密技，可以拉提和滾動肌膚。重複 10 次。在附近尋找下一個有橘皮組織的區塊，繼續以上述方式，將該處肌膚朝腹股溝淋巴結拉提和滾動。

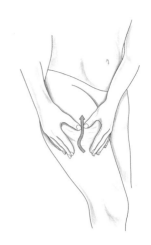

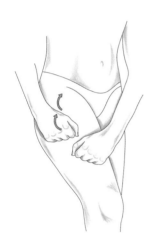

Step 10

用指關節按摩橘皮組織：雙手鬆鬆的握拳，置於橘皮組織上方。用指關節以畫疊 C 手法，將此處的皮膚往腹股溝淋巴結推。重複 10 次。

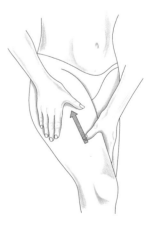

Step 11

揉捏肌膚。雙手沿著三條不同的縱線，以揉麵團的方式揉捏皮膚，重複揉捏每條縱線 10 次。由於女性的橘皮組織會呈縱向排列，所以揉捏時，要縱向、朝著腹股溝淋巴結的方向進行。

Step 12

指旋肌膚：用大拇指或任何一隻手指，小範圍的旋轉、推撫肌膚，就像是你要撫平一張皺巴巴的紙那樣。這個動作可能會有點痛，或是不舒服，因為此刻你的目標是瓦解堆積在皮下的脂肪，所以按壓的力道也會比一般的淋巴按摩稍微重一些。請留意你皮膚在觸感和顏色上的變化，不要把自己按到瘀青。由於你的按壓會為該處帶來較多的血液，所以皮膚的顏色可能也會隨著你的動作出現短暫的變化。然而，如果你注意到，皮膚在你離手時沒有立刻回歸原本的顏色，就該放緩動作、休息片刻，待皮膚回歸原本的顏色後再繼續按壓。

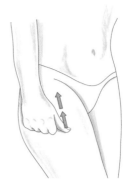

Step 13

重複步驟 5，分別按摩兩條大腿。

Step 14

重複步驟 7，分別按摩兩條腿的膝蓋。先按膝蓋的後側，再把膝蓋兩側和前側的皮膚往上、朝大腿的方向拉提。

Step 15

重複步驟 3，活絡腹股溝淋巴結。

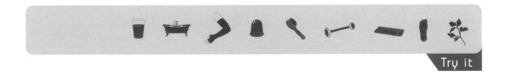

緊實腰腹線條

　　說到緊實腰腹，我總要大家掌握「三大訣竅」，即：飲食、按摩和運動。我們在第一章和第二章就說過，淋巴系統能幫助身體維持體液的平衡，並吸收腸道中的多餘油脂。雖然大家都知道淋巴按摩對縮減腰圍很有幫助，可是想要減去超重的體重，除了淋巴按摩，你還需要做一些運動，提升淋巴的循環（第 314 到 320 頁有列出這些運動）。隨時補充水分也是非常重要的事情，因為它能增進淋巴網絡排除廢物的效率。飲食方面，你可以參閱第 279 到 282 頁列出的「有益健康的食物」和第 283 頁列出的「少碰為妙的食物」，幫助你維持緊實的腰腹線條。

　　最後，我建議你常常按摩腹部，一週至少三到四次。這不但能促進內臟的蠕動、維持排便的順暢，還能化開緊繃的結締組織、清除淤積體內多時的廢物。只要照顧好淋巴系統，它就會透過上述的方式讓你的腰圍小個幾吋。

　　我也推薦你，有空多做做第 136 頁的「腹部按摩」。

整頓你的內在小宇宙

平息焦慮

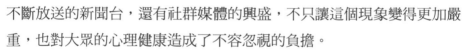

　　現代人多半都有程度不一的焦慮感。身處在這個高壓的世界，每天我們都要面對各種挑戰，想方設法去達成世俗要求的生產力，而這樣不停追求人生成就的生活模式，也讓許多人陷入了長期焦慮的困境，老是揣度著自己有沒有把事情「做到位」。研究顯示，全年無休、24 小時不斷放送的新聞台，還有社群媒體的興盛，不只讓這個現象變得更加嚴重，也對大眾的心理健康造成了不容忽視的負擔。

　　在臨床上，我每天都會看見形形色色的人用不同的方式表現出他們的焦慮，也會看見這些焦慮在他們身上引發的各種發炎反應。我鼓勵你好好檢視自己的生活，看看令你感到焦慮的內、外在因素有哪些。然後想想，這當中有哪些部分是你可以放下的？因為它們只會讓你瞎操心，引發不必要的壓力。在減輕焦慮感這一塊，花點時間坦誠的自我評估目前所承受的壓力，就跟自我按摩一樣重要。我也推薦你去做第 209 頁介紹的冥想技巧，因為研究已經證實，冥想是一種有助安定身心、降低焦慮感的作為。

焦慮會影響我們生理健康的其中一個原因，是它會大大改變我們呼吸的方式。我們在緊張或不舒服的時候，多半會不自覺地呼吸急促或屏氣。於是，這股壓力就會在你毫無意識的情況下，使你的肩部、胸部、肋骨和橫膈肌漸漸緊繃，從而影響肺部、甚至是消化系統的運作。同樣的，你或許也會有種「喉嚨被鎖住」的感覺，出現暫時無法大聲說話，或是說不出話的症狀。上述的這些影響都會加重你的焦慮感，使你落入健康狀態每況愈下的惡性循環。由於呼吸是推動淋巴循環的重要動力之一，所以這組按摩會帶入腹式呼吸，幫助你打開胸骨處的呼吸道，將更多的氧氣帶進你的肺臟。

這組按摩也會活絡你的太陽神經叢輪（第三脈輪，對應你的自尊感和掌控力），它就位在胸腺附近。胸腺是人體重要的淋巴器官，也是使 T 細胞成熟、具備抗病能力的地方。整體來說，你能透過這組按摩活絡淋巴循環、化瘀解鬱、鎮定中樞神經系統，並讓自己的心思沉澱、鎮定下來，不再心煩意亂。

❖ 淋巴按摩步驟

Step 1

舒服的坐著，活絡位在你鎖骨上方、頸部根部的左、右鎖骨上淋巴結。以畫 J 手法，先將大拇指以外的四指指尖，順著頸部向下滑動，輕輕壓入鎖骨上方的凹陷處；接著，雙手再順著鎖骨、往肩膀兩側的方向滑動。重複10 次。

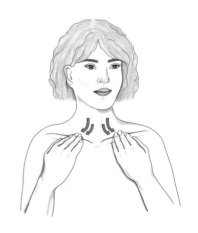

Step 2

活絡腋窩的腋淋巴結。此步驟分為三個階段：

1. 手放在腋下，食指輕輕地貼著腋窩，然後往上規律地按壓它。按壓 10 下。

2. 手往下移到身側，這個區塊有乳房組織，是引流淋巴的重點部位。用手掌的力量，以畫 C 的方式將該處的皮膚往上推至腋窩。重複 10 次。

3. 舉起手臂，把手放在腋窩，然後往下規律按壓它。按壓 10 下後，放下手臂。

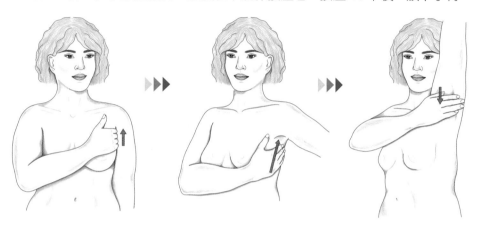

Step 3

對另一側的腋窩重複步驟 2。

Step 4

活絡領口淋巴區：雙手置於肩上，手肘直直指向前方。吸氣，然後吐氣時將手肘往下沉，指尖不要離開肩膀。重複 5 次。此舉不僅能將你頸部後側的淋巴液導向鎖骨上方，還能放鬆斜方肌。在你感到焦慮和憂心的時候，斜方肌會變得緊繃。

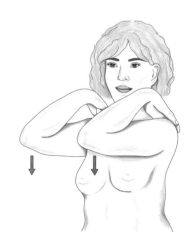

Step 5

把右手手掌放在左側乳房的上緣，指尖對著
腋下。以畫 C 手法，朝著左側腋下的方向，
輕柔按摩乳房的上方。重複 5 次。

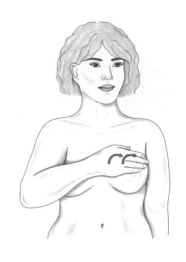

Step 6

以步驟 5 的模式，按摩右側乳房。

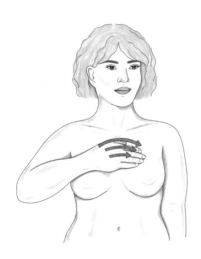

Step 7

把一手的掌心放在胸口的胸骨上。以畫彩虹手
法，在心、肺的區塊畫上一道道猶如彩虹的軌
跡。緩慢、深沉地呼吸，吸氣時從一默數到三，
吐氣時再從三默數到一。每次吸氣，你都會感
覺到胸部挺起、貼向手掌；吐氣時，則會感覺
到胸部自然放鬆。至少重複 3 次，但有需要的
話，你也可視自身需求，多做幾次，好好放鬆
此處的緊繃感。

Step 8

把雙手的指尖置於胸骨兩側的肋間凹槽，幫
助你呼吸的肋間肌就位在這個區塊。用非常
輕柔的力道規律按壓此處 10 下。由於你按
壓此處的目的，只是要活絡皮膚下方的體
液，所以千萬不要猛力按壓。

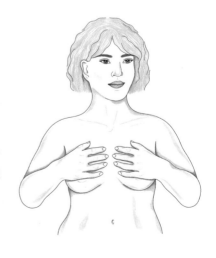

Step 9

重複步驟 7，把一手的掌心放在胸口的胸骨上。以畫彩虹手法，在胸口畫上一道道猶如彩虹的軌跡。前後晃動身體，此舉可以模擬淋巴系統在疏通液體時產生的波浪狀律動，讓你對當下的狀態感到比較舒服。重複 5 次。

Step 10

重複步驟 5 和步驟 6。以畫 C 手法，朝著腋下的方向，分別按摩兩側乳房。

Step 11

腹式呼吸：雙手置於腹部，深深吸一大口氣。每次吸氣，都讓肚子像吹氣球一樣鼓起、貼向雙手；吐氣時，則讓肚子漸漸消風、放鬆。重複 5 次。這個步驟可以推動下半身淋巴液的流動，促進副交感神經系統的休息和消化反應，使身體開始療癒自己。

Step 12

一手放在腹部，一手放在心臟。腦中想著從腹部到心臟之間，有好幾個能量的輪盤在流轉。吸氣時，先想著你的氣來到了位在肚臍下方的第二脈輪，該處流轉著橙色的能量。接著，將這股氣往上提到肺部，來到位在胸骨附近的第三脈輪，想向該處散發著猶如陽光般的黃色光芒。等到你的氣來到位在心臟的第四脈輪時，則想像鮮綠的能量盈滿整個胸腔。吐氣時，讓腹部漸漸放鬆。重複 3 次。你吸氣時的氣體流動路線，就是胸管將淋巴液帶回血液循環的路徑。只要你有需要，隨時都可以用這套力量強大的呼吸方式，幫助自己釋放焦慮，回歸比較平靜的狀態。

Step 13

仍然保持一手放在腹部，一手放在心臟的姿勢。一邊用畫 C 手法按摩心臟，一邊深呼吸。吸氣時，把氣深深吸到肚子裡；吐氣時，用力發出「嘿」的聲音。這樣的發聲方式，有助平衡位在肚臍下方到心臟之間的身體能量中心。重複 5次。

Step 14

用指尖輕輕地敲擊胸骨，想像這些敲擊的聲響都會一一落入細胞。使 T 細胞成熟的胸腺就在此處，你心臟的上方。胸腺會儲存未成熟的白血球，並活化 T 細胞，使它們引發有助摧毀受感染和有害細胞（包括癌細胞）的免疫反應。敲擊胸骨時，請想著胸腺對你的各種好處。

Step 15

重複步驟 2 和步驟 3，活絡腋窩的腋淋巴結 3 次。

Step 16

重複步驟 4，活絡領口淋巴區。

Step 17

伸展頸部，釋放緊繃感。直視前方，右耳倒向右肩，保持這個姿勢，吸氣和吐氣 3 次。然後換左邊，重複上述動作。

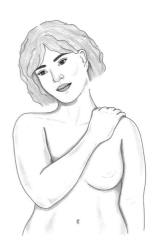

Step 18

以畫圓的方式，將頭緩緩地順時鐘和逆時鐘轉動，各 3 圈。（假如你容易眩暈，可以跳過這個步驟。）

Step 19

提肩：把肩膀往耳朵的方向提起。吸氣，屏息 3 秒，然後吐氣，放鬆肩膀。重複 3 次。

Step 20

輕柔地按摩整張臉，手指先從臉頰滑動到耳朵，再從下巴滑動到耳朵，最後從鼻樑滑動到額頭、往耳朵的方向帶出去。重複 3 次。

Step 21

用指尖按摩整個頭皮，就像洗頭那樣。按摩的時間要夠你唱完一首生日快樂歌。

Step 22

雙手指尖置於顱骨底部，緊鄰「枕骨脊」。接著用瀑布從山頭流下那樣的形勢，將指尖由枕骨脊順著脖子輕柔地往下滑動。重複 10 次。

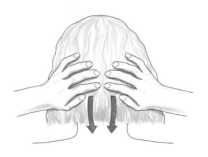

Step 23

雙手輕柔地從頸部前側，滑動到兩側鎖骨上方的淋巴結。重複 5 次，搭配 2 次吞嚥動作。

Step 24

雙掌用力互相摩擦，等它們一變熱，就敷在眼睛上，持續幾秒鐘。這段期間請保持深呼吸，並想像縈繞你頭頂的紫羅蘭色能量，一路往下延伸至你的趾尖。放鬆你的額頭、雙眼、臉部還有喉嚨。睜開眼睛時，請將掌根順著顴骨的輪廓，往耳朵的方向按壓。

Step 25

重複步驟 4，活絡領口淋巴區。

Step 26

重複步驟 2 和步驟 3，活絡腋窩的腋淋巴結 3 次。

Step 27

重複步驟 1，活絡位在頸部根部的左、右鎖骨上淋巴結。

Step 28

做 2 次吞嚥動作。雙手放在大腿上，微笑。檢視身體的狀況，看看此刻你有什麼樣的感受。

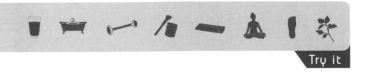

提振活力和思緒清晰度

活力

　　大家來找我看診時，我一定會了解他們有什麼樣的感受，並請他們用一到十來為自己的活力狀態打分數。很多時候，他們都會說出小於五的數字，他們覺得自己精疲力盡、身心俱疲。有些人還覺得自己累到不能運動，甚至是累到無法去想運動這件事，即便他們知道運動能為他們帶來更多活力。

　　何謂活力，我們又能夠在哪些地方感受到它的存在？你有活力的時候會感覺到它嗎？還是只會在沒活力的時候，意識到它對你的影響？我可以告訴你，一旦你開始照顧自己的淋巴，你的活力就會有所變化。更重要的是，大家都能夠立刻注意到這樣的轉變。我的許多客戶就表示，他們覺得自己變得比較「輕盈」和「清爽」，身上的疼痛感也減輕了。不過有時候他們則會感受到排毒帶來的一些不適感，例如有點頭暈目眩和非常疲累，如果你有做過三日排毒飲食時，可能也會出現類似的感覺。在剛開始排除組織內淤積多時的毒素時，這樣的感覺很常見。

　　為了提振你體內凝滯的活力，還有增加淋巴的流動，這組按摩穿插了一些簡單的運動。如果你針灸過，就知道中醫是以「氣」這套理論為基礎。氣是一股「在萬物體內流動的能量」，我們的體內也有氣在某些經絡中流動。針灸就是透過把針插入這些經絡，帶動氣的流動，此舉就跟自我淋巴按摩透過清除堆積在組織間隙的毒素，帶動體液的流動有異曲同工之妙。這組按摩會帶動你體內凝滯的能量、清除組織間的各種廢物，讓它們不再扯你的後腿，使你提不起勁或無法處在最佳狀態。

　　提振活力最快的方法，就是活絡你全身的「排水孔」──聚集在頸

部、腋下、胸腺、腹部和腹股溝的淋巴結。因此,這組按摩結合了一些來自氣功(類似太極,活動的方式緩慢、專注,且重視呼吸)和瑜伽的動作,幫助你全面活絡這些聚集在身體樞紐或關節的淋巴結。在這樣全面性的沖洗體內的毒素後,你不僅會感受到活力有所提升,就連思緒都會恢復清晰。

思緒清晰度

你曾經忘了去做什麼重要的事嗎?像是參加會議或是打電話,即使你已事先把它們寫在行事曆上。或者是,曾經很難想起一些對話的細節?不曉得自己把鑰匙放到哪裡去?腦霧就是會從諸如此類的小地方干擾你的生活,同時,它也會屏蔽你的判斷力,讓你很難做出決定或採取合宜的行動。

要揪出腦霧的成因通常不太容易,因為它牽扯到太多層面,包括飲食不佳、睡眠不足、藥物、激素失衡或心理健康等因素。假如你曾以「媽媽腦」、「化療腦」、「失眠腦」、「無咖啡因腦」、「多工腦」、「選擇性聆聽腦」或「新冠腦」之類的詞語形容自己混沌的大腦,那麼你一定要試試這組按摩。

誠如我們在第二章提過的,膠淋巴系統有助引流大腦中的廢物,而這組按摩就會活絡到它,幫助你移除淤積腦中的廢物,讓你的思緒和活力不受它們干擾。另一方面,由於這組按摩會針對頭部、頸部、下顎和呼吸做調整,所以它引發的淋巴波動對釋放臉部的緊繃,還有促進全身體液的吸收和再循環都非常有幫助。

❖ 淋巴按摩步驟

Step 1

舒服的坐著或站著，活絡位在你鎖骨上方、頸部根部的左、右鎖骨上淋巴結。以畫 J 手法，先將大拇指以外的四指指尖，順著頸部向下滑動，輕輕壓入鎖骨上方的凹陷處；接著，雙手再順著鎖骨、往肩膀兩側的方向滑動。重複 10 次。

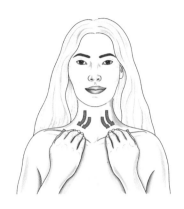

Step 2

按摩「頸部」，頸部按摩分為三個階段：

1. 雙掌置於頸部根部，貼著肌膚朝鎖骨的方向滑動，輕柔地將此段肌膚向下拉伸。重複 10 次。

2. 雙手置於頸部兩側，位置略高於步驟 1，小指貼於耳後的凹槽，指尖斜指著耳朵。利用掌心的力量，將這個部位的肌膚順著脖子往下拉伸。重複 5 次。

3. 雙手置於耳後，順著頸部，輕輕往下滑動。重複 5 次。搭配 1 次吞嚥動作。

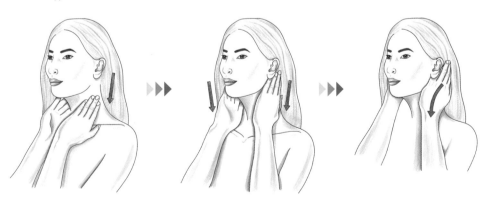

Step 3

用「史巴克」手法按摩耳周：比出中指和無名指分開的手勢。把中指和食指放在耳朵後面的軟骨凹槽，無名指和小指放在耳朵前面。以畫C的方式，往後方和下方輕柔地按摩耳周。重複 10 次。這個手法能活絡你耳朵前、後的淋巴結，但你的動作要帶有律動。搭配 1 次吞嚥動作。

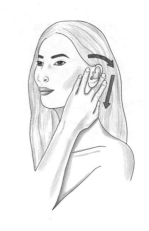

Step 4

輕柔地按摩整張臉，雙手先從下巴滑動到耳朵，再從臉頰滑動到耳朵，最後從額頭滑動到耳朵。

Step 5

雙手指尖置於顱骨底部，緊鄰「枕骨脊」。接著用瀑布從山頭流下那樣的形勢，將指尖由枕骨脊順著脖子輕柔地往下滑動。重複 10 次。

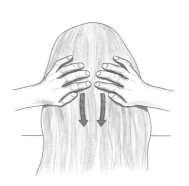

Step 6

用指尖按摩整個頭皮，就像洗頭那樣。由頭皮的前側一路按到後側，再往下按到頸部後側，以活絡腦中的膠淋巴系統。

Step 7

活絡領口淋巴區：雙手置於肩上，手肘直直指向前方。吸氣，然後吐氣時將手肘往下沉，指尖不要離開肩膀。重複 5 次。這能將你頸部後側的淋巴液導向鎖骨上方。

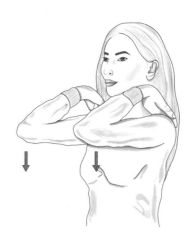

Step 8

活絡腋淋巴結：手放在腋下，食指輕輕地貼著腋窩，
然後往上規律地按壓它。按壓 10 下。

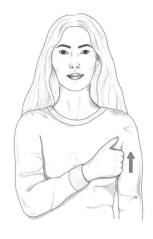

Step 9

對另一側的腋窩重複步驟 8。

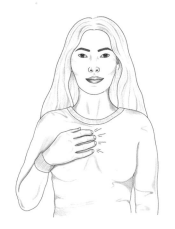

Step 10

敲擊胸腺：把一手的掌心放在胸上，指尖輕輕
敲擊位在胸骨的胸腺。乳房裡有一部分的液體
會排入此處的乳腺淋巴結。胸腺也是活化 T
細胞，使 T 細胞成熟、對抗感染的地方。重
複 10 次。

Step 11

腹式呼吸：雙手置於腹部，深深吸一大口氣。每次吸氣，都讓肚子像吹氣球一
樣鼓起、貼向雙手；吐氣時，則讓肚子漸漸消風、放鬆。重複 5 次。這個步驟
可以活絡乳糜池和胸管，帶動下半身淋巴液的流動。

Step 12

活絡腹股溝淋巴結：手放在右大腿前側根部的
皺褶處，腹股溝淋巴結就在這個位置。抬腿 6
下，再以畫 C 手法，朝大腿前側根部的皺褶
處向上推撫，重複 5 次。

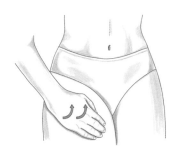

Step 13

對另一條大腿重複步驟 12。

Step 14

如果你坐著,請站起來,伸展頸部。把右耳倒向右肩,保持這個動作伸展 10
秒鐘。伸展期間,請深深地吸氣和吐氣。然後換邊,伸展另一側的頸部。每側
各做 2 次。這個簡單的動作能釋放喉輪的部分壓力。

Step 15

將脖子緩緩地順時鐘和逆時鐘轉動,各 5 圈。假如你容易眩暈,可以跳過這個
步驟。

Step 16

提肩:把肩膀往耳朵的方向提起。吸氣,屏息 3 秒,然後吐氣,放鬆肩膀。重
複 5 次。

Step 17

扭轉身體:雙手放在肩上,呼吸時,身體往左、
右扭轉,雙手不要離肩。重複 10 次。此舉是讓
能量流往心臟和太陽神經叢輪的好方法。

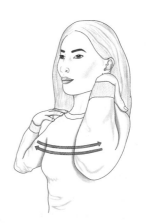

Step 18

微微屈膝，雙肘在臉前併攏。如果你的手肘無法靠在一起，有點分開，也沒有關係。吸氣時，往上看，將屈肘的手臂盡可能向身體兩側伸展，臀部向後推。吐氣時，收肘，髖部往前捲，把臀部帶回身體的中心，目光往下看向手肘。逐漸加快這套動作的速度，讓自己快速地前、後擺動（這跟瑜伽的貓牛式有點類似，只是你是站著做這套動作）。快速重複 20 次。這個步驟可以活動到骨盆底和海底輪。

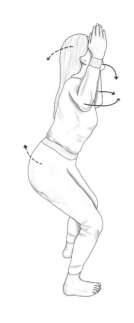

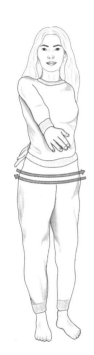

Step 19

雙臂放鬆，身體往左、右側來回扭轉，讓雙臂隨著扭轉的動作前、後擺盪，就像神力女超人那樣。擺盪雙臂時，手往後擺的位置要達到肩、腰、髖這三點的高度。重複 20 次。

Step 20

雙手放在髖部，用髖部順時鐘和逆時鐘的畫圈，各 10 圈。

Step 21

屈膝，雙手輕輕握拳，用手背輕輕敲擊下背部的腎臟。這個步驟可以活絡和喚醒腎臟和腎上腺。重複 20 次。

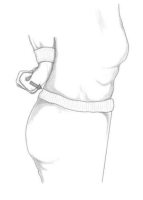

Step 22

雙手置膝，用膝蓋順時鐘和逆時鐘的畫圈，各 10 圈。

Step 23

抬頭挺胸的站著。先將雙臂往兩側平舉，再將它們往天空的方向高舉過頭。在雙掌於頭頂相觸前，請想像你正在聚攏新的能量和生命力。然後將雙手以祈禱或合十的姿勢，帶往心臟。重複 5 次。

Step 24

雙掌用力互相摩擦，等它們一變熱，就敷在眼睛上，並深呼吸。敷完眼睛後，請將手掌壓向顴骨。

Step 25

微笑。深深吸入一口氣，吐氣時，面帶微笑的發出「哈」的聲音，就像你在大笑那樣，至少重複 5 次。這個步驟會活絡內臟的運作，所以你想笑多久都可以！

小叮嚀　我沒什麼時間的時候，多半只會做這組按摩裡的幾個氣功和瑜伽動作。如果你有時間上的壓力，可以跳過前面幾個「活絡排水孔」的步驟。不過，假如你有時間完成這組按摩的所有步驟，你會注意到自己的活力出現很大的轉變，思緒清晰度也會大幅提升。

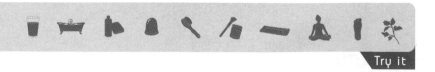

Try it

擺脫宿醉

擺脫宿醉的方式百百種。學術論文和民間習俗都記載了許多化解宿醉的好方法，而自我淋巴按摩正是這一方面的佼佼者。畢竟，化解宿醉的根本，就是要把體內多餘的毒素排出去，這本來就是淋巴系統份內的工作。在自我淋巴按摩的輔助下，淋巴系統的排毒速度會加快許多。

除此之外，你或許常聽到，流汗是擺脫宿醉的好方法。這是因為流汗有助身體排出毒素，還可以提升血液的流動速度。

喝太多的酒，消化道的健康也可能受到威脅。因為酒精會妨礙胃部殺滅有害細菌的能力，使細菌有機會進入小腸的上端。從淋巴的角度來看，過量飲酒則會導致發炎反應，因為它會破壞保護胃壁不受胃酸和酵素傷害的黏膜。這就是為什麼你喝太多杯葡萄酒或馬丁尼後，胃會開始發脹的原因。

我必須老實說，我已經親自做過這組按摩很多次，它真的有效。這組按摩融合了第108頁的「耳痛」和第115頁的「頭痛」這兩組按摩的部分步驟，還會簡短的按摩腹部。這樣專為宿醉安排的按摩步驟，能幫助你擺脫頭痛、平息發炎、恢復活力，重拾神清氣爽的感覺。另外，做完這組按摩後，請一定要補充大量水分，以利毒素的排出。瀉鹽浴也有助毒素排出，加快你擺脫宿醉的速度。

有時候我甚至會在喝下一杯晚宴酒的當下，或飲酒後的睡覺前，就先做這組按摩，避免隔天宿醉找上門。就算你是隔天才做這組按摩，仍能為你帶來很大的幫助。由於肝臟與酒精的代謝有關，而且長期飲酒也容易導致消化道發炎，所以我建議你也花點時間做第136頁的「腹部按摩」，活絡肝臟的運作，減輕它排毒的負荷。

❖ 淋巴按摩步驟

Step 1

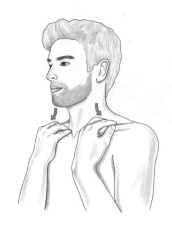

活絡位在你鎖骨上方、頸部根部的左、右鎖骨上淋巴結。以畫 J 手法，先將大拇指以外的四指指尖，順著頸部向下滑動，輕輕壓入鎖骨上方的凹陷處，接著，雙手再順著鎖骨、往肩膀兩側的方向滑動。重複 10 次。

Step 2

按摩「頸部」，頸部按摩分為三個階段：

1. 雙掌置於頸部根部，貼著肌膚朝鎖骨的方向滑動，輕柔地將此段肌膚向下拉伸。重複 10 次。

2. 雙手置於頸部兩側，位置略高於步驟 1，小指貼於耳後的凹槽，指尖斜指著耳朵。利用掌心的力量，將這個部位的肌膚順著脖子往下拉伸。重複 5 次。

3. 雙手置於耳後，順著頸部，輕輕往下滑動。重複 5 次。搭配 1 次吞嚥動作。

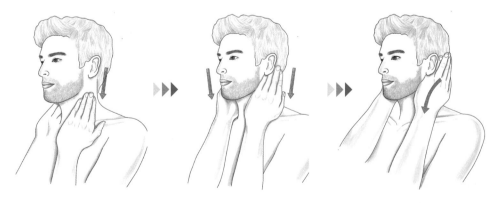

Step 3

用「史巴克」手法按摩耳周：比出中指和無名指分開的手勢。把中指和食指放在耳朵後面的軟骨凹槽，無名指和小指放在耳朵前面。以畫 C 的方式，往後方和下方輕柔地按摩耳周。重複 10 次。這個手法能活絡你耳朵前、後的淋巴結，但你的動作要帶有律動。搭配 1 次吞嚥動作。

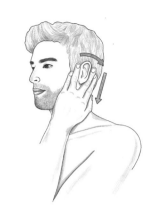

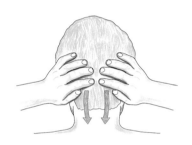

Step 4

雙手指尖置於顱骨底部，緊鄰「枕骨脊」。接著用瀑布從山頭流下那樣的形勢，將指尖由枕骨脊順著脖子輕柔地往下滑動。重複 10 次。

Step 5

活絡領口淋巴區：雙手置於肩上，手肘直直指向前方。吸氣，然後吐氣時將手肘往下沉，指尖不要離開肩膀。重複 5 次。這能將你頸部後側的淋巴液導向鎖骨上方。

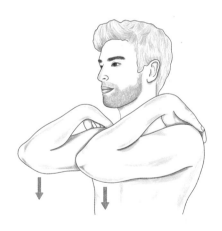

Step 6

輕柔地按摩整張臉，指尖先從下巴滑動到耳朵，再從臉頰滑動到耳朵，最後從鼻樑滑動到額頭、往耳朵的方向帶出去。重複 3 次。

Step 7

用指尖按摩整個頭皮，就像洗頭那樣。由頭皮的前側一路按到後側，再往下按到頸部後側，以活絡腦中的膠淋巴系統。

Step 8

用畫彩虹手法按摩頭皮，此套頭皮按摩分為三個階段：

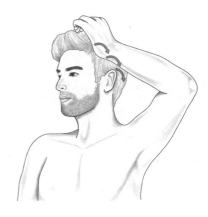

1. 右手放在頭皮中心的頭頂上，用掌根在右側頭皮畫出一道又一道的「彩虹」，一路向下畫到右耳後側為止，此舉能把這個區塊的淋巴液導向頸部後側。重複 5 次。然後換左邊，也重複 5 次。

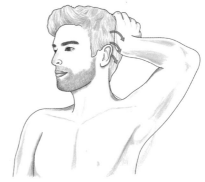

2. 右手放在比剛剛略低，靠近耳朵的位置。同樣用掌根以畫「彩虹」的方式，把這個區塊的淋巴液往下導向頸部後側。重複 5 次。然後換左邊，也重複 5 次。

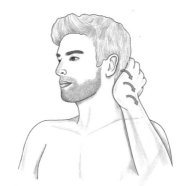

3. 雙手都放在頭上，緊貼顱骨底部的枕骨。兩隻手的掌根皆以畫 C 的方式，順著頸部後側，一路往下推撫。重複 5 次。

Step 9

雙手置於耳後，小指放在軟骨凹槽處。掌根以畫 C 的方式輕柔地往下滑動。重複 10 次。

Step 10

重複步驟 3 的「史巴克」手法。

Step 11

按摩前額。雙手先從額頭的中心輕輕滑動至耳朵，再從髮際線的中心滑動至耳朵，最後順著脖子往下滑動到鎖骨。重複 3 次。

Step 12

重複步驟 1，活絡位在頸部根部的左、右鎖骨上淋巴結。搭配 1 次吞嚥動作。

Step 13

拉展耳朵：

1. 用食指和大拇指輕捏耳垂內側的軟骨，輕輕地將耳朵向下和向外拉，讓它朝你後腦杓的方向伸展。一邊深呼吸，一邊保持這個動作 10 秒鐘。手指鬆開耳朵後，開合嘴巴 2 次，吞嚥 1 次。

2. 把食指和大拇指輕捏耳垂內側軟骨的位置上移一些，輕輕地將耳朵向下和向外拉，讓它朝你後腦杓的方向伸展。一邊深呼吸，一邊保持這個動作 10 秒鐘。手指鬆開耳朵後，開合嘴巴 2 次，吞嚥 1 次。

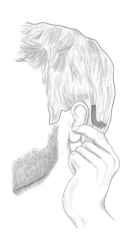

3. 持續重複上述動作，將食指和大拇指輕捏軟骨的位置一路上移，讓你耳朵的每一處軟骨都能向外、朝你頭皮的後側伸展 10 秒鐘，直至食指和大拇指來到耳朵最上端的位置。（如果你有戴耳環，請刻意避開它們。）

Step 14

重複步驟 13，拉展另一側的耳朵。

Step 15

重複步驟 8，用畫彩虹手法按摩頭皮。

Step 16

雙手先從額頭的中心輕輕滑動至耳朵，接著是眉毛到耳朵、臉頰到耳朵、下巴到耳朵。然後從耳朵往下滑動到頸部，再由頭部兩側往下滑動到頸部後側。

Step 17

重複步驟 5，活絡領口淋巴區。

Step 18

重複步驟 1，活絡位在頸部根部的左、右鎖骨上淋巴結。搭配 1 次吞嚥動作。

Step 19

用手掌以畫疊 C 手法按摩你的整個結腸：由右下側腹部往上按，橫過腹部，再由左上側腹部往下按。這個步驟對肝臟排毒，還有釋放腹部壓力很有幫助。讓你的推撫簡單卻充滿能量，充分利用掌心和手指的力量。繞著結腸，畫圓按摩整個腹部至少 10 次。

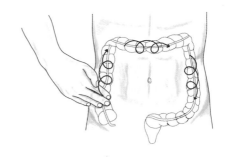

Step 20

用畫小圈的方式，繞著肚臍的周圍按摩一圈。按摩此處的力道可以稍微大一些，因為這裡屬於比較深層的淋巴網絡。假如你發現有哪個地方比較緊繃，可以多花點時間按摩那個地方。

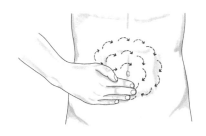

Step 21

重複步驟 19，按摩腹部。像隻發出呼嚕聲的貓咪那樣，快樂地搓揉你的肚子。期間若你發現有任何需要特別照顧的地方，都可以再回過頭去按摩它們。

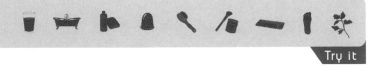

Try it

強化心肺功能

你的肺臟是個美麗的錐形器官，位在心臟的兩側，與氣管相連，從鎖骨一路延伸到第六肋骨處。肺部的淋巴液會由支氣管淋巴結和肺淋巴結接收。腹式深呼吸能活絡胸管，使胸管更有效率地將下肢和腹部的淋巴液向上送往心臟。深呼吸也能提升肺活量，並促進副交感神經系統的休息和消化反應。絕大多數需要麻醉的大手術，都會要求病人在出院前必須有穩定的肺活量（這部分院方會利用脈搏血氧機來判斷）。健康的呼吸系統能使你不受感染侵擾、為細胞補充氧氣，還能排除體內的二氧化碳。至於位在橫膈肌和骨盆之間的腰淋巴結，則負責引流骨盆腔器官和腹壁的淋巴液。

自新冠肺炎開始大流行後，眾人就更加關注維持健康肺部機能這件事的重要性。有些新冠肺炎患者在癒後，會發現他們的肺部出現明顯的疤痕；但許多染疫者在發現自己的肺臟受損前，都毫無症狀，也不曉得自己的血氧量低得危險。那些胸部曾經接受過放射療法的人（為了治療癌症），或是先前就有肺部疾病的人，在染上新冠肺炎後，肺部出現長期損傷的風險更大。另一方面，研究發現，那些染疫後還能深呼吸的患者，可以因深呼吸加快康復的速度。

如你在第二章讀到的，肺臟的淋巴引流路徑相當複雜。這組按摩能替你建立深呼吸的習慣，提升你的肺活量和體內含氧量，使推動淋巴流動的相關平滑肌得到更多的支持、維持淋巴系統的正常運作。你還會活絡到好幾組淋巴結，促進胸膜（環繞肺臟、充滿液體的囊袋）和保護呼吸道的緩衝層（降低肺臟、肋骨和胸腔之間的摩擦）的運作，它們都與引流肺臟的廢物息息相關。你讓自己胸部的流動性變得越好，液體聚積在該處的機會就越少，你發炎、沾黏和氣血凝滯的狀況也會改善越多。

由於我的母親得過肺癌，最後也因此辭世，所以我對自己的肺臟一直格外照顧，並持續修補失去母親所帶來的情感創傷。我感覺到自己快被強烈的情緒壓垮時，多半會透過中國五行理論和瑜伽來平衡我的脈輪。傳統中醫提供了一套克服生理和情緒障礙的方法，腹式深呼吸則是這套方法的基石。我把腹式深呼吸視為傳統中醫和淋巴健康的交會點。這套呼吸方式可以安定活躍的神經系統，並將身體導向一個有利修復的狀態。

在傳統中醫裡，肺臟對應的情緒是悲傷和哀慟。每當我感到憂鬱，或到了我母親的忌日或生日，我都會做第 184 頁的「強化心肺功能」按摩（還有看一部有趣的電影，因為笑對活動橫膈肌很有幫助）。它能打開心輪，卡住的心輪會影響呼吸和體態。我也在我客戶的身上發現，當你承認自己的感受，並給自己一點空間去體會和克服它們，那些痛苦就比較不容易在身上扎根。

小叮嚀 如果你目前有肺部感染的狀況，且未經治療，請千萬不要做這組按摩。為了讓這組按摩發揮最大的成效，請不要抽菸或使用電子菸等含有尼古丁的產品。

❖ 淋巴按摩步驟

Step 1

活絡位在你鎖骨上方、頸部根部的
左、右鎖骨上淋巴結。以畫 J 手
法，先將大拇指以外的四指指尖，
順著頸部向下滑動，輕輕壓入鎖骨
上方的凹陷處，接著，雙手再順著
鎖骨、往肩膀兩側的方向滑動。重
複 10 次。

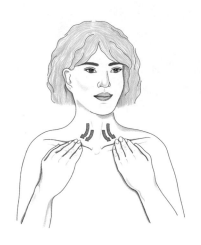

Step 2

按摩「頸部」，頸部按摩分為三個階段：

1. 雙掌置於頸部根部，貼著肌膚朝鎖骨的方向滑動，輕柔地將此段肌膚向
   下拉伸。重複 10 次。

2. 雙手置於頸部兩側，位置略高於步驟 1，小指貼於耳後的凹槽，指尖斜
   指著耳朵。利用掌心的力量，將這個部位的肌膚順著脖子往下拉伸。重
   複 5 次

3. 雙手置於耳後，順著頸部，輕輕往下滑動。重複 5 次。搭配 1 次吞嚥動
   作。

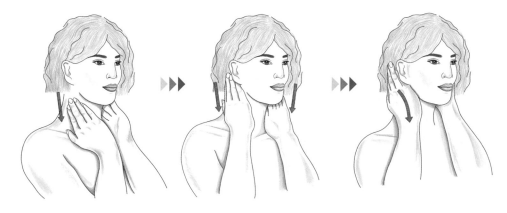

Step 3

活絡腋窩的腋淋巴結。此步驟分為三個階段：

1. 手放在腋下，食指輕輕地貼著腋窩，然後往上規律地按壓它。按壓 10 下。

2. 手往下移到身側。這個區塊有乳房組織，是引流淋巴的重點部位。用手掌的力量，以畫 C 的方式將該處的皮膚往上推至腋窩。重複 10 次。

3. 舉起手臂，把手放在腋窩，然後往下規律按壓它。按壓 10 下後，放下手臂。

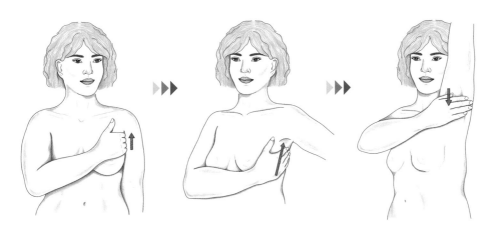

Step 4

對另一側的腋窩重複步驟 3。

Step 5

雙臂往前和往後畫大圓，各 10 圈。此舉可以活動到胸部周邊的組織。

Step 6

你身上有一部分的淋巴液會流入胸骨處
的肋間淋巴結，因此活絡位在體腔的胸
骨，能夠產生一股真空效應，帶動全身
的循環。把雙手的指尖置於胸骨兩側的
肋間凹槽，用非常輕柔的力道順著這些
凹槽規律按壓，並深深地吸氣和吐氣。
按壓時，請把注意力放在組織上，而非
肌肉上，此舉能幫助肺臟排出空氣。你
按壓此處的目的，只是要活絡皮膚下方
的體液，所以千萬不要猛力按壓。另
外，你的心輪也位在此處，請用接納和
關愛自己的態度，溫柔地對待它。重複
20 次。

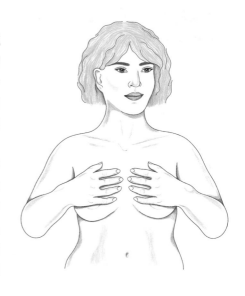

Step 7

在胸上畫彩虹：把一手的掌心放在胸口
的胸骨上，緩慢、深沉地呼吸。每次吸
氣，你都會感覺到胸部挺起、貼向手
掌；吐氣時，則會感覺到胸部自然放
鬆。以畫彩虹手法，按摩心、肺區塊。
吸氣時，想像你心中升起了一道宏偉的
彩虹；吐氣時，想像你吐出了胸中的一
朵烏雲。重複 10 次。

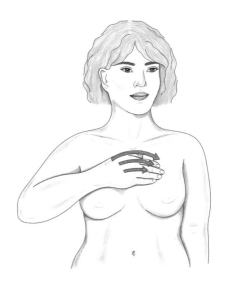

Step 8

用雙手的指尖輕輕敲擊胸骨上的肋間淋巴結。這番敲擊可以鬆動淤滯的黏液，而且聲頻療法已證實這種敲擊聲有益身體修復。敲擊時，請想像這些敲擊的聲響都會一一落入細胞。使 T 細胞成熟的胸腺就在此處，你心臟的上方。胸腺會儲存未成熟的白血球，並活化 T 細胞，使它們引發有助摧毀受感染和有害細胞（包括癌細胞）的免疫反應。乳房裡有一部分的液體，也會排入此處的乳腺淋巴結。敲擊胸骨時，請想著胸腺對你的各種好處。

Step 9

躺下。仰臥是最容易摸到肋骨的姿勢。可以的話，右手高舉過頭。我建議你在手臂下方墊一顆枕頭，這樣它就能徹底放鬆。另一隻手放在肋骨上，指尖指向腰側。你會感覺到肋骨之間的間隙，盡可能讓手指緊貼它們。以畫 C 手法，指尖斜指著腋窩，往內和往上輕柔按摩。按摩期間，請保持深呼吸。吸氣時，你會感覺到胸腔貼向你的手；吐氣時，則讓體內的空氣緩緩從嘴巴逸散。重複 10 次。

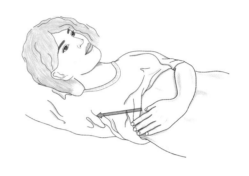

Step 10

以畫疊 C 手法按摩身側的淋巴，從腰側一路往上按到腋窩。

Step 11

重複步驟 3 和步驟 4，活絡腋窩的腋淋巴結 5 次。

Step 12

對你的另外一側，重複步驟 9 到步驟 11。

Step 13

雙手以指尖相對的手勢,放在乳房下方。你會感覺到肋骨之間的間隙,將雙手微妙地往內和往上按壓,讓此處的淋巴液朝著胸部的中心聚攏。這是引流肺部淋巴的第二條路徑。重複 10 次。

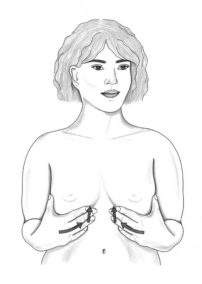

Step 14

重複步驟 7,在胸上畫彩虹。

Step 15

重複步驟 6,活絡胸骨處的肋間淋巴結。

Step 16

重複步驟 8,敲擊胸骨上的肋間淋巴結。

Step 17

腹式深呼吸。這個步驟可以坐著、站著或躺著做,不過我建議你躺著做,可讓你更為自在放鬆,拉長呼吸的時間。如果你想提升肺部獲取氧氣的能力(尤其是剛從肺部疾病康復的人),一定要好好執行這個步驟。起始姿勢,一手放在胸上,一手放在腹部。

1. 用鼻子深吸一口氣,讓腹部鼓起、貼向手掌;用嘴巴吐氣,讓肚子漸漸變軟、往脊椎的方向沉。再次吸氣,想像你的腹部因吸進的空氣染上了色彩。吐氣,感覺你身體後側漸漸放鬆,沉向身下的平面。這會活絡到太陽神經叢輪,它就位在肚臍和胸骨之間。

2. 把氣吸進軀幹的兩側。吸氣時，你應該感覺到肋骨兩側因吸入的空氣繃緊；吐氣時，則會感覺到繃緊的肋骨兩側慢慢變軟。

3. 現在吸氣時，請把吸進體內的空氣帶到更高的位置，將它們全部往胸骨的方向送。吸氣時，把這股氣從腹部往胸骨的方向推，讓身體前側挺起，你會感覺到自己的心臟和胸骨向外擴張。接著緩緩吐氣，同時放下你心中任何不必要的感受。重複 3 次。

4. 想像腹中有一顆棉球。吸氣時，讓這顆棉球飄升，行經肺臟，飄入心臟。吐氣時，用畫彩虹手法按摩胸口，想像這顆棉球隨著你的動作，下降沉回腹部。重複 5 次。

5. 深吸一口氣，吸到肩膀提起，有種空氣滿溢心臟和肺臟的感覺。接著緩緩吐氣，同時漸漸放鬆身體後側，讓它沉向你身下的平面。重複 3 次。

Step 18

重複步驟 1，活絡位在頸部根部的左、右鎖骨上淋巴結。

小叮嚀 有助心肺功能的日常活動：吃富含抗發炎食物（請見第五章的飲食、喝綠茶，以及做些尤加利精油蒸氣浴和桑拿。

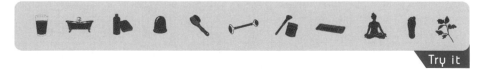

Try it

找回良好睡眠

　　有許多客戶告訴我，他們有睡眠方面的困擾。我都這樣告訴他們：只要能好好睡覺，你全身的每一項機能都有會所改善。這非常重要。

　　我們都知道自己需要睡個好覺，但又有多少人真的做到這一點？睡眠不足會引發許多症狀，例如記憶力變差、變胖、易怒、激素波動、不孕、憂鬱，以及呼吸和心臟疾病等，甚至可能導致危險的事故。良好睡眠對你的免疫健康也很重要。如我們在第二章提到的，隨著你的年紀漸增，大腦中的膠淋巴管也會越變越窄，使它越來越難清除腦中的斑塊。然而，你還是能透過充分的睡眠和淋巴引流，來提升這項有益大腦健康的排毒功能。

　　這組按摩是循著迷走神經的走向設計，這條神經是人體最大的腦神經，先從大腦行經臉部，再下行到胸部、進入腹部。它是大腦和全身器官之間的訊號傳遞者，也負責調控諸多內臟的機能（例如心跳速率、呼吸速率），甚至是某些反射動作（例如咳嗽和打噴嚏）。它是消化和神經系統迴路的一部分，把頸部、心臟、肺臟和腹部都串聯至大腦。迷走神經的英文是 vagus nerve，在拉丁語中，vagus 有「流浪者」的意思。這個美麗的意象表達出，迷走神經漫遊全身的範圍相當廣大。迷走神經也與聲帶相連，因為它會經過喉嚨的右側，所以這組按摩中才會帶有一些發聲的動作。唱歌、哼唱或吟唱，都是活絡這條神經的絕妙方法。

　　另外，迷走神經是自律神經系統的一部分，而自律神經就控制著副交感神經的休息和消化反應。藉由追蹤心跳和呼吸速率，就能了解你的迷走神經張力。我們的心跳會在吸氣時加速，吐氣時減速。當吸氣心跳速率和吐氣心跳速率之間的差異越大，就表示迷走神經張力越高。你會想要自己有比較高的迷走神經張力，因為這表示你的身體在經歷壓力

後，能比較快速地放鬆下來。呼吸能在冥想期間幫上大忙，就與這件事有關。提升迷走神經張力就是活絡迷走神經的關鍵，這樣你才能更快速地從交感神經的戰鬥或逃跑狀態，切換到副交感神經的休息和消化狀態，使心跳、血壓和消化回歸到平時的穩定狀態。如此一來，你也會比較容易入睡和一覺到天明。

這組按摩是為了幫助你進入副交感神經狀態，使你好好休息、修復和消化你每天吃進的食物和產生的情緒。暢通的淋巴循環，還有一掃毒素和廢物的組織和消化道，不只能讓你睡得更香，還能讓你的免疫系統變得更健康。

做這組按摩時，我建議你躺著。如果你有做瑜伽，或許可以用瑜伽體式的「仰臥蝴蝶式」或「有支撐的大休息式」來進行這組按摩。基本上，你只要躺下，然後在身下墊幾顆枕頭，確保你的頭有高於心臟即可。下半身的部分，你可以腳跟併攏成「蝴蝶式」，或是伸直雙腿。如果對你來說，這樣的姿勢不太舒服，或你手邊沒有好幾顆枕頭，也沒有關係。你可以直接躺平，在膝蓋下方和頭部後方各墊一顆枕頭。只要能舒服地躺著就好了！

❖ 淋巴按摩步驟

Step 1

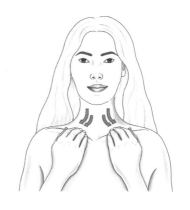

活絡位在你鎖骨上方、頸部根部的左、右鎖骨上淋巴結。以畫 J 手法，先將大拇指以外的四指指尖，順著頸部向下滑動，輕輕壓入鎖骨上方的凹陷處；接著，雙手再順著鎖骨、往肩膀兩側的方向滑動。重複 10 次。

Step 2

按摩「頸部」，頸部按摩分為三個階段：

1. 雙掌置於頸部根部，貼著肌膚朝鎖骨的方向滑動，輕柔地將此段肌膚向下拉伸。重複 10 次。

2. 雙手置於頸部兩側，位置略高於步驟 1，小指貼於耳後的凹槽，指尖斜指著耳朵。利用掌心的力量，將這個部位的肌膚順著脖子往下拉伸。重複 5 次。

3. 雙手置於耳後，順著頸部，輕輕往下滑動。重複 5 次。搭配 1 次吞嚥動作。

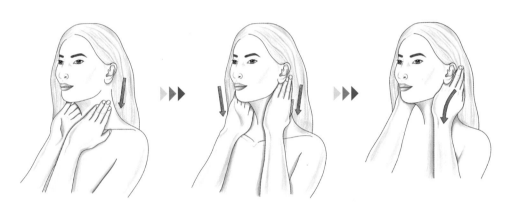

Step 3

用「史巴克」手法按摩耳周：比出中指和無名指分開的手勢。把中指和食指放在耳朵後面的軟骨凹槽，無名指和小指放在耳朵前面。以畫 C 的方式，往後方和下方輕柔地按摩耳周。重複 10 次。這個手法能活絡你耳朵前、後的淋巴結，但你的動作要帶有律動。搭配 1 次吞嚥動作。

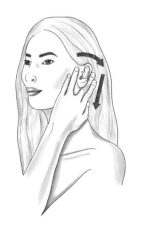

Step 4

雙手置於耳後，小指放在軟骨凹槽處。掌根以畫 C 的方式輕柔地朝頭皮的後側按摩，並順著頸部一路往下滑動。重複 10 次。

Step 5

拉展耳朵：

1. 用食指和大拇指輕捏耳垂內側的軟骨，輕柔地將耳朵向下和向外拉，讓它朝你後腦杓的方向伸展。一邊深呼吸，一邊保持這個動作 10 秒鐘。手指鬆開耳朵後，開合嘴巴 2 次，吞嚥 1 次。

2. 把食指和大拇指輕捏耳垂內側軟骨的位置上移一些，輕柔地將耳朵向下和向外拉，讓它朝你後腦杓的方向伸展。一邊深呼吸，一邊保持這個動作 10 秒鐘。手指鬆開耳朵後，開合嘴巴 2 次，吞嚥 1 次。

3. 持續重複上述動作，將食指和大拇指輕捏軟骨的位置一路上移，讓你耳朵的每一處軟骨都能向外、朝你頭皮的後側伸展 10 秒鐘，直至食指和大拇指來到耳朵最上端的位置。（如果你有戴耳環，請刻意避開它們。）

4. 食指和拇指輕捏耳朵前側、與臉頰相連，叫做「耳屏」的小突起，往臉頰的方向拉，保持這樣的動作 10 秒。收回拉扯耳屏的力道後，拉著這個小突起上、下動一動，再把它朝臉頰的方向拉一次。手指鬆開耳朵後，開合嘴巴兩次，吞嚥一次。

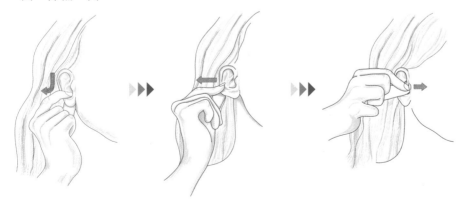

Step 6

重複步驟 5，拉展另一側的耳朵。

Step 7

重複步驟 3 的「史巴克」手法。

Step 8

雙手從耳朵後側順著頸部往下按摩，搭配 2 次吞嚥動作。由於迷走神經會行經此處的頸靜脈竇，所以這番按摩有助提升迷走神經張力。

Step 9

雙手指尖置於顱骨底部，緊鄰「枕骨脊」。接著用瀑布從山頭流下那樣的形勢，將指尖由枕骨脊順著脖子輕柔地往下滑動。重複 10 次。

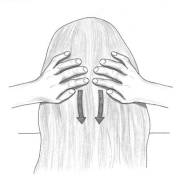

Step 10

一手放在胸上，深吸一口氣到心臟的位置；吐氣時，發出「哈」的聲音。重複 3 次。輕輕敲擊胸骨，重複 10 次。

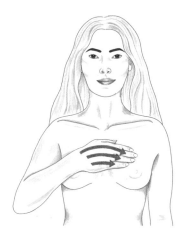

Step 11

在胸上畫彩虹：把一手的掌心放在胸口的胸骨上，緩慢、深沉地呼吸。每次吸氣，你都會感覺到胸部挺起、貼向手掌；吐氣時，則會感覺到胸部自然放鬆。以畫彩虹手法，按摩心、肺區塊。吸氣時，想像你心中升起了一道宏偉的彩虹；吐氣時，想像你吐出了胸中的一朵烏雲。重複 10 次。

Step 12

腹式深呼吸：雙手置於腹部，緩慢地深深吸一大口氣，讓肚子像吹氣球一樣鼓起、貼向雙手。吐氣時，放鬆腹部。接著把氣吸進軀幹的兩側，你的腰側。吸氣和吐氣時，你應該都會感覺到肋骨兩側隨著吸、吐空氣的動作起伏。

現在吸氣時，請把吸進體內的空氣全部往心臟的方向送。想像你最愛的花隨著你吸入的每一口氣綻放，並感覺到自己的心臟和胸骨向外擴張；吐氣時，想像這些由你肚臍冒出的花朵，在此扎根、茁壯。然後再次吸氣，想像你腹部的花田因這股空氣染上了豔麗的色彩；緩緩吐氣時，你則會看見這些花隨風起舞。重複 3 次。

Step 13

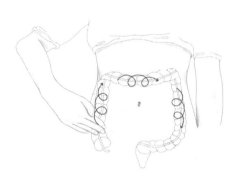

用手掌以畫疊 C 手法按摩你的整個結腸：由右下側腹部往上按，橫過腹部，再由左上側腹部往下按。按摩期間，請想像你在腹部畫上一輪又一輪的太陽和月亮。把你的肚子想成一片清朗的天空，在陽光和月光的照耀下光芒萬丈。讓你的推撫簡單卻充滿能量，充分發揮掌心和手指的力量，並仔細去感受那些在你掌下漸漸化開的組織。依循這樣的路徑，畫圓按摩整個腹部至少 10 次。

Step 14

用畫小圈的方式，繞著肚臍的周圍按摩一圈。按摩此處的力道可以稍微大一些，因為這裡屬於比較深層的淋巴網絡。假如你發現有哪個地方比較緊繃，可以多花點時間按摩那個地方。

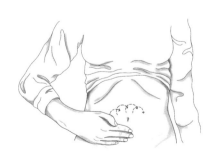

Step 15

重複步驟 13，以畫疊 C 手法按摩你的整個結腸。像隻發出呼嚕聲的貓咪那樣，快樂地搓揉你的肚子。期間若你發現有任何需要特別照顧的地方，都可以再回過頭去按摩它們。

Step 16

吸氣，讓這口氣由腹部走至心臟，再緩緩吐氣。然後「哼」三聲，微笑！

Step 17

重複步驟 1，活絡位在頸部根部的左、右鎖骨上淋巴結。

Step 18

輕柔地按摩整張臉，指尖先從下巴和臉頰滑動到耳朵，再從額頭滑動到耳朵，最後順著脖子往下帶。

Step 19

雙掌用力互相摩擦，等它們一變熱，就敷在眼睛上。這段期間請深呼吸 3 次，想像縈繞你頭頂的紫羅蘭色能量，一路往下延伸至你的趾尖，並由你的身體散射出來。敷完眼睛後，請將手掌壓向顴骨。

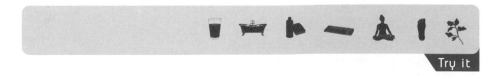

Try it

女性健康

乳房護理

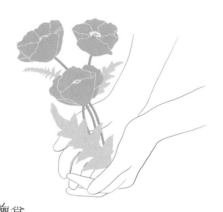

　　大部分女性都不太會碰觸自己的
乳房，除非是在哺乳或做愛的時候，
而且做愛時，碰觸你乳房的人通常是另
一半，而非你自己。我希望你能好好熟
悉自身乳房的外觀，還有乳房組織的結
構。除此之外，你大概就只有在做乳房檢查
的時候，會碰觸自己的乳房，而且你可能會覺得這些檢查很可怕！但我
希望你養成觸碰乳房的習慣，定期以充滿關愛的手法替它們按摩，此舉
不僅可以讓你隨時了解它們的狀態，還可以改善它們的淋巴循環、排除
乳房組織內的淤滯，為整個胸部創造出一個更和諧、健康的環境。

　　緊繃感常會蓄積在你的肩、頸處，但它也會蓄積在身體的其他部
位。乳房和第四脈輪（心輪）息息相關，它表達了你一部分的情感。只
要你稍微思考一下，就會明白壓力有多麼容易使你的情感狀態失序，從
而影響你的生理健康。即便你所面對的是心理上的壓力，好好照顧自己
的生理層面也會是一種很不錯的應對方式。

　　女性整個月的激素波動會使乳房出現一些難受的症狀，其中，乳房
腫脹和一碰就痛的情況特別折磨人。除此之外，還有許多外在因素會影

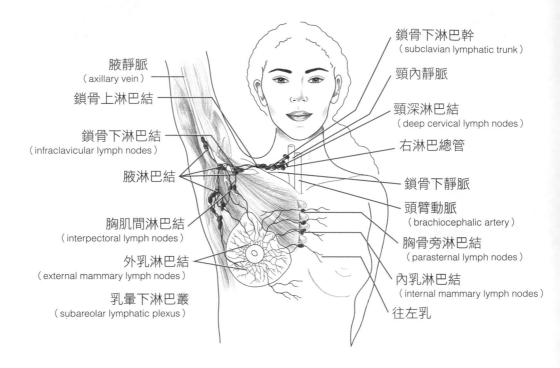

腋靜脈
（axillary vein）

鎖骨上淋巴結

鎖骨下淋巴結
（infraclavicular lymph nodes）

腋淋巴結

胸肌間淋巴結
（interpectoral lymph nodes）

外乳淋巴結
（external mammary lymph nodes）

乳暈下淋巴叢
（subareolar lymphatic plexus）

鎖骨下淋巴幹
（subclavian lymphatic trunk）

頸內靜脈

頸深淋巴結
（deep cervical lymph nodes）

右淋巴總管

鎖骨下靜脈

頭臂動脈
（brachiocephalic artery）

胸骨旁淋巴結
（parasternal lymph nodes）

內乳淋巴結
（internal mammary lymph nodes）

往左乳

響女性乳房的外觀和組織結構，例如：服用避孕藥這類藥物會使乳房暫時變豐滿、缺乏運動會加劇淋巴淤塞的狀況、變胖會增加乳房的脂肪細胞，使雌激素的濃度和得到乳癌的風險雙雙上升、就連飲酒也會改變乳房的狀態（同時它也是一個致癌因素，因為過量飲酒會改變細胞的DNA）。

　　單純靠運動很難活絡到乳房的淋巴，所幸，自我淋巴按摩是這方面的好幫手，在它的幫助下，乳房阻塞和淋巴流動的狀況都能得到很大的改善。如果你曾得過乳癌，或曾做過乳房腫塊切除、淋巴結移除、乳房重建、放射療法、切片、縮胸、隆乳、乳房拉提等各種治療和手術，為你看診或操刀的醫師會建議你去做淋巴引流的療程。手法溫和的淋巴按

摩對修復組織創傷很有幫助，即使是隆乳這類非必要性手術的傷口，都能因它受惠。對注重乳房保養和健康的人來說，淋巴按摩也十分有幫助。不過，假如你是做過治療的乳癌病友，就需要有通過認證的淋巴水腫治療師協助你做這類按摩。本書有幾個針對淋巴水腫寫的段落，在乳房保健這方面，請參閱第 249 頁和第 260 頁的「上肢淋巴水腫」和「乳房淋巴水腫」，這兩個段落所介紹的按摩能幫助你重新引導此處的體液，並改善各種發炎狀況。

許多女性都有乳腺組織緻密的情況（不管她們的胸部有多大），這會增加乳房攝影揪出癌兆的難度。過去二十年，我幫助的對象多半是癌症病友。近年來，女性被診斷出乳癌的比例高得驚人：平均每四名女性，就有一人會得到乳癌。有無數來找我的年輕女性，都是為了及早照顧自己的健康，因為她們有乳癌的家族史，或是帶有乳癌基因，想要盡可能透過各種方法預防這項疾病。

不論是乳房脹痛、乳腺組織緻密或乳房鈣化，都不是什麼你必須承受一輩子的問題。你可以透過輕柔、充滿能量的碰觸，去改變乳房組織的狀態。我有些客戶就在做乳房攝影時發現，跟前一年的檢查結果相比，自我淋巴按摩大幅降低了她們乳腺組織的緻密度。這樣的結果不只對維持乳房的淋巴流動、避免毒素堆積大有幫助，還能讓乳房攝影更容易揪出癌兆。

如果你有哺乳，做這組按摩前，請先徵詢你醫師的意見。徵得你醫師的同意後，這組按摩就是你哺乳的好幫手：既能促進泌乳量，又可預防乳腺炎和乳管阻塞。按摩期間，你只需要留意，撫觸的力道要格外輕柔，重複的次數也要減少一些。

一旦你開始用雙手去撫觸胸部，你感受變化的敏感度就會漸漸提升，並在某一天感覺到乳房組織的轉變。有幾個客戶就告訴我，她們發

現月經期間，自己不再有乳房脹痛的狀況；還有些人說，這組按摩緩解了她們的更年期症狀，減輕了她們腋窩周邊浮腫的問題。我也看過某些人手術後產生的傷疤組織，因這組按摩得到改善。

許多女性（男性也是）在生活中的某些時間點，都會因為自己或他人的想法，變得很在意自己乳房的外觀和感受，並因此感到害怕和沮喪。對此，我希望你養成接納自己的能力。我邀請你懷著一顆感恩的心，與自己的乳房建立一種新關係。自我淋巴按摩能帶著你穿透皮膚，進入其下方蘊藏的豐饒世界，而你的細胞、體液和免疫系統就是在這個地方，共創出一番守護你健康的精妙生態。

乳房護理按摩

如果你最近有在做乳癌治療，或有乳房腫塊，在做這組按摩前，請先諮詢醫師的意見。萬一你有淋巴水腫，或因癌症治療有這方面的風險，請參閱第 260 頁的「乳房淋巴水腫」。

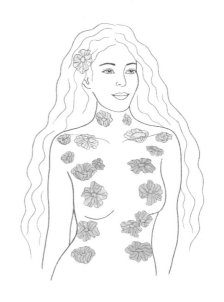

按摩時，盡可能讓雙手直接碰觸到肌膚。你也可以隔著一層衣服做這組按摩，但養成裸身按摩的習慣，能讓你得到最大的效益。

❖ 淋巴按摩步驟

Step 1

活絡位在你鎖骨上方、頸部根部的左、右鎖骨上淋巴結。以畫 J 手法，先將大拇指以外的四指指尖，順著頸部向下滑動，輕輕壓入鎖骨上方的凹陷處；接著，雙手再順著鎖骨、往肩膀兩側的方向滑動。重複 10 次。

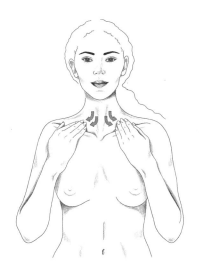

Step 2

活絡腋窩的腋淋巴結。此步驟分為三個階段：

1. 手放在腋下，食指輕輕地貼著腋窩，然後往上規律地按壓它。按壓 10 下。

2. 手往下移到身側。這個區塊有乳房組織，是引流淋巴的重點部位。用手掌的力量，以畫 C 的方式將該處的皮膚往上推至腋窩。重複 10 次。

3. 舉起手臂，把手放在腋窩，然後往下規律按壓它。按壓 10 下後，放下手臂。

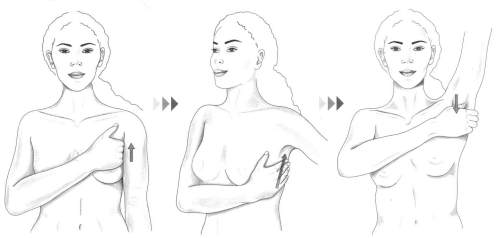

Step 3

活絡領口淋巴區：雙手置於肩上，手
肘直直指向前方。吸氣，然後吐氣時
將手肘往下沉，指尖不要離開肩膀。
重複 5 次。這能將你頸部後側的淋巴
液導向鎖骨上方。

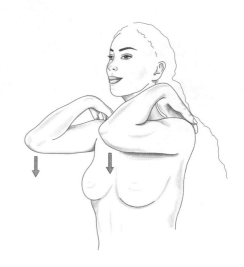

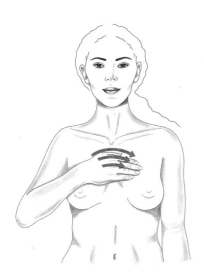

Step 4

在胸上畫彩虹：把一手的掌心放在胸口的胸
骨上，緩慢、深沉地呼吸。每次吸氣，你都
會感覺到胸部挺起、貼向手掌；吐氣時，則
會感覺到胸部自然放鬆。以畫彩虹手法，按
摩心、肺區塊。吸氣時，想像你心中升起了
一道宏偉的彩虹；吐氣時，想像你吐出了胸
中的一朵烏雲。另外，你的心輪也位在此
處，請用接納和關愛自己的態度，溫柔地對
待它。重複 10 次。

Step 5

按摩乳房上緣：把手掌放在對側乳房的上緣，
指尖對著腋下。以畫 C 手法，朝著腋下的方
向，輕柔按摩乳房的上方。重複 5 次。

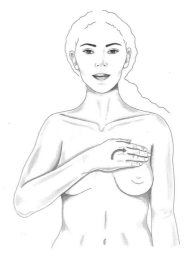

Step 6

重複步驟 2，活絡腋窩的腋淋巴結 3 次。

Step 7

按摩乳房下緣：把手掌放在對側乳房的下緣，指尖貼著身側。以畫 C 手法，順著身側，將此處的淋巴液往上推到腋窩。重複 3 次。

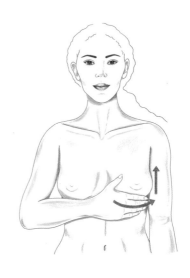

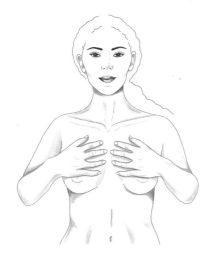

Step 8

把雙手的指尖置於胸骨兩側的肋間凹槽，用非常輕柔的力道順著這些凹槽規律按壓。你按壓此處的目的，只是要活絡皮膚下方的體液，所以千萬不要猛力按壓。吸氣和吐氣。乳房裡有一部分的液體會排入此處的乳腺淋巴結。這個步驟也能幫助肺臟排出空氣。重複 10 次。

Step 9

按摩肋骨：接下來的兩個步驟，用斜倚或仰躺的姿勢會比較好操作，但你也可以用你習慣的姿勢。把手放在乳房下方的肋骨上，手指貼著肋骨之間的間隙。吸氣時，讓空氣撐起肋骨；吐氣時，以畫 C 手法輕柔地往上按摩肋骨之間的柔軟處。按壓這個部位可能會有點痛，需要你多花一點時間去化開肋骨間的緊繃。胸腔是保護你重要臟器的重地，所以釋放此處的緊繃時，請不要猛力按壓。

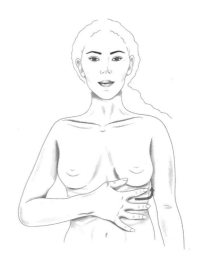

Step 10

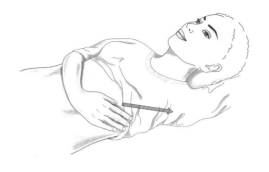

手仍放在乳房下方的肋骨上，往斜上方推撫此處的乳房組織（躺著最好操作）。請把淋巴往腋窩的方向推，不要往乳頭的方向推。重複 5 次。

Step 11

用雙手的指尖輕輕敲擊胸骨上的肋間淋巴結。敲擊時，請想像這些敲擊的聲響都會一一落入細胞。使 T 細胞成熟的胸腺就在此處，你心臟的上方。胸腺會儲存未成熟的白血球，並活化 T 細胞，使它們引發有助摧毀受感染和有害細胞（包括癌細胞）的免疫反應。敲擊胸骨時，請想著胸腺對你的各種好處。

Step 12

重複步驟 5，按摩乳房上緣。

Step 13

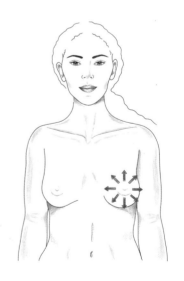

輕柔地揉捏整個乳房。你可以用整隻手，也可以只用指腹來做這個步驟，端看你覺得哪一種方式比較舒服。以乳頭為中心，用畫疊 C 手法，按摩乳房，這樣的按摩方向，會讓乳房的淋巴如放射的太陽光芒般，由乳頭向外流動（千萬不要把朝乳頭的方向按摩）。內側乳房的體液會沿著胸骨流入內乳淋巴結，外側乳房的體液則會排入腋下的腋淋巴結。

花一點時間熟悉自己的乳房組織，有些人

會有比較多硬塊，有些人則比較少。我希望你了解自己的乳房，對它們的狀況瞭若指掌。你會在每個月的不同時間點，感覺到它們的不同之處，請留意這些細節和感受。萬一你覺得它們一碰就痛，或是某個地方有個小囊腫，請不要跟它們硬碰硬，把按摩的重點放在它們的周邊，由周邊組織慢慢軟化它們。不要不好意思按摩自己的乳房，這樣做不但能使乳房變得柔軟，還能讓它們受到滋養。我鼓勵你有時間就多多按摩它們，我常說，你花越多時間了解自己的身體，你就越有機會使它展現出全新的面貌。

小叮嚀 發現乳房有異常的腫塊時，請務必就醫做進一步的檢查。

Step 14

重複步驟 9，按摩肋骨。

Step 15

重複步驟 7，按摩乳房下緣。

Step 16

重複步驟 5，按摩乳房上緣。

Step 17

重複步驟 2，活絡腋窩的腋淋巴結。

Step 18

重複步驟 3，活絡領口淋巴區。

Step 19

重複步驟 1，活絡位在頸部根部的左、右鎖骨上淋巴結。

Step 20

對你的另一側乳房，重複步驟 2 到步驟 17。

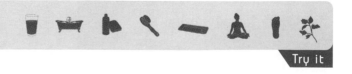

舒緩經前症候群 & 環更年期／更年期症狀

舒緩經前症候群

在古代，女性會把每個月的月經看做是一個值得慶賀的神聖時刻。即便是當代，仍有許多文化認為，月經是一個調養生息的好時機，能夠讓女性隨著月亮的週期，接收到新的能量、獲得滋養。

然而，現在卻有許多女性把月經看做一種折磨，覺得只會對她們的生活造成不便，必須忍受經痛和陰晴不定的情緒波動。位在骨盆的第二脈輪（生殖輪），與我們的性慾、感受、親密感、情緒和連結感息息相關，但我們多半不太清楚該如何駕馭和整合這些情感。我們常會在職場上壓抑自己這方面的情感，或是在理智和感受之間出現分歧時，選擇相信理智，而非相信自己的感受。這樣情感脫節的狀態會如浪潮般，一波一波的堆疊上去，並在排卵期或月經來潮的時候達到高峰。

骨盆腔裡有豐富的淋巴結，它們會把骨盆的淋巴液匯入腰淋巴結，然後排入胸管，使淋巴液重返血液循環。雖然你無法把手伸進骨盆腔按壓那些淋巴結，但按摩骨盆腔的外部，也能有效提升骨盆腔的整體淋巴循環。

* 髂外淋巴結（external iliac lymph nodes）在把淋巴液送往髂總淋巴結之前，也會接收來自腹股溝淋巴結的淋巴液，因此你才會在這組按摩中，按摩大腿根部的腹股溝淋巴結。
* 髂內淋巴結（internal iliac lymph nodes）在把淋巴液排入髂總淋巴結之前，也會接收來自會陰部、臀部和骨盆腔器官的淋巴液。
* 髂總淋巴結在把淋巴液排入腰淋巴結之前，也會接收來自薦淋巴結、膀胱和陰道的淋巴液。到了腰淋巴結，這些淋巴液就會與卵

巢和輸卵管（以及男性的睪丸）排出的淋巴液匯聚在一起。

自我淋巴按摩帶給我許多好處，其中，最出乎我意料的好處是，它減輕了我每個月月經來潮時的疼痛和腹脹。事實上，我的每一位女性病患，在填寫初診調查表的時候，與經前症候群相關的那幾個選項，她們一定會勾選到。腹痛、乳房脹痛、變胖，以及情緒不穩等令人不悅的症狀，都十分常見，而且子宮內避孕器、避孕藥和其他的避孕措施，還可能加劇這些症狀。很多女性都以為，她們只能靠吃止痛藥擺脫這類腹痛的折磨，但我有許多客戶發現，這組按摩對舒緩腹痛很有幫助。不論你是在排卵、月經來潮，或兩者之間的任何一個時間點，有腹部不適的狀況，都很適合做這組按摩。

倘若你的這個部位曾經因為性行為、生產，或任何其他的原因受過傷或感到疼痛（例如手術或子宮內膜異位等慢性疾病），都會對淋巴的流動造成影響、增加此處發炎的風險。不過做了淋巴按摩，你就能疏通體內淤滯的毒素和情緒。腎上腺素是創傷事件的「跟班」，會將那個事件深深烙印在你大腦的杏仁核和海馬迴。杏仁核會記住事件引發的情感衝擊，包括情緒的強度和刺激。另外，身體認為自己遭逢威脅時，杏仁核也會釋放可能不利生殖系統運作的激素。海馬迴是儲存事件記憶的地方，能將短期記憶轉為長期記憶。過去二十年，我幫助過的許多客戶發覺，自從養成自我淋巴按摩的習慣後，他們的身體在這方面都出現了正面的轉變。

舒緩環更年期 / 更年期症狀

我們不只無法預料更年期和環更年期會在什麼時候找上我們，也無法預料自己在這個階段會出現什麼症狀，因為每一位女性的症狀都不盡相同。隨著年歲漸長，女性逐漸下降的雌性激素會觸發更年期，造成諸

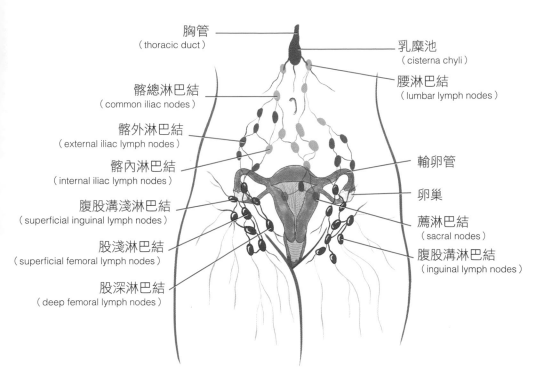

胸管
（thoracic duct）

乳糜池
（cisterna chyli）

腰淋巴結
（lumbar lymph nodes）

髂總淋巴結
（common iliac nodes）

髂外淋巴結
（external iliac lymph nodes）

髂內淋巴結
（internal iliac lymph nodes）

輸卵管

卵巢

薦淋巴結
（sacral nodes）

腹股溝淺淋巴結
（superficial inguinal lymph nodes）

股淺淋巴結
（superficial femoral lymph nodes）

腹股溝淋巴結
（inguinal lymph nodes）

股深淋巴結
（deep femoral lymph nodes）

如熱潮紅、盜汗、膚質改變、頭髮稀疏、發胖、性慾改變、陰道乾澀、腦霧、失眠、情緒不穩和憂鬱等症狀。

　　我與客戶討論這些症狀的時候，都會從「生命階段的轉變」這種比較根本的面向切入問題。更年期終結了你每個月都要「見一次紅」的日子，因為到了這個階段，子宮不再會「剝離」內膜、形成月經。對有些人來說，停經是一種歡快的解脫。許多到了這個年紀的女性，都會覺得她們更能充分展現自己的力量，想一想歷史上那些充滿智慧的年長女性，你就會明白這句話的意涵。

　　我想要幫助女性敞開雙臂歡迎這個時期，以接納自我的態度找到自己的內在力量。由於乳房脹痛、腹脹、發胖和情緒波動之類的經期症

狀，並不會因為更年期的到來就輕易消失，所以在這個階段，你多半還是會有乳房腫脹的狀況，同時你也會發現自己的「側乳」比停經前更容易發炎。我希望你明白，你的身體還內建另一套機制，能替你清除體內的激素和多餘體液。請把淋巴管路當作你帶動體內流動的一種方法。正因為經期的症狀不見得會隨著停經消失，所以要擺脫乳房腫脹之類的症狀會是一件很棘手的事，久而久之，它們甚至還會在你身上引發各種不適。我設計這組按摩，就是為了帶動你體內停滯的流動，這些撫觸不但能促進淋巴的循環，還能化開纖維化或疤痕化的結締組織，改善你經血不順的問題。

我的客戶都表示，養成自我淋巴按摩的習慣後，她們在經期期間或經期後出現的疼痛感和症狀都獲得改善。這組按摩融合了「乳房護理」和「腹部按摩」這兩組按摩的手法。已經有許多人寫信告訴我，自從她們開始定期做這組按摩，乳房脹痛、疼痛和發炎的狀況就漸漸消退了。

由於女性的腹部很容易受激素波動的影響，出現腹脹或其他的狀況（有些女性還會便祕），所以我鼓勵你也常常按摩自己的肚子。等你熟悉了這組按摩的步驟，就可以把這組按摩拆成「乳房淋巴水腫」和「腹部按摩」兩個部分，交替進行這兩種按摩。

舒緩經前症候群

我的許多客戶說，自我淋巴按摩減輕了她們每個月的可怕症狀，對平衡她們的激素也很有幫助（我們前面說過，像激素這類體積太大，無法由微血管處理的物質，都會由淋巴系統處理）。她們表示，自己在經前比較不會有乳房疼痛的情況，並發現身上的各種慢性疼痛和經前症候群的症狀，都持續得到改善。一般來說，這組按摩我會建議客戶依據個人需求，在幾個特定的時間點，一週做一到兩次，這幾個時間點分別是：排卵期、月經快來時，或腹痛和經痛的時候。這是啟動你體內流動和療癒力的絕佳方法。

❖ 淋巴按摩步驟

Step 1

活絡位在你鎖骨上方、頸部根部的左、右鎖骨上淋巴結。以畫 J 手法，先將大拇指以外的四指指尖，順著頸部向下滑動，輕輕壓入鎖骨上方的凹陷處，接著，雙手再順著鎖骨、往肩膀兩側的方向滑動。重複 10 次。

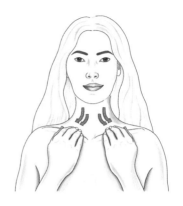

Step 2

按摩「頸部」，頸部按摩分為三個階段：

1. 雙掌置於頸部根部，貼著肌膚朝鎖骨的方向滑動，輕柔地將此段肌膚向下拉伸。重複 10 次。

2. 雙手置於頸部兩側，位置略高於步驟 1，小指貼於耳後的凹槽，指尖斜指著耳朵。利用掌心的力量，將這個部位的肌膚順著脖子往下拉伸。重複 5 次。

3. 雙手置於耳後，順著頸部，輕輕往下滑動。重複 5 次。搭配 1 次吞嚥動作。

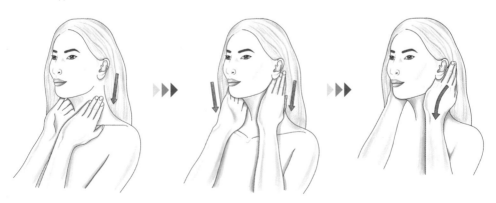

Step 3

活絡腋窩的腋淋巴結。手放在腋下，食指輕輕地貼著腋窩，然後往上規律地按壓它。按壓10下。

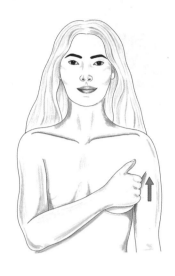

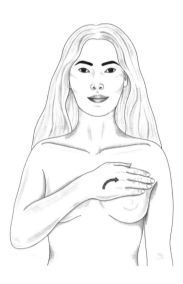

Step 4

按摩乳房上緣：把手掌放在對側乳房的上緣，指尖對著腋下。以畫 C 手法，朝著腋下的方向，輕柔按摩乳房的上方。重複 5 次。

Step 5

重複步驟 3，活絡腋窩的腋淋巴結。

Step 6

按摩乳房下緣：把手掌放在對側乳房的下緣，指尖貼著身側。以畫 C 手法和波浪般的律動，順著身側，將此處的淋巴液往上推到腋窩。重複 3 次。

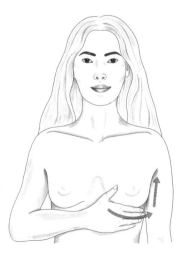

Step 7

輕柔地揉捏整個乳房。以乳頭為中心按摩乳房，讓乳房的淋巴如放射的太陽光芒般，由乳頭向外流動（千萬不要朝乳頭的方向按摩）。我希望你花一點時間熟悉自己的乳房組織，並對這樣的舉動感到輕鬆自在。過去你或許只有在檢查乳房腫塊時會碰觸自己的乳房，但其實在每個月的不同時間點，你可能都會感覺到它們的不同之處，請留意這些細節和變化。用充滿關愛的撫觸為你的乳房注入能量。萬一你覺得它們一碰就痛，或是

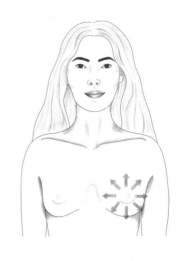

某個地方有個小囊腫，請不要跟它們硬碰硬，把按摩的重點放在它們的周邊，由周邊組織慢慢軟化它們。不要不好意思按摩自己的乳房，這樣做不但能使乳房變得柔軟，還能讓它們受到滋養。

小叮嚀 發現乳房有異常的腫塊時，請務必就醫做進一步的檢查。

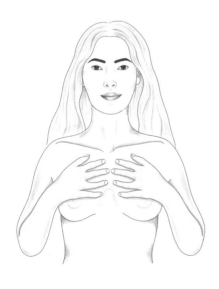

Step 8

你身上有一部分的淋巴液會流入胸骨處的乳腺淋巴結，因此活絡位在體腔的胸骨，能夠產生一股真空效應，帶動全身的循環。把雙手的指尖置於胸骨兩側的肋間凹槽，用非常輕柔的力道順著這些凹槽規律按壓，並深深地吸氣和吐氣，此舉能幫助肺臟排出空氣。此處的皮膚很薄，加上你按壓此處的目的，只是要活絡皮膚下方的體液，所以千萬不要猛力按壓。另外，你的心輪也位在此處，請用接納和關愛自己的態度，溫柔地對待它。重複 10 次。

Step 9

用雙手的指尖輕輕敲擊胸骨。敲擊時，請想像這些敲擊的聲響都會一一落入細胞。使 T 細胞成熟的胸腺就在此處，你心臟的上方。胸腺會儲存未成熟的白血球，並活化 T 細胞，使它們引發有助摧毀受感染和有害細胞（包括癌細胞）的免疫反應。敲擊胸骨時，請想著胸腺對你的各種好處。

Step 10

按摩肋骨：這個步驟躺著最好操作。
把手放在乳房下方的肋骨上，手指
貼著肋骨之間的間隙。吸氣時，讓
空氣撐起肋骨；吐氣時，以畫 C 手
法輕柔地往上按摩肋骨之間的柔軟
處，並往斜上方將乳房組織推向腋
窩（請不要推向乳頭）。重複 10

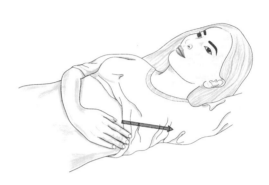

次。按壓這個部位可能會有點痛，需要你多花一點時間去化開肋骨間的緊繃。胸腔是保護你重要臟器的重地，所以釋放此處的緊繃時，請不要猛力按壓。

Step 11

重複步驟 3，活絡腋窩的腋淋巴結。

Step 12

對你的另一側乳房，重複步驟 3 到步驟 8
和步驟 10。

Step 13

雙手置於兩側乳房下方，指尖相對。你會
感覺到肋骨之間的間隙。兩手朝著胸部的
中心，輕柔地往上按摩。重複 10 次。這個
步驟也會活絡到乳房內側的淋巴結。

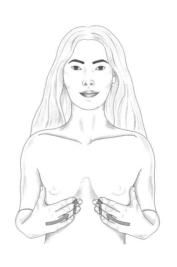

Step 14

腹式深呼吸：以舒服的姿勢躺下，雙手置於腹部，深深地呼吸 5 次。吸氣時，把氣吸入腹部，感受到腹部鼓起；吐氣時，緩而輕地把氣吐出，感受到腹部放鬆。呼吸期間，腦中想著這樣的畫面：胸部中央的胸管將骨盆和下半身的所有淋巴液一路往上帶，最後在鎖骨處釋放潔淨的淋巴液，使它們再度回到血液中。

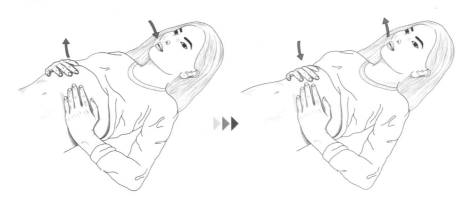

Step 15

按摩你的整個結腸：以畫疊C手法，用手掌輕柔地畫著小圈，順時鐘按摩腹部。你大腸的形狀就像是一個冂字型，你會循著這樣的排毒路線按摩整個腹部。首先是從右側髖部走到右側肋骨的升結腸，然後是位在你肚臍上方、從右側肋骨走到左側肋骨的橫結腸，最後是從左側肋骨走到左側

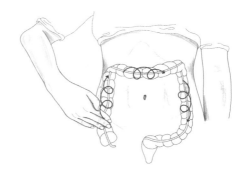

髖部的降結腸。之後你的大腸會在肚臍下方的位置略為轉一個彎，與下方的直腸相連。你的生殖輪就位在此處，它與敏感度、創造力、親密感和自我表達能力等情感有關。

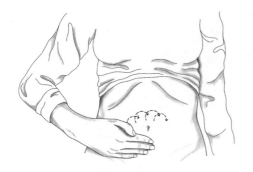

Step 16

一邊深呼吸，一邊用畫小圈的方式，繞著肚臍的周圍按摩一圈。重複 5 次。

Step 17

以肚臍為中心，向外拉伸腹部。這個步驟能有效緩解腹部的一些壓力，使那些因你的活動方式，受到壓迫和錯位的腹部肌肉和器官，回歸原本的位置。用單手的指尖，輕柔向外拉展肚臍的邊緣（要用左手或右手，還有要用哪

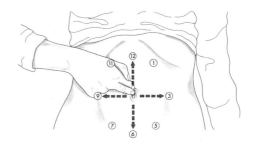

隻手指都沒差，只要你順手即可）。首先，把你的腹部想像成一個以肚臍為中心的時鐘。從肚臍往 12 點鐘的方向，直直往上拉（這個部位對應心臟）。定點拉伸此處至少 1 分鐘，期間請保持呼吸。接著，朝 3 點鐘（左腎）、6 點鐘（膀胱和生殖器官）、9 點鐘（右腎），以及任何你需要注意的「鐘點」方向拉展肚臍；例如，1 點鐘（胃和脾）、5 點鐘（小腸）、7 點鐘（小腸）、11 點鐘（肝臟和膽囊）。

在這個過程中，你或許會感受到腹部的其他部分隨著各個方向的拉伸漸漸放鬆。在這組按摩中，我最喜歡這個步驟，因為它對放鬆整個腹部非常有效，所以只要時間許可，我都會花很多時間做這個步驟。它不僅能釋放腹部肌肉的緊繃，還能釋放蓄積在此處的情緒能量，使器官周圍的結締組織舒展開來，徹底放鬆整個腹部。

Step 18

重複步驟 15，按摩你的整個結腸。

Step 19

用手的外緣托住腹部，把它由髖骨的前緣往肚臍的方向推。先從右側髖骨的前緣下手，盲腸、迴腸、迴盲瓣和升結腸的起點都位在此處。小腸也是在這個地方併入大腸（結腸）。假如你有長期便祕的困擾，這個部位可能會一碰就痛，或是很緊繃。用手掌托住右側髖部的前緣，把它往肚臍的方向推。接著，用手托住左側髖骨的前緣，往肚臍的方向推。

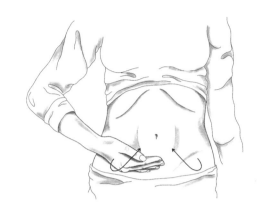

降結腸的末端就位在此處，乙狀結腸就是在這裡與直腸相連。如果你最近有便祕的問題，這個部位可能會一碰就痛，所以動作請務必輕柔。在這種一碰就痛的情況下，你不會想伸展此處的肌膚，這會非常折磨人！因此，你可以先把該側腹部往髖骨的方向推、稍微放鬆周邊的肌膚，並定點向下按摩肚子，接著才把該側腹部往肚臍的方向推。每一側重複 5 次。

Step 20

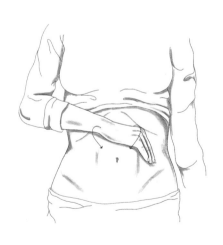

手的外緣貼著腹部，把它從兩側肋骨的下緣，往肚臍的方向推。右側肋骨下方有肝臟和膽囊，你的升結腸也是在這附近彎入橫結腸。先輕柔地放鬆這個部位的肌膚，再以類似步驟 19 的手法，將此處的腹部往下推向肚臍。左側肋骨下方有胃和脾，你的橫結腸也是在這附近彎入降結腸，形成「脾彎」。把手掌放在肋骨下緣，將此處的腹部往下推向肚臍。每一側重複 5 次。

Step 21

重複步驟 15 和步驟 16，按摩你的整個腹部。按摩期間，想像腹部暖烘烘的，裡頭陽光明媚、微風徐徐，一片祥和、寧靜。最後以幾次深呼吸結束這個步驟。

Step 22

手掌放在恥骨上，深吸一口氣，讓下腹部往掌心擴張。把骨盆腔想像成一座群樹環繞的寧靜湖泊，太陽西下，整片天空染上一層耀眼的橙色晚霞。以這樣的方式連續深呼吸幾次，讓此處的肌肉都放鬆下來。接著，維持手放恥骨的姿勢，繼續平緩的呼吸，待你感覺到那座湖泊漸漸變得平靜無波，即可結束這個步驟。

Step 23

活絡腹股溝淋巴結：手放在大腿內側的根部，以畫 C 手法，朝大腿前側根部的皺褶處向上推撫，重複 5 次。接著以相同的方式推撫另一條大腿。

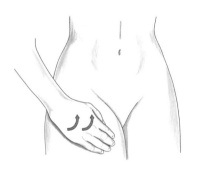

Step 24

重複步驟 3，活絡兩側腋窩的腋淋巴結。

Step 25

重複步驟 1，活絡位在頸部根部的左、右鎖骨上淋巴結。

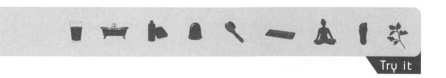

Try it

懷孕和產後

第一孕期

我不建議你在第一孕期的時候自我淋巴按摩，它是寶寶發育的神聖時刻。身為一位有多年授課經驗的產前和產後瑜伽老師，我都會告訴我的學生，利用這段時間去聽聽身體內在的聲音，了解它的需求出現怎樣的變化。即便懷孕的消息令你雀躍不已，但那些可能伴隨孕程出現的生理變化（例如身體感受、激素變化、體重上升，甚至是冒痘痘等），依舊會激起你內心的恐懼和不安。

假如在懷孕之前，你就已經做過一陣子的自我淋巴按摩，那麼，只要你的醫師同意，你就可以繼續維持這樣的習慣。除了「腹部按摩」這組按摩要暫時避開，其他組按摩你都可以依照自己的感受，以更輕柔的動作執行。

第二孕期和第三孕期

到了這兩個孕期，你就可以依個人需求，操作下一段列出的幾組按摩，唯一需要注意的是，按摩到腹部的時候，你的動作一定要十分輕柔。你的手要一邊在肚皮上輕輕滑動，一邊仔細感受腹中寶寶的動靜，利用這段時間與寶寶培養感情。我常告訴孕婦，她們可以把按摩腹部，看成一種替寶寶創造更多成長空間的舉動。懷孕期間，孕婦腹中的內臟會隨著寶寶的發育四處移位，這常使便祕這類的問題找上她們。此時若你能順著結腸的走向，輕柔地按摩腹部，將有助消化系統的運作。但我要再次強調，按摩腹部時，你的力道一定要「非常輕」！

以下就是你可以做的幾組按摩：

- 平息焦慮，請見第 161 頁。
- 四肢疼痛：上肢，請見第 224 頁。
- 乳房護理，請見第 199 頁。放輕按摩力道、簡化按摩步驟和縮短按摩時間，就不會按出乳汁。
- 喉嚨腫脹／疼痛，請見第 100 頁。
- 耳痛，請見第 108 頁。
- 打造光亮好膚質，請見第 143 頁。
- 頭痛，請見第 115 頁。
- 四肢疼痛：下肢，請見第 231 頁。
- 強化心肺功能，請見第 184 頁。
- 找回良好睡眠，請見第 192 頁。

產後

許多女性在產後，都很想讓自己盡快重返常軌。在這方面，我能給你的最好建議就是「不要急、給自己一點時間」，同時，你也可以利用這段迷人的產後時刻，與你的寶寶建立連結。新手媽媽最常問我的問題是：「產後要到什麼時候，才能無後顧之憂的按摩淋巴？」我總是會回覆她們：「因人而異。」每個人的狀況都不一樣，所以在你打算自我按摩之前，一定要先徵詢你醫師的意見，確認你的情況適合這類活動。

另外，生產的方式（自然產或剖腹產）和產後有無哺乳，也是決定你何時能按摩淋巴的部分因素。假如你是剖腹產，就必須等切口完全癒合，且獲得醫師的同意才能按摩淋巴。如果你有哺乳，就必須留意自己是否有乳腺炎（它是一種因乳管發炎、阻塞所致的乳房組織感染）。乳房疼痛、腫脹、發熱、發紅，還有發燒和畏寒等，都是乳腺發炎的徵兆，必須立刻就醫治療（醫師通常會以抗生素治療）。永遠不要在感染

的急性期，進行自我淋巴按摩。哺乳期間，最理想的自我淋巴按摩時機，就是剛親餵完或擠完奶的時候。按摩時，也請縮短按摩的時間，以免身體排毒的速度過快。以下推薦幾組你或許會感興趣的按摩，你可以在醫師的指示和協助下嘗試看看：

- 假如你想造促進乳房的淋巴循環，請做第 199 頁的「乳房護理」。
- 假如你有便祕的困擾，請做第 136 頁的「腹部按摩」。
- 假如你有橘皮組織，請做第 153 頁的「改善橘皮組織」。
- 假如你剖腹產或做了修腹手術，在切口完全癒合前，請千萬不要自行做任何按摩。一般來說，傷口大概要 8 到 10 週才會癒合。等到醫師同意你自行按摩後，你才可以做第 240 頁的「運動傷害、手術前後和疤痕組織」這組按摩。

運動傷害、手術前後、
疤痕組織和慢性病症的養護

四肢疼痛：上肢

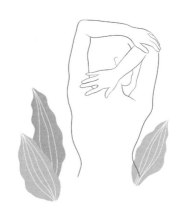

我們每天做的每一件事，幾乎都會用到我們的雙臂。我們很常把這一切視為理所當然，只有在它們受傷時，才會意識到它們對我們的日常有多麼重要。你的手臂與心輪相連。從神經學的角度來看，我們知道手臂的某些感受可能是身體健康出狀況的警訊（例如心肌梗塞的前兆、中風、神經損傷或糖尿病之類的發炎性疾病）。另外，我們也能藉由敞開雙臂，給予和接受生命中各種愛、執行和協助生活中各種事，以及支持和守護身邊重要的人。我們的雙臂賦予了我們創造力、執行力和撫育力，包辦了我們人生中的大小事務，理當得到該有的禮遇、讚揚和照顧！

每個人或多或少都有過手指腫脹的經驗。許多原因都可能導致手指腫脹，例如吃了重鹹的食物、天氣很熱、患有類風溼性關節炎、坐飛

機，或是到高海拔的地方旅行等。還有些人的手指腫脹是腕隧道症候群之類的重複性勞損造成，整天打字或長時間滑手機都會引發手部的重複性勞損。肩袖撕裂、網球肘和手腕扭傷等運動傷害，也可能在損傷修復後，於傷處留下久久不散的積液。這組按摩對緩解這類淤滯非常有幫助，它不但能促進手部和雙臂的淋巴循環，還能改善上肢的活動幅度。

小叮嚀 如果你曾經得過乳癌、移除過淋巴結，或做過放射治療，請參閱第 249 頁的「上肢淋巴水腫」。如果你有淋巴水腫的風險，或已有淋巴水腫的問題，在執行這組按摩前，請先徵詢你醫師的意見。

❖ 淋巴按摩步驟

Step 1

活絡位在你鎖骨上方、頸部根部的左、右鎖骨上淋巴結。以畫 J 手法，先將大拇指以外的四指指尖，順著頸部向下滑動，輕輕壓入鎖骨上方的凹陷處，接著，雙手再順著鎖骨、往肩膀兩側的方向滑動。重複 10 次。

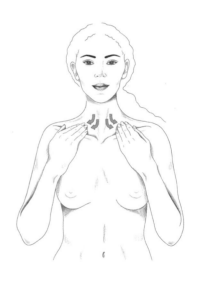

Step 2

活絡腋窩的腋淋巴結。此步驟分為三個階段：

1. 手放在腋下，食指輕輕地貼著腋窩，然後往上規律地按壓它。按壓 10 下。

2. 手往下移到身側。這個區塊有乳房組織，是引流淋巴的重點部位。用手掌的力量，以畫 C 的方式將該處的皮膚往上推至腋窩。重複 10 次。

3. 舉起手臂，把手放在腋窩，然後往下規律按壓它。按壓 10 下後，放下手臂。

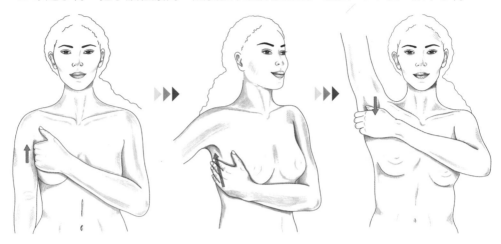

Step 3

活絡領口淋巴區：雙手置於肩上，手肘直直指向前方。吸氣，然後吐氣時將手肘往下沉，指尖不要離開肩膀。重複 5 次。這能將你頸部後側的淋巴液導向鎖骨上方。

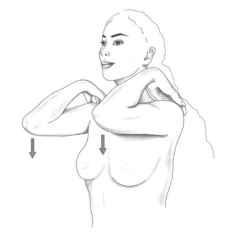

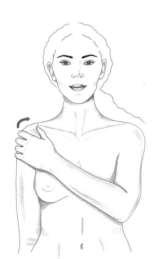

Step 4

手放在肩角，以畫 C 手法，朝脖子的方向按摩整個肩頭。重複 5 次。這個按摩路徑可將淋巴液導往鎖骨處的鎖骨上淋巴結。

Step 5

活絡手臂的外側：手順著上臂外側，從肘部
輕柔地往上滑動到肩角的位置。重複 5 次。

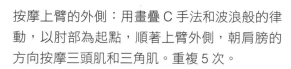

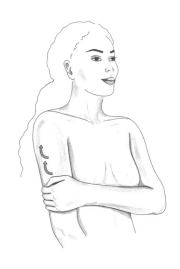

Step 6

按摩上臂的外側：用畫疊 C 手法和波浪般的律
動，以肘部為起點，順著上臂外側，朝肩膀的
方向按摩三頭肌和三角肌。重複 5 次。

Step 7

重複步驟 4，按摩整個肩部。

Step 8

活絡上臂的內側：手順著上臂內側，從
肘窩輕柔地往上滑動到腋窩的位置。重
複 5 次。

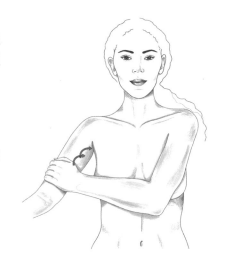

Step 9

按摩手臂的內側：順著上臂內側，用畫
疊 C 手法，從肘窩一路按到腋淋巴結。
重複 5 次。

Step 10

重複步驟 2，活絡腋窩的腋淋巴結。

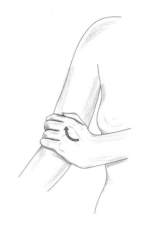

Step 11

按摩肘窩：手掌覆住整個肘窩，以向上畫 C 手法，
定點按摩肘窩。肘窩的淋巴結會接收來自前臂和手部
的淋巴液，所以在按摩前臂之前，一定要先活絡這個
部位。按摩 10 下。

Step 12

活絡前臂：手順著前臂，從手腕滑動到肘
窩。重複 5 次。

Step 13

按摩前臂的上側：用幫浦式手法，從手腕按
摩到肘窩。重複 3 次。

Step 14

按摩前臂的下側：用幫浦式手法，從手
腕按摩到肘窩。重複 3 次。

Step 15

重複步驟 11，用手按摩肘窩 5 下。

Step 16

按摩手腕的上側和下側：手掌覆住整個手腕，以畫 C
手法，定點按摩手腕（按摩的那隻手會一直待在同一

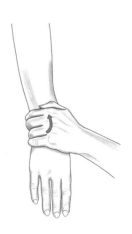

個位置）。如果你的手正好腫腫的，或許就會感覺到，手裡的部分體液，隨著這個步驟的動作排出。有這種感覺很好，因為這表示你正在疏通淤積在此處的體液。長時間使用手機和電腦，以及重複性勞損，都很容易使這個部位發炎、腫脹。按摩 5 下。

Step 17

用畫 C 手法，朝手腕的方向按摩掌心。重複 5 次。

Step 18

舉起手臂，可以的話，請高舉過頭。先順時鐘轉動幾圈，再逆時鐘轉動幾圈。轉動手臂時，你可以先小幅度的在空中畫圈，如果覺得這樣的動作很舒服，再漸漸加大畫圈的幅度。

Step 19

把右手的手指穿過左手的指間，左手往右手手指根部的方向滑動，按摩右手手指的內側。重複 5 次。

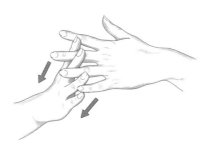

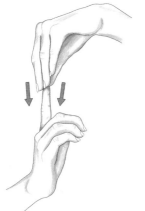

Step 20

逐一按摩每一根手指：把一手的指尖聚攏在一起，以這樣的手勢按摩另一手的每一根手指。按摩時，指尖聚攏的手要如帽子般，放在另一手的某一指指尖上，再順著手指，一路由指尖滑動到指根。重複 10 次。

Step 21

重複步驟 17，按摩掌心。

Step 22

重複步驟 16，按摩手腕。

Step 23

重複步驟 13，按摩前臂，從手腕按到肘窩。

Step 24

重複步驟 11，按摩肘窩。

Step 25

重複步驟 9，用畫疊 C 手法，按摩上臂的內側。

Step 26

重複步驟 2，活絡腋窩的腋淋巴結。

Step 27

重複步驟 3，活絡領口淋巴區。

Step 28

重複步驟 1，活絡位在頸部根部的左、右鎖骨上淋巴結。

Step 29

有必要的話，可對另一隻手臂重複步驟 1 到步驟 28。

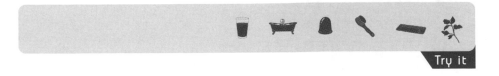

Try it

四肢疼痛：下肢

　　雙腿是人體的地基，也是根本。晨間，它們撐起你的身軀四處活動；夜裡，它們則使你得以安穩地躺下休息。從生理層面來看，它們除了是支撐你身體最堅實的力量，還能如實執行大腦發送的訊號，賦予身體靈活的活動力。從心理層面來看，雙腿的行動力可以反映出你的活動力、人生形象，以及處事能力。不過，這雙平時支持你到處走跳的強大支柱，在你得到流感時，往往也是四肢中，最先出現痠痛和無力症狀的傷兵。

　　膝關節是現在最常見的手術，許多人在上了年紀或因為關節炎，也必須做髖關節置換這類的手術。這些關節都含有大量的淋巴結，有助人體排除體內的發炎狀況，可是這些部位本來就比較容易出現淋巴負載量或運輸能力超載的問題，因為此處淋巴液的流動方向與重力相反，是往上、朝心臟的方向流動。另外，長年累積的創傷和疼痛，也會在雙腿引發大量的問題。研究發現，壓力和焦慮會使腿部肌肉緊繃、收縮，久而久之，就會導致腿部肌肉疲勞、機能下降。此時此刻，你大概已經知道，肌肉的狀態對淋巴系統的運作有多大的影響，一旦肌肉無法正常活動，淋巴的流動也會大打折扣。再加上我們剛剛說到的那些手術，它們產生的疤痕組織，也可能切斷淋巴的管道，使得那些部位的淋巴液更難排出、更容易衍生出慢性發炎的問題。

　　很多人都體會過雙腿腫脹不通的感覺，畢竟絕大多數人都過著久坐不動的生活，整天都坐在辦公桌前工作。或者，假如你是做需要站一整天的工作，下班的時候，你或許也會注意到自己的雙腿開始發脹。雙腿是血液循環的幫浦，膝蓋和髖部的關節則賦予了它們活動和推動淋巴流動的力量。你膝蓋的後側（膝窩）和大腿根部的腹股溝，都有豐富的淋

巴結。

　　飲食不佳、缺乏運動，以及其他先天基因上的因素（例如腳踝長期浮腫）都會妨礙淋巴的流動。如果你在高緯度的地方、工作期間或搭飛機的時候，發現自己的雙腿腫脹，就表示此刻你淋巴的流動狀態不太好。永遠要記住，我們下半身的淋巴液在朝心臟向上回流的時候，還要同時對抗重力的力量。

　　每次的自我淋巴按摩，都能為你的身、心大掃除，因為自我淋巴按摩能同時疏通淤滯體內的毒素和情緒。你在遭逢創傷時（包括性創傷），腎上腺素會瞬間遍布全身，使那段記憶深深烙印進你大腦邊緣系統的杏仁核，杏仁核會記住事件引發的情感衝擊，包括情緒的強度和刺激。另外，身體認為自己遭逢威脅時，杏仁核也會釋放一些激素，長久下來，這些激素就會對你的消化系統、生殖系統，甚至是細胞修復能力造成不良的影響。

　　如果你有上瑜伽課，而且曾在做鴿式這個體式的時候不由自主地流淚，那麼你就會明白我現在說的話。即便你的理智可能已經對這件事釋懷，但在某個情境下，你的情緒還是會被觸發，而這個時候你或許才會意識到，其實你的大腦和神經系統仍把某些殘餘的感受留存在身體的縫隙之中。

　　我注意到，我在替客戶按摩腹股溝或腹部的淋巴結時，曾受過性虐待的人，會對這方面的撫觸特別敏感。這也是我想要推廣自我淋巴按摩的其中一個原因，我想讓你擁有身體的自主權。我希望你能靠自己的力量去照顧這些敏感的部位，你越能把這些嵌在身體和組織的創傷釋放出來，你的身心就能得到越多的療癒，恢復到更加穩定、健康的狀態。

小叮嚀 如果你的腿有淋巴水腫的問題，或是你曾切除腹部或腹股溝的淋巴結，抑或是下半身做過放射治療，請參閱第270頁的「下肢淋巴水腫」，了解其他必須額外執行的步驟。

利用自我淋巴按摩，幫助性創傷者走出傷痛

　　露西是我視訊診療的客戶，她是一位熱衷養生的年輕女性，對淋巴系統的運作很感興趣，想知道如何將自我淋巴按摩融入日常保養中。當時她已經有乾刷身體，還有用玉石滾輪按摩臉部的習慣，但她耳聞了很多有關淋巴按摩的事情，對這方面興起了濃濃的好奇心。

　　視訊期間，我向她說明了淋巴系統的基本架構，還有它們在全身各個部位的走向，包括骨盆腔和腿部。露西告訴我，年少時，她曾經歷過性創傷，雖然已經為此接受了好幾年的治療，但每次給人按摩時，她還是會覺得很不舒服，因為這會勾起她不好的回憶。我告訴她，這是因為記憶不只會儲存在大腦裡，還會儲存在身體裡，而自我淋巴按摩的其中一個好處就是，可以在體內創造更多流動，讓那些不常活動到的組織，能夠清掉堆積在裡面的細胞殘骸。再者，你在替自己按摩的時候，不但會為身體注入能量，也會與它建立正向的關係。

　　我並繼續向她解釋，從細胞的層次來看，引發疼痛和舒緩疼痛是兩條完全不同的信號路徑，但這兩條路徑不見得對彼此毫無影響力。在你遭逢痛苦時，你大腦中的杏仁核神經元會活化，儲存下當時的記憶，以及相關的負面情緒。如果你的身體有出現實質的創傷，那麼這股不愉快的情緒也會一併留存在這道創傷中，也就是說，你的身體會記下這一切。

　　海馬迴是儲存事件記憶的地方，能將短期記憶轉為長期記憶。研究顯示，服用止痛藥可以改變神經元的反應，壓下體內的痛苦記憶。正因為如此，我才會鼓勵我的客戶在自我按摩期間，搭配冥想和想像之類的技巧。也正因為如此，我才會用「彩虹」或「新月」這樣的詞彙來形容按摩的軌跡，因為我想提供你一個向杏仁核發送信號的方法，讓它知道，你正在利用這套以科學和生理學為根基的按摩手法，為身體注入正能量。所以我總會說，自我淋巴按摩是一套「身心兼顧，兩全其美」的自療方式。

　　結束視訊診療的兩個月後，露西寫信告訴我，定期的自我淋巴按摩正漸漸改變她與身體之間的關係，這對她走出傷痛很有幫助。看到她的回饋，我由衷感謝自己有這個機會幫助到她。

❖ 淋巴按摩步驟

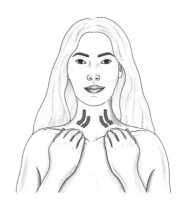

Step 1

活絡位在你鎖骨上方、頸部根部的左、右鎖骨上淋巴結。以畫 J 手法，先將大拇指以外的四指指尖，順著頸部向下滑動，輕輕壓入鎖骨上方的凹陷處；接著，雙手再順著鎖骨、往肩膀兩側的方向滑動。重複 10 次。

Step 2

活絡腋窩的腋淋巴結。手放在腋下，食指輕輕地貼著腋窩，然後往上規律地按壓它。按壓 10 下。

Step 3

活絡腹股溝淋巴結，此步驟分為兩個階段：

1. 手放在大腿內側的根部，以畫 C 手法，朝大腿前側根部的皺褶處向上推撫，重複 10 次。接著以相同的方式按摩另一條大腿。

2. 手放在大腿外側的根部，以畫 C 手法，朝大腿前側根部的皺褶處向上推撫，重複 10 次。接著以相同的方式按摩另一條大腿。

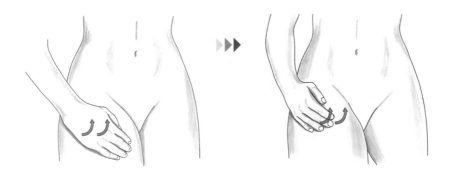

Step 4

抬腿，每腿各抬 6 下。這個動作可以活絡腹股溝淋巴結。

Step 5

腹式深呼吸：正式進入這組按摩的重頭戲前，先用幾個深呼吸為你的下肢創造一股真空效應。雙手置於腹部，緩慢地深深吸一大口氣，讓肚子像吹氣球一樣鼓起、貼向雙手。吐氣時，放鬆腹部。重複 10 次。

Step 6

完成前面幾個「清理排水孔」的步驟後，你就可以開始按摩你的大腿、膝蓋（膝蓋骨上方和後側）、小腿、腳踝和雙足。如果你想抹一點乳液或美體油，可以在這個步驟抹上。

先用雙手或單手按摩大腿，這個步驟分為四個階段：

1. 大腿內側：以「畫疊 C」手法從膝蓋內側，沿著大腿向上按摩至大腿內側根部。重複 5 次。

2. 大腿外側：以「畫疊 C」手法從膝蓋外側，沿著大腿外側向上按摩至腹股溝淋巴結。重複 5 次。

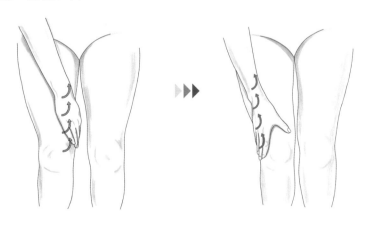

3. 大腿前側：以「畫疊C」手法從膝蓋中心，沿著大腿中線向上按摩至腹股溝淋巴結。重複 5 次。

4. 大腿後側：屈腿，這樣你就能摸到大腿後側。用雙手把大腿後肌至大腿前側的液體掃向腹股溝淋巴結，重複 10 次。然後按壓腹股溝淋巴結 3 下，再次活絡它們抽吸液體的能力。

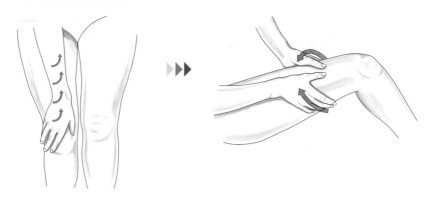

Step 7

按摩膝蓋，這個步驟分為三個階段：

1. 手掌置於膝蓋下方。直接向上按壓膝蓋後側，膝後窩淋巴結就位在此處。重複 10 次。

2. 雙手分別置於膝蓋骨兩側。抓住膝蓋兩側的皮膚，以畫 C 手法向上按摩膝蓋兩側。重複 10 次。

3. 把手置於膝蓋骨上方，將此處的肌膚往上推到膝蓋上方。重複 10 次。

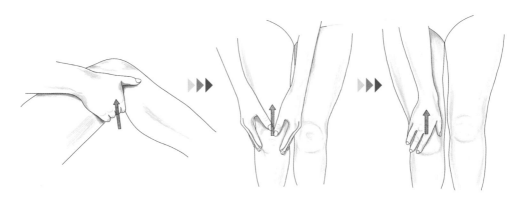

Step 8

按摩小腿,這個步驟分為四個階段:

1. 小腿外側:雙手順著小腿外側,以幫浦式手法和畫疊 C 手法,從腳踝按摩到膝蓋。重複 5 次。

2. 小腿內側:雙手順著小腿內側,以幫浦式手法和畫疊 C 手法,從腳踝按摩到膝蓋。重複 5 次。

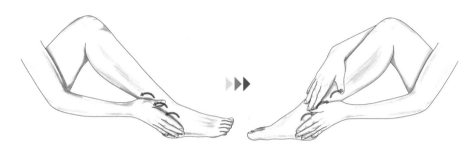

3. 小腿前側:雙手順著小腿前側的中線,以幫浦式手法和畫疊 C 手法,從腳踝按摩到膝蓋。重複 5 次。

4. 小腿後側:雙手順著小腿後側,以幫浦式手法和畫疊 C 手法,從小腿肚按摩到膝蓋後側,活絡膝後窩淋巴結。重複 5 次。

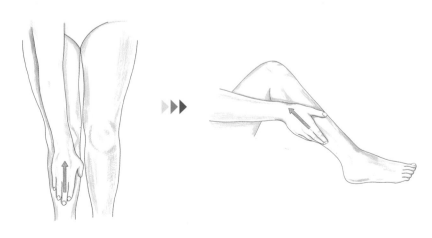

Step 9

按摩踝骨周圍。這個部位很容易阻塞，所以你可以視自身情況延長這個步驟的執行時間，排除淤滯此處的過量體液。這個步驟分為三個階段：

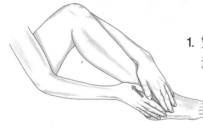

1. 雙手置於腳踝內側，以畫疊 C 手法向上按摩。重複 5 次。

2. 雙手置於腳踝外側，以畫疊 C 手法向上按摩。重複 5 次。

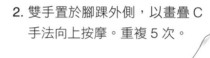

3. 一手放在腳踝內側，一手放在腳踝外側，同時向上按摩兩側。重複 5 次。

Step 10

按摩雙足：手掌置於腳背，以畫 C 手法，向上、朝踝骨的方向按摩。重複 10 次。

Step 11

用指尖按壓第一隻腳趾和第二隻腳趾之間的凹槽。從反射療法的角度來看，按壓這個點有益淋巴循環。接著依序按壓五趾間的其他凹槽。重複 5 次。

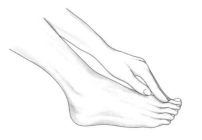

Step 12

重複步驟 10，按摩雙足。

Step 13

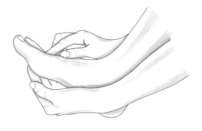

一手放在腳趾根部的前腳掌，一手放在
腳背，兩手同步按摩這兩個部位 20 次。

Step 14

以逆向的順序重複步驟 6 到步驟 10，由下往上的從腳、腿按摩到腹股溝淋巴
結。

Step 15

重複步驟 3，活絡腹股溝淋巴結。

Step 16

重複步驟 1，活絡位在頸部根部的左、右鎖骨上淋巴結。

Step 17

對另一條腿重複步驟 1 到步驟 15。

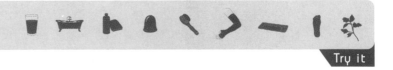

Try it

運動傷害、手術前後和疤痕組織

不管你受的是哪一種傷，它們都有一個共通點，那就是「發炎」。如果你曾經扭傷腳踝，或是骨折過，就會在損傷修復的過程中，看見傷處出現腫脹，這是一個很自然的現象。然而，假如你曾為了移除淋巴結或其他原因動過手術，你的淋巴管路可能就會因此受損或被截斷。那麼這種腫脹、疼痛、發麻和敏感的症狀，往往就會持續很長一段時間。

運動傷害和肌肉痠痛

數十年來，按摩一直是職業運動員的好戰友，不論是在鍛鍊後、大型比賽期間或是受到運動傷害時，他們都會藉由按摩幫助身體修復損傷。除此之外，為了加快他們修復損傷的速度，醫師、物理治療師和運動教練也會建議他們去做淋巴引流。

一份德國研究指出，受試者在跑完跑步機之後，接受徒手淋巴引流，可以加速降低他們血清中某些肌肉酵素的濃度（這些蛋白質會輔助細胞執行必要的功能）。另外，該項研究也比較了淋巴按摩和瑞典式按摩（Swedish massage）對康復時間的影響力。研究成果顯示，相較於瑞典式按摩組，接受淋巴按摩的病人，不但康復的速度比較快，也比較不會發炎。

我們都知道運動和活動對健康的重要性，但大部分有運動習慣的人，幾乎都一定會有運動傷害的經驗。運動傷害會對在人體引發一連串的連漪效應，因為我們的身體有補償機制，當某個肌肉比較無力的時候，比較有力的肌肉就會去接管它的工作。以上臂為例，位在上臂前側的二頭肌，就會比上臂後側的三頭肌發達許多。高強度的鍛鍊也會導致乳酸在肌肉中堆積，但自我淋巴按摩能幫助組織排出乳酸。除了乳酸，

高強度鍛鍊也可能在組織間引起發炎反應。

　　萬一你受了傷，需要暫停運動一段時間，恐怕會覺得有些煎熬，尤其是在你已經習慣了運動對身、心帶來的正面影響時。這樣的日常轉變也會使你少了一項對抗壓力的利器，因為運動能降低壓力激素皮質醇的濃度。另外，由於肌肉收縮是推動淋巴系統的主力之一，少了活動肌肉的機會，淋巴的流動勢必會受到影響，出現流動停滯的狀況。

　　因此，只要你的醫師同意，你就可以利用自我淋巴按摩來加速損傷的修復。因為就算你的傷口癒合了，傷處的發炎反應還是會持續一段時間，而且疤痕組織也會妨礙損傷的修復。如果你能依照自己的感覺或活動幅度，透過按摩去疏通淋巴，你就能促進新生細胞的生長，讓自己更快回歸受傷前的狀態。自我淋巴按摩也有助降低壓力激素的濃度，使你的心情變得比較好。

　　等到你過了受傷的急性期，就可以針對受傷的部位，去做相關的淋巴按摩。舉例來說，如果你扭傷了腳踝，就可做第 231 頁的「四肢疼痛：下肢」；如果你傷到了手腕，就可以做第 224 頁的「四肢疼痛：上肢」，以此類推。

手術前和手術後

　　大部分人會去做淋巴引流，主要都是因為動了手術。手術前、後的自我淋巴按摩，對神經系統和免疫系統的運作都很有幫助，它能提升免疫細胞在體內循環的速度，降低傷口感染的風險，縮短身體康復的時間。

　　外科醫師在替你做手術的時候，你體內精密的淋巴網絡多半都難逃被劃開的命運。不論你動的手術是非必要性的（例如臉部拉皮、抽脂、修腹或隆鼻手術），或是必要性的（例如膝關節或髖關節置換手術、剖

腹產或移除癌化組織或淋巴結），都一定會對淺層淋巴系統造成影響。

如果你曾經動過手術，就曉得術後的恢復要花上一段時間，而且多少會出現發炎、瘀青和疼痛等狀況。有些醫師為了縮短這段時間，會在手術前和手術後，為病人開立淋巴引流的醫囑。假如你有在手術前自己按摩淋巴，就能事先活絡淋巴系統的循環，此舉可改善疤痕組織和瘢痕疙瘩的形成。

至於手術後，你則是要等到切口徹底收口或癒合，醫師同意你自行按摩後，才可以為開刀的部位按摩。千萬不要一動完手術就立刻按摩傷處，一定要等傷口癒合，且獲得醫師的許可，再從本章挑選最符合你需求的按摩技法，促進手術處的徹底修復。舉例來說，如果你做的是乳房手術，就做「乳房淋巴水腫」（第260頁）這組按摩；如果你做的是修腹手術，就做「腹部按摩」（第136頁）這組按摩；如果你做的是髖關節置換手術，就做「四肢疼痛：下肢」（第231頁）這組按摩；如果你做的是臉部手術，則可以從下列幾組按摩，任選幾項對你有幫助的來做：「耳痛」（第108頁）、「打造光亮好膚質」（第143頁）、「頭痛」（第115頁）和「喉嚨腫脹/疼痛」（第100頁）。

小叮嚀 假如你曾經做過淋巴結或乳房腫塊切除手術，或做過放射治療，或者有淋巴水腫的風險，在執行這組按摩前，請先徵詢醫師和合格淋巴水腫治療師的意見，並在他們的監督下，進行這組按摩。第322頁的「相關資源」有提供你找到合格治療師的管道。

疤痕組織

曾經有人告訴我，寫一封信給此生不想再有任何瓜葛的人，然後燒掉那封信，就可以防止將自身的能量或力量流向那個人。所以我寫了一封信，而且燒了它，卻為此付出了不小的代價，因為燒完信後，我被送進了醫院，手指三度灼燒（如果你也想對不想再有牽扯的人創造這類的結果，我以過來人的經驗建議你，把那個人的名字寫在一張紙上，折成一個小方塊，直接冰進冷凍庫，藉由把那個人凍結在你的能量場之外的意象，也能達到相同的效果，而且更加安全）。那次的燒燙傷，在我的手指留下了一片非常深、邊緣還帶有參差瘢痕的傷疤。為了改善這片疤痕組織，我每天都會替那個部位按摩，一天三次，持續了好幾個月。最後我得到了很驚人的成果：那片疤痕組織不但消退了，還沒在我的皮膚上留下半點痕跡，現在我連那道疤到底長在哪個位置都忘了。

在照護傷口和處理疤痕組織這一塊，大部分的淋巴水腫治療師都很有經驗，因為手術後產生的疤痕，會阻礙淋巴的流動。在臨床上，我就處理過成千上萬個疤痕，並且不斷把這套方法傳授給我的客戶，讓他們也能夠自行處理這個問題。然而，在這些經驗中，我也從我客戶的身上觀察到，身體的傷疤往往都與心理的創傷形影不離、相互牽扯。因為生理的創傷多半都會對神經系統造成衝擊，進而影響到你的心理和情感狀態。許多在身體留下深刻傷疤的事件（例如疾病、手術或意外），都會同時影響到我們的身、心健康。這些心理和情感創傷會在你毫無自覺的情況下，隨著那些身體上的傷疤，一併留存在你的組織之中。因此，你透過按摩去改善疤痕帶來的不適時，很可能會激起強烈的情緒反應。為了確保你能平順的度過這些情緒反應，我建議你，在處理傷疤前，最好先找好修復這些身、心創傷時，你所需要的相關後援。

就生理層面來看，疤痕會妨礙淋巴的流動和肢體的活動幅度。甚至，它們還會纏繞在器官上，影響器官的運作，但這組按摩也能夠化解那些隱匿在體內的疤痕組織。這組按摩不只可以軟化纖維化的組織、改善疤痕周圍的瘢痕疙瘩（因修復傷口的纖維母細胞過度活躍，導致疤痕組織過度增生，在皮膚表面形成的塊狀突起），還可以與你的身體溝通，讓它重新安排淋巴流動的路徑，進而提振淋巴系統的循環。

你在按摩任何疤痕之前，一定要先確認傷口已完全收口，徹底癒合。大部分醫師都會建議你給傷口 8 週的時間充分修復，讓它完全收口，但每個人的情況不盡相同，所以你在自行按摩之前，請務必先取得你醫師的許可再行操作。

❖ 淋巴按摩步驟

Step 1

先依據你疤痕的所在位置，找出負責接收該區淋巴液的淋巴結。舉例來說，如果你的疤痕在腳上，你主要要活絡的淋巴結就是，大腿根部的腹股溝淋巴結和膝蓋後側的膝後窩淋巴結。如果你是手部開過刀，你必須活絡的淋巴結就是，肘窩和腋窩的淋巴結。如果你要處理的疤痕是乳房手術留下的，除了下一頁圖示呈現的按摩技法，我也建議你去做第 260 頁的「乳房淋巴水腫」這組按摩（欲查找淋巴流域的分布圖，請見第 36 頁）。

Step 2

輕柔地按摩傷疤的周圍和上、下方，將該處淋巴液推往相對應的淋巴結聚集地。

Step 3

按摩疤痕本身。相較於其他的自我淋巴按摩技法，這組技法的按摩力道會稍微重一些。如果你想要，可以在進行這個步驟時，抹一些美體油。視疤痕形成時間的長短而定，觸摸疤痕時，你大概會感覺到疤痕處的皮膚下方，有一些硬硬的纖維化組織。不過在你按摩這塊疤痕組織一段時間後，它的質地也會隨著你的撫觸漸漸的改善。這個步驟分為五個階段：

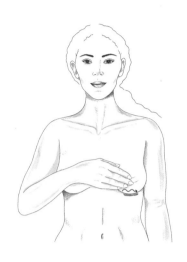

1. 按摩切口上方：指尖先朝著切口的上緣，以畫鋸齒的方式，按摩疤痕上方的肌膚。再以畫疊 C 手法，再一次按摩這個部位。

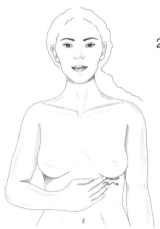

2. 按摩切口下方：指尖先朝著切口的下緣，以畫鋸齒的方式，按摩疤痕下方的肌膚。再以畫疊 C 手法，再一次按摩這個部位。

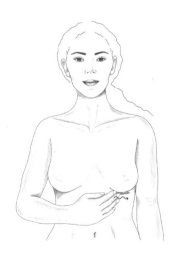

3. 按摩切口本身：指尖朝著切口的中線，以畫鋸齒的方式，順著切口的上、下緣按摩疤痕本身。

4. 按摩切口兩端：多餘的體液和纖維化的組織常會堆積在此處。

5. 重複步驟 3，直切按摩切口。

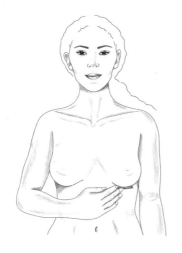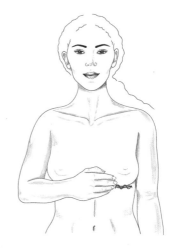

Step 4

重複步驟 2，按摩傷疤的周圍和上、下方。

Step 5

重複步驟 1，活絡相對應的淋巴結。

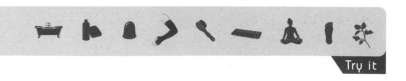

Try it

淋巴水腫

我在加州大學洛杉磯分校的醫學中心擔任淋巴水腫治療師時,就已經充分領會到淋巴系統的強大力量。淋巴水腫是一種會導致身體慢性腫脹的病症,因為它會使淋巴液積聚在組織中。其實,這就是淋巴系統阻塞所造成的結果,而且這種情況通常發生在四肢,不過也是有可能發生在軀幹、頭部或身體的其他部位。

淋巴水腫可以是先天因素所致(即「原發性淋巴水腫」,一出生淋巴系統就有發育不全或結構異常的問題),也可以是後天因素所致(即「繼發性淋巴水腫」,是身體某處的創傷,或為了治療癌症切除某處的淋巴結引發)。其他還有像脂肪水腫和淋巴絲蟲病(lymphatic filariasis,譯註:即俗稱的「象皮病」)等病症,也可能導致淋巴水腫。脂肪水腫與遺傳有關,它會使脂肪在體內不正常的堆積,而且這些脂肪多半還會堆積在特定的幾個部位,最終淋巴管路就會因此受阻。淋巴絲蟲病則是一種在熱帶國家發現,由蚊子傳播的寄生蟲疾病,這些寄生蟲經由病媒蚊叮咬進入人體血液後,其蟲體最終會阻塞四肢的淋巴管。

淋巴教育和研究網絡的資料指出,手術切除的淋巴結數量若不超過 4 個,發生淋巴水腫的風險大約是 6%;但若超過 4 個,風險就會升到 15% 到 25%。就目前的臨床現況來看,至少有 30% 的癌症病友有淋巴水腫的問題,還有 1,000 萬名美國人為淋巴水腫所苦。雖然這是一種不太會致命的疾病,但它影響的人數卻比帕金森氏症、阿茲海默症、漸凍症和愛滋病患者的「總人數」還多。放眼全球,受淋巴水腫影響的人數相當驚人,粗估可能高達 1.4 億到 2.5 億人。

早年我發現,病人若是一被診斷出有淋巴水腫就來找我,持續接受淋巴治療,並在必要的時刻穿戴加壓服飾,他們的淋巴水腫往往都會維

持在輕症的狀態，而且不管他們先前切除了多少個淋巴結，都是如此。這麼做不僅降低了他們發展成重度淋巴水腫的風險，也減輕了他們的相關副作用，例如發麻、神經病變、脹氣、消化不良和活動能力受限等。事實上，現在醫學界對淋巴水腫的處置建議，就是「及早接受治療，以盡可能降低此症惡化的機會」。

　　我在幫助有淋巴水腫問題的客戶時，也都會鼓勵他們，好好去檢視自己的壓力狀態。一段時間之後，有些人會告訴我，他們換了工作、結束了一段有毒的關係，或是釋懷了那些深埋心中的感受和不滿。我也會力勸他們，在飲食、睡眠和運動等面向建立良好的健康習慣。這當中還有許多人需要額外的支持，例如使用加壓繃帶、服飾或裝置，才能在居家期間持續控管淋巴水腫的狀態。這樣多管齊下的處置方式，除了有助他們恢復活力，也為他們的生活帶來了希望。

　　這樣的淋巴水腫治療方式，被稱為「整合性消腫療法」，在醫院和復健診所，這套療法多半是由合格的淋巴水腫治療師執行。其中，治療師要確保客戶的淋巴發炎不會惡化，最有效的方法就是，教他們在日常中自我保養的技巧（包括徒手淋巴引流，還有你在第五章會讀到的飲食、加壓、運動和皮膚與指甲護理等）。在淋巴健康這一塊，具備自我養護淋巴的能力，一定能為你帶來最好的成果。

小叮嚀 如果你有淋巴水腫的問題，或有淋巴水腫的風險，在執行這些自我保養前，請先徵詢醫師和合格淋巴水腫治療師的意見，並在他們的監督下，安排適合你的保養程序。第 322 頁的「相關資源」有提供你找到合格治療師的管道。

如果你做過乳癌治療，醫生或許就會叮嚀你，要避免用與癌症同側的手臂，測量血壓或接受靜脈輸液。這是因為血壓計的測量袖帶與止血帶的作用方式類似，會對局部肢體施以高壓，萬一操作不當，可能會對該側手臂造成致命的束縛。

至於靜脈輸液，則是因為針頭穿透肌膚的舉動，會增加皮下組織水腫的風險，並在肌膚上留下有利細菌入侵體內的開放性傷口（除了靜脈注射，你也要避免用該側手臂做抽血，或各種需要反覆扎針的活動）。由於淋巴水腫是一種會越變越嚴重的病症，稍有不慎恐怕就會導致病況惡化，所以在需要測量血壓或抽血的時候，請盡可能以未受癌症影響，或無淋巴水腫的肢體接受檢測。

上肢淋巴水腫

這組按摩（以及接下來要介紹的「乳房淋巴水腫」）是專門為接受乳癌治療後，處於淋巴水腫風險之中，或是已經被診斷出有淋巴水腫的人設計。乳癌病人的上肢在剛做完手術的時候，甚至是幾年之後，常會有程度不一的腫脹感。如果你或是你認識的人有這方面的困擾，請尋求合格淋巴水腫治療師的協助。

有些腋淋巴結因手術切除，或是因放射治療受損的人，上肢除了會發炎，還會發麻。碰到這種狀況，你越早開始自我淋巴按摩，就越容易控制住淋巴水腫的發展。千萬不要等到你肉眼就看得出來手腫的時候，才開始做這組按摩。**要達到你肉眼看得出的腫脹，淋巴系統可能已經腫脹了 100 倍。**在臨床上，我看過有人切除了 40 個腋淋巴結，但在持續照顧、加壓和自我按摩的情況下，上肢依舊保有合宜的尺寸。

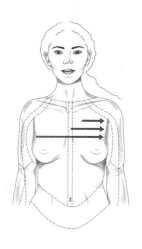

請留意你使用電腦和手機的時間，這兩個舉動都會導致上肢的體液淤滯，甚至是腕隧道症候群。這組按摩對改善上肢的淋巴流動非常有幫助。

如果你是淋巴水腫的高風險群，就需要重新安排淋巴流動的路徑，設法讓另一組淋巴結來維持你的淋巴循環。這組按摩的步驟和第224頁的「四肢疼痛：上肢」類似，不同的地方在於，這組按摩多安排了一些刺激淋巴管路連通（anastomosis）的步驟，這可以幫助身體建立一套新的淋巴液流動路線，排除可能積聚在上肢的多餘體液。

這組按摩會促進兩套管路的連通。第一套管路走的是「腋—腋路徑」，它會讓你受到癌症或淋巴水腫影響的那一側淋巴液，橫越胸部，往對側腋窩的另一組淋巴結流動。

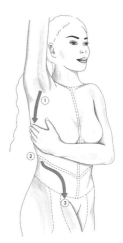

第二套管路走的是「腋—腹股溝路徑」，它會讓你受到癌症或淋巴水腫影響的那一側淋巴液，由腋窩下方，往同側大腿根部的腹股溝淋巴結流動。

小叮嚀 你背後也可以形成一套「腋—腋路徑」，它會讓淋巴液以橫越背部，而非胸部的路徑，流往對側的腋淋巴結。只不過單憑你個人的力量，你大概很難連通這套管路。如果你想要試試看，可以在做乾刷的刷子上放一塊布，然後讓刷子輕柔地滑過你兩腋之間的上背部肌膚。

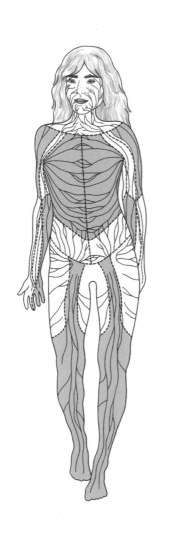
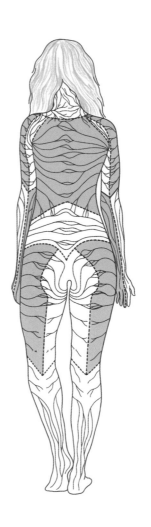

❖ 淋巴按摩步驟

Step 1

活絡位在你鎖骨上方、頸部根部的左、右鎖骨上淋巴結。以畫 J 手法，先將大拇指以外的四指指尖，順著頸部向下滑動，輕輕壓入鎖骨上方的凹陷處，接著，雙手再順著鎖骨、往肩膀兩側的方向滑動。重複 10 次。

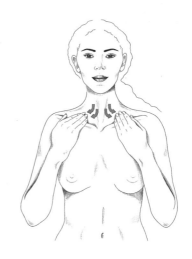

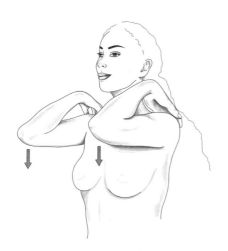

Step 2

活絡領口淋巴區：雙手置於肩上，手肘直直指向前方。吸氣，然後吐氣時將手肘往下沉，指尖不要離開肩膀。重複 5 次。這能將你頸部後側的淋巴液導向鎖骨上方。

Step 3

活絡腋窩的腋淋巴結，而且是「未受到」癌症或淋巴水腫影響的那一側。舉例來說，如果你右側得過乳癌，左側就是你未受到影響的那一側。如果你兩側都得過乳癌，就請你活絡兩側的腋淋巴結和腹股溝淋巴結，之後的步驟也會幫助你在兩側建立走「腋─腹股溝路徑」的新淋巴流通動線。此步驟分為三個階段：

1. 手放在「未受到」影響那一側的腋下，食指輕輕貼著腋窩，然後往上規律地輕輕按壓它。按壓 10 下。

2. 手往下移到身側。這個區塊有乳房組織，是引流淋巴的重點部位。用手掌的力量，將該處的皮膚往上推至腋窩。重複 5 次。

3. 舉起手臂，把手放在腋窩，然後往下規律按壓它。按壓 5 下後，放下手臂。

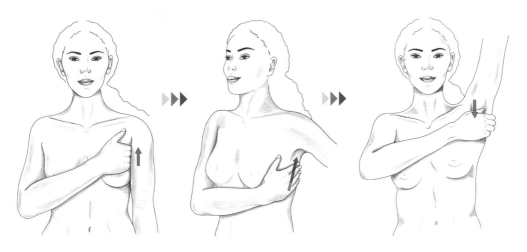

Step 4

促進胸前的「腋—腋路徑」連通。乳房裡有一部分的液體會排入位在胸部中央的乳腺淋巴結，所以這個步驟也會活絡這些淋巴結。此步驟分為三個階段：

1. 手放在「未受到」癌症或淋巴水腫影響的那一側乳房上方，指尖對著該側乳房的腋下。以畫 C 手法或畫彩虹手法，朝「未受到」影響的腋下，輕柔地按摩乳房的上方。重複 5 次。

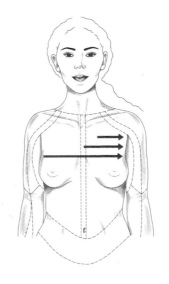

2. 手放在胸口，指尖對著「未受到」影響的腋下。以畫彩虹手法，朝「未受到」影響的腋下，輕柔地按摩胸口。重複 5 次。

3. 手放在「受到」癌症或淋巴水腫影響的那一側乳房上方（即得過癌症那一側），指尖對著「未受到」影響的腋下。以畫彩虹手法，朝「未受到」影響的腋下，輕柔地按摩胸部。重複 5 次。

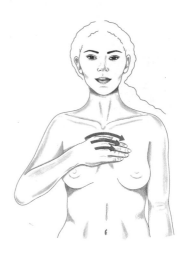

Step 5

重複步驟 3，活絡腋窩的腋淋巴結（「未受到」癌症或淋巴水腫影響的那一側）。

Step 6

現在活絡「受到」癌症或淋巴水腫影響的那一側腋窩（即得過癌症，或有淋巴水腫的那一側）：手放在「受到」癌症或淋巴水腫影響的那一側腋下，食指輕輕貼著腋窩，然後往上規律地輕輕按壓腋淋巴結。按壓 10 下。

Step 7

活絡「受到」癌症或淋巴水腫影響的那一側、位在大腿根部的腹股溝淋巴結，此步驟分為兩個階段：

1. 手放在「受到」影響的那一側的大腿內側根部，以畫 C 手法，往上、朝大腿前側根部的皺褶處按摩，重複 10 次。

2. 手放在大腿外側的根部，以定點畫 C 手法，往上、朝大腿前側根部的皺褶處按摩，重複 10 次。

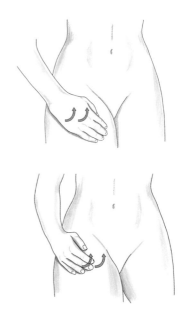

Step 8

促進「腋-腹股溝路徑」連通：手放在「受到」癌症或淋巴水腫影響的那一側腋下，往下輕輕滑動到腹股溝淋巴結。在這個步驟，你會分三個階段，順著該側的軀幹，由腋下一路往下按摩到腹股溝淋巴結：

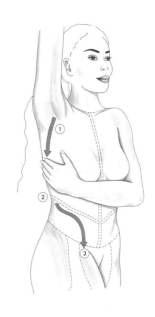

1. 手掌放在「受到」癌症或淋巴水腫影響的那一側腋下，以畫 C 手法，由腋下按摩到腰部。重複 5 次。

2. 手放在腰部，以畫 C 手法，由腰部往大腿根部的腹股溝淋巴結按摩。重複 5 次。

3. 手放在髖骨上方的下腹部，仿效瀑布從山頭流下那樣的形勢，以畫 C 手法，由髖部按摩至大腿根部的腹股溝淋巴結。重複 5 次。

此刻，你已經透過上述的按摩步驟，活絡了「未受到」癌症或淋巴水腫影響的淋巴結，並為自己安排了新的淋巴流通動線。接下來，你就可以放心針對「受到」癌症或淋巴水腫影響的上肢，去疏通該處的淋巴液。

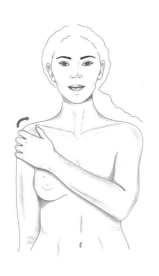

Step 9

按摩肩頭（「受到」癌症或淋巴水腫影響的那一側）：手放在肩角，以畫 C 手法，朝脖子的方向按摩整個肩頭。重複 5 次。這個按摩路徑可將淋巴液導往鎖骨處的鎖骨上淋巴結。按摩時切記，你推撫的方向一定要「往上」，這樣才能將淋巴液帶離手臂，達到改善或避免手臂腫脹的效果。

Step 10

按摩上臂外側（「受到」癌症或淋巴水腫影響的手臂）：手先順著上臂外側，從肘部輕柔地往上滑動到肩角的位置。重複 5 次。再用畫疊C 手法和波浪般的律動，按摩上臂的外側；以肘部為起點，順著上臂外側，朝肩膀的方向按摩三頭肌和三角肌。重複 5 次。

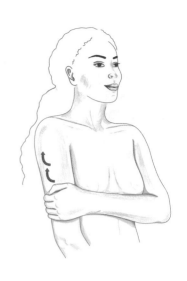

Step 11

重複步驟 9，以畫 C 手法，按摩整個肩頭。

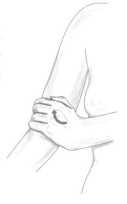

Step 12

按摩上臂內側（「受到」癌症或淋巴水腫影響的手臂）：手先順著上臂內側，從肘窩輕柔地往上滑動到腋窩的位置。重複 5 次。接著用畫疊C 手法，順著上臂內側，從肘窩往上按到二頭肌，再從二頭肌往上按到手臂外側和肩頭。重複 5 次。最後按壓腋窩 5 下，並從手臂內側往上按摩到手臂外側，把淋巴液帶往鎖骨。把淋巴液帶往鎖骨的動作能避免腋窩處的淋巴系統超載，因為就算此處的腋淋巴結已被部分切除，某些來自手臂的淋巴液，還是會自然而然地流入剩下的腋淋巴結。

Step 13

按摩肘窩（「受到」癌症或淋巴水腫影響的手臂）：手掌覆住整個肘窩，以向上畫 C 手法，定點按摩肘窩。肘窩的淋巴結會接收來自前臂和手部的淋巴液，所以在按摩前臂之前，一定要先活絡這個部位。按摩 10 下。

Step 14

按摩前臂（「受到」癌症或淋巴水腫影響的手臂）：
手先順著前臂，從腕部輕輕滑動到肘部。重複 5 次。
再用手圈住手腕，以畫疊 C 手法，順著前臂往上按摩
前臂的內、外側。按摩期間，你或許會感受到皮膚的
下方有一片液體，但請謹記「少即是多」的道理，以
輕柔的力道將這些液體一路導往肘窩即可。重複 5 次。

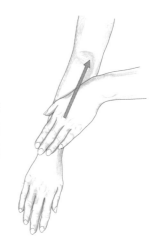

Step 15

重複步驟 13，按摩肘窩 5 下。

Step 16

按摩手腕的上側和下側（「受到」癌症或淋巴水腫影響的
手臂）：手掌覆住整個手腕，以畫 C 手法，定點按摩手腕
（按摩的那隻手會一直待在同一個位置）。如果你的手正
好腫腫的，或許就會感覺到，手裡的部分體液，隨著這個
步驟的動作排出。有這種感覺很好，因為這表示你正在疏
通淤積的在此處的體液。長時間使用手機和電腦，以及重
複性勞損，都很容易使這個部位發炎、腫脹。按摩 5 下。

Step 17

用畫 C 手法，朝手腕的方向按摩掌心（「受到」癌症或淋巴水腫影響的那一
側）。重複 5 次。

Step 18

舉起手臂（「受到」癌症或淋巴水腫影響的那一側），可以的話，請高舉過
頭。先順時鐘轉動幾圈，再逆時鐘轉動幾圈。轉動手臂時，你可以先小幅度的
在空中畫圈，如果覺得這樣的動作很舒服，再漸漸加大畫圈的幅度。

Step 19

雙手手指交錯，藉由來回移動雙手，按摩雙手手指的內側。請從指尖一路按摩到手指的根部。重複 5 次。

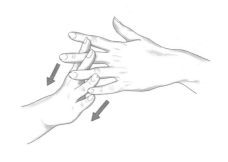

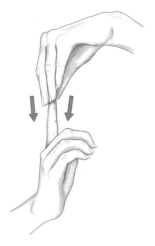

Step 20

逐一按摩每一根手指：把一手的指尖聚攏在一起，以這樣的手勢按摩另一手的每一根手指。按摩時，指尖聚攏的手要如帽子般，放在另一手的某一指指尖上，再順著手指，一路由指尖滑動到指根。重複 10 次。

Step 21

重複步驟 17，用畫 C 手法按摩掌心。

Step 22

重複步驟 16，按摩手腕。

Step 23

重複步驟 14，按摩前臂。

Step 24

重複步驟 13，按摩肘窩。

Step 25

重複步驟 12，按摩上臂。

Step 26

重複步驟 6，活絡腋窩的腋淋巴結（「受到」癌症或淋巴水腫影響的那一側）。

Step 27

重複步驟 8，促進「腋－腹股溝路徑」連通。

Step 28

重複步驟 4，促進胸前的「腋－腋路徑」連通。

Step 29

重複步驟 1，活絡位在頸部根部的左、右鎖骨上淋巴結。

$Step\ 30$

腹式深呼吸：以任何你覺得舒服的姿勢進行，雙手置於腹部，深深地呼吸 10 次。吸氣時，把氣吸入腹部，感受到腹部鼓起；吐氣時，緩而輕地把氣吐出，感受到腹部放鬆。這個步驟可促進淋巴液的流動，有助你將上肢的淋巴液排入「腋—腹股溝路徑」這條新的淋巴流通動線。

小叮嚀 假如你有淋巴水腫的問題，在採取任何按摩前，請先徵詢合格淋巴水腫治療師的意見。

利用自我淋巴按摩緩解淋巴水腫

　　我的客戶莎琳，是在做完了乳癌的放射治療後，來找我尋求協助。她單側乳房的下方有幾道摘除乳房腫塊留下的疤痕，同側腋下也有幾道切除部分淋巴結留下的切口。因為經歷了這些治療，那側乳房不但比較容易發炎，也比較常有腫脹和疼痛的感覺，甚至還影響到了她手臂的活動能力。當時我一個月會為她按摩兩次，持續了大約六個月。

　　除了幫她按摩，我也教了她一些可以在家自行按摩淋巴的方法。通常，她一週會自己按摩三次，但她承認，有時候她會因為忙著照顧孩子，沒做原本要做的按摩。每次看到她，我都可以從她乳房腫脹的程度，明顯看出她有沒有落實居家的淋巴按摩。莎琳自己也能感受出這兩者的差異。她告訴我，每次她花個幾分鐘做完整組按摩，就會神奇地感覺到那側乳房的狀態好轉許多，而且這組按摩不只降低了她乳房的疼痛、腫脹感，還提升了她手臂的活動能力（之前她一直以為手術後，她得了「五十肩」）。她也很開心的表示，她覺得自己整個人變輕盈了，整體的健康狀態也變好了。

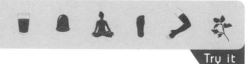

Try it

乳房淋巴水腫

　　如果你做過乳癌治療、切除過淋巴結，或做過放射療法，你接受過治療的那一側乳房，就有可能出現淋巴腫脹和疤痕組織這方面的問題。乳房發炎的情況有可能在手術後（甚至是做完切片後）就立刻發生，也可能幾年之後才發生。在該處的淋巴系統受損或部分切除的情況下，剩下的淋巴結可能會變得負荷過重、無法有效移除組織中的廢物，使得你很容易淋巴水腫。除了改善淋巴循環，自我淋巴按摩或許也能提升你的活動能力，還有改善軟組織損傷。

> 小叮嚀　為你的乳房安排新的淋巴流通動線非常重要，這有助乳房將淋巴液導往身體其他部位的淋巴結。我也建議你試試「上肢淋巴水腫」這組按摩（第 249 頁），它能降低你手臂發炎的程度或風險。

　　現在你已經知道，腋淋巴結不僅會接收軀幹前、後側的淋巴液，還會接受你乳房組織的淋巴液。乳房裡有一部分的液體，也會排入胸骨處的乳腺淋巴結。如果你有乳房淋巴水腫的風險，就需要多做一個步驟，重新安排乳房淋巴液的動線，將它導往你沒得癌症那一側的腋淋巴結，以及你有得癌症那一側的腹股溝淋巴結。如果你兩側乳房都有癌症，之後你就會順著軀幹，在兩側的腋下和大腿根部之間，建立走「腋─腹股溝路徑」的新淋巴流通動線。一旦你為乳房淋巴液安排了新的動線，你的淋巴系統就比較不會出現負荷過重的狀況。你可以促進新的管路連通，為流不出去、堆積在乳房組織的毒素另闢其他的通道，這就好比你開通了好幾條通往大海的渠道一樣。誠如你在第 36 頁的淋巴流域示意

圖所看到的那樣，那些因淋巴結切除或放射治療而滯留某處的淋巴液，其實還是可以透過很多不同的路徑排出，只要你願意花一點時間和心力去引導它。

　　近期的影像研究已經發現，即便切除了腋下的部分淋巴結，淋巴液仍會流入剩下的腋淋巴結，因此，活絡兩側腋下的淋巴結是非常重要的步驟。每一側的腋下大概會有 15 到 40 個淋巴結，所以如果你切掉了 7 個淋巴結，剩下的淋巴結還是會接收行經該區域的淋巴液。腋下的淋巴液也會流往橫膈肌下淋巴結和肝臟，這也是這組按摩會安排腹式深呼吸的原因，因為它會促進腹部淋巴液的流動。另外，假如你的乳房上有切除腫塊留下的疤痕組織，這些疤痕組織就有可能沾黏在乳房組織上，引發疼痛並影響活動能力。為了預防或改善這類的問題，我會建議你也要做「運動傷害、手術前後和疤痕組織」這組按摩（第 240 頁）。只要你願意按摩自己的淋巴，就能感受到發炎的情況變少了、肢體的活動能力提升了，甚至你可能也會更能感受到手臂、軀幹和乳房的感覺。

`小叮嚀` 自我淋巴按摩時，尤其是在做這組按摩時，請盡可能讓雙手直接碰觸到肌膚。你也可以隔著一層衣服做這組按摩，但養成裸身按摩的習慣，能讓你得到最大的效益。

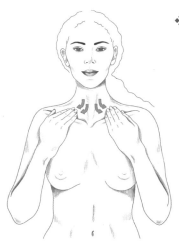

❖ 淋巴按摩步驟

Step 1

活絡位在你鎖骨上方、頸部根部的左、右鎖骨上淋巴結。以畫 J 手法，先將大拇指以外的四指指尖，順著頸部向下滑動，輕輕壓入鎖骨上方的凹陷處，接著，雙手再順著鎖骨、往肩膀兩側的方向滑動。重複 10 次。

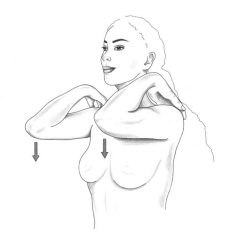

Step 2

活絡領口淋巴區:雙手置於肩上,手肘直直指向前方。吸氣,然後吐氣時將手肘往下沉,指尖不要離開肩膀。重複5次。這能將你頸部後側的淋巴液導向鎖骨上方。

Step 3

活絡腋窩的腋淋巴結,而且是「未受到」癌症或淋巴水腫影響的那一側。也就是說,如果你右側得過乳癌,左側就是你未受到影響的那一側。如果你兩側都得過乳癌,就請你活絡兩側腋窩和腹股溝的淋巴結;先活絡一側,再活絡另一側。之後的步驟也會幫助你在兩側建立走「腋—腹股溝路徑」的新淋巴流通動線。此步驟分為三個階段:

1. 手放在「未受到」影響那一側的腋下,食指輕輕貼著腋窩,然後往上規律地輕輕按壓它。按壓10下。

2. 手往下移到身側。這個區塊有乳房組織,是引流淋巴的重點部位。用手掌的力量,將該處的皮膚往上推至腋窩。重複5次。

3. 舉起手臂,把手放在腋窩,然後往下規律按壓它。按壓5下後,放下手臂。

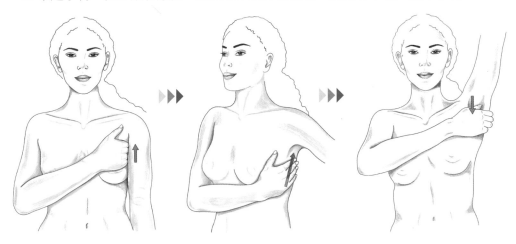

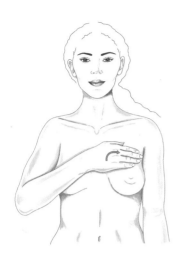

Step 4

按摩乳房上緣：先按摩「未受到」癌症或淋巴水腫影響的那側乳房。也就是，如果你是右乳得過癌症，就先按摩左乳，反之亦然。要排除胸部的淋巴液和發炎，按摩雙乳的動作很重要，因為這樣你才能得到最好的成效。此舉會創造一股真空效應，帶動淋巴的整體循環。把對側的手掌放在乳房的上緣，指尖對著腋下。以畫 C 手法，朝著腋下的方向，輕柔按摩乳房的上方。重複 5 次。

Step 5

重複步驟 3，活絡腋窩的腋淋巴結（「未受到」癌症或淋巴水腫影響的那一側）。重複 3 次。

Step 6

按摩乳房下緣（「未受到」癌症或淋巴水腫影響的那一側）：把對側的手掌放在乳房的下緣，指尖貼著身側。以畫 C 手法和波浪般的律動，順著身側，將此處的淋巴液往上推到腋窩。重複 3 次。

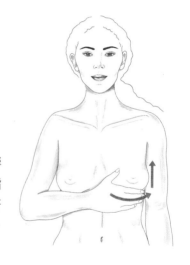

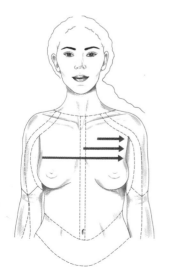

Step 7

重複步驟 3，活絡腋窩的腋淋巴結（「未受到」癌症或淋巴水腫影響的那一側）。重複 3 次。

Step 8

促進胸前的「腋—腋路徑」連通。乳房裡有一部分的液體會排入位在胸部中央的乳腺淋巴結，所以這個步驟也會活絡這些淋巴結。此步驟分為三個階段：

1. 手放在「未受到」癌症或淋巴水腫影響的那一側乳房上方，指尖對著該側乳房的腋下。以畫 C 手法，朝「未受到」影響的腋下，輕柔地按摩乳房的上方。重複 5 次。

2. 手放在胸口，指尖對著「未受到」影響的腋下。朝「未受到」影響的腋下，輕柔地按摩胸口。重複 5 次。

3. 手放在「受到」癌症或淋巴水腫影響的那一側乳房上方，指尖對著「未受到」影響的腋下。朝「未受到」影響的腋下，輕柔地按摩整個胸部。重複 5 次。

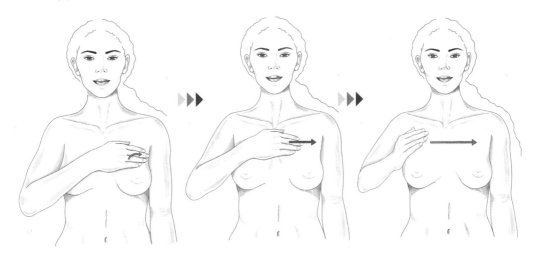

Step 9

把雙手的指尖置於胸骨兩側的肋間凹槽，用非常輕柔的力道順著這些凹槽規律按壓，並深深地吸氣和吐氣。此舉能活絡乳腺淋巴結，也能幫助肺臟排出空氣。此處的皮膚很薄，加上你按壓此處的目的，只是要活絡皮膚下方的體液，

所以千萬不要猛力按壓。另外，你的心輪也位在此處，請用接納和關愛自己的態度，溫柔地對待它。重複 10 次。

Step 10

活絡腋窩的腋淋巴結，而且是「受到」癌症或淋巴水腫影響的那一側（即得過癌症，或有淋巴水腫的那一側）。如果你切除過淋巴結或做過放射治療，現在可能仍會感覺到該處還有些疼痛、發麻或腫脹。因此，在操作這個步驟時，動作請格外輕柔和充滿關愛。此步驟分為三個階段：

1. 手放在「受到」影響那一側的腋下，食指輕輕貼著腋窩，然後往上規律地輕輕按壓它。按壓 10 下。

2. 手往下移到身側。這個區塊有乳房組織，是引流淋巴的重點部位。用手掌的力量，將該處的皮膚往上推至腋窩。重複 5 次。此舉有助排除該側軀幹的淋巴液。

3. 舉起手臂，把手放在腋窩，然後往下規律按壓它。按壓 5 下後，放下手臂。

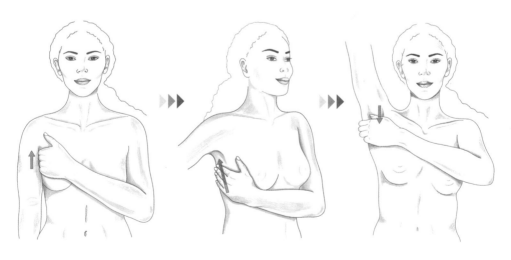

Step 11

促進「腋─腹股溝路徑」連通：你會從「受到」
癌症或淋巴水腫影響的那一側腋下，順著軀幹，
一路往下按摩到腹股溝淋巴結。此步驟分為三個
階段：

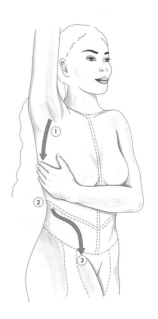

1. 手掌放在「受到」癌症或淋巴水腫影響的那一
   側腋下，以畫 C 手法，輕輕地由腋下按摩到
   腰部。重複 5 次。

2. 手放在腰部，以畫 C 手法，輕輕地由腰部往
   大腿根部的腹股溝淋巴結按摩。重複 5 次。

3 手放在髖骨上方的下腹部，仿效瀑布從山頭流
   下那樣的形勢，以畫 C 手法，輕輕地由髖部
   按摩至大腿根部的腹股溝淋巴結。重複 5 次。

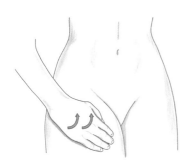

Step 12

活絡腹股溝淋巴結（「受到」癌症或淋巴水
腫影響的那一側）：將同側的手放在大腿的
根部，以畫 C 手法，朝大腿根部的皺褶處向
上推撫，重複 10 次。此舉可以讓這些淋巴
結做好準備，接收來自軀幹的淋巴液。

Step 13

此刻，你已經透過上述的按摩步驟，活絡了「未受到」癌症或淋巴水腫影響的
淋巴結，為自己安排了新的淋巴流通動線。接下來，你就可以放心去按摩「受
到」癌症或淋巴水腫影響的乳房。把手掌放在乳房的上緣，指尖對著腋下。以
畫 C 手法，朝著「未受到」影響的腋下，輕柔按摩乳房的上方。重複 5 次。

Step 14

按摩乳房下緣（「受到」癌症或淋巴水腫影響的那一側）：把對側的手掌放在乳房的下緣，指尖貼著身側。以畫 C 手法和波浪般的律動，順著身側，將此處的淋巴液往下推到大腿前側根部的腹股溝淋巴結。重複 3 次。

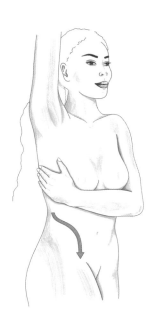

Step 15

用步驟 10 的方式，活絡腋窩的腋淋巴結，而且是「受到」癌症或淋巴水腫影響的那一側。

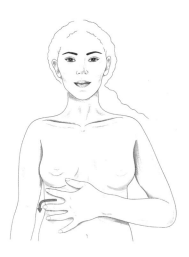

Step 16

把同側的手放在乳房下方的肋骨上（「受到」癌症或淋巴水腫影響的那一側），手指貼著肋骨之間的間隙。吸氣時，讓空氣撐起肋骨；吐氣時，以畫 C 手法輕柔地往上按摩肋骨之間的柔軟處。按壓這個部位可能會有點痛，需要你多花一點時間去化開肋骨間的緊繃。胸腔是保護你重要臟器的重地，所以釋放此處的緊繃時，請不要猛力按壓。執行這個步驟時，「斜倚」是最好操作的姿勢。重複 5 次。

Step 17

重複步驟 13，朝對側腋窩的方向按摩乳房上緣（「受到」癌症或淋巴水腫影響的乳房）。

Step 18

輕柔地揉捏整個乳房（「受到」癌症或淋巴水腫影響的那一側）。以乳頭為中心按摩乳房，讓乳房的淋巴如放射的太陽光芒般，由乳頭向外流動。這個時候乳房內側的部分淋巴液會流入胸骨的淋巴結，但乳房外側的淋巴液就會隨著你重新建立的淋巴流通動線，往下流至腹股溝淋巴結。我希望你花一點時間熟悉自己的乳房組織，萬一你覺得它們有腫脹或一碰就痛的狀況，或是某個地方有個小囊腫，請不要跟它們硬碰硬，把按摩的重點放在它們的周邊，由周邊組織慢慢軟化它們，為它們創造一個柔軟

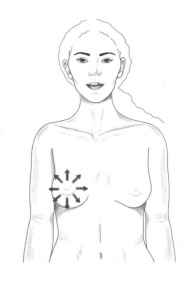

又充滿養分的環境。想像你在陽光燦爛的徐徐微風中，身處一片美麗的薰衣草或罌粟花田。你不會採摘田中的花朵，只會放鬆的沉浸在隨風擺盪的連綿花海中，讓自己的乳房隨著你充滿關愛的撫觸漸漸變得柔軟。

Step 19

重複步驟 13，朝對側腋窩的方向按摩乳房上緣（「受到」癌症或淋巴水腫影響的乳房）。

Step 20

重複步驟 14，按摩乳房下緣（「受到」癌症或淋巴水腫影響的那一側），將此處的淋巴液導往大腿根部的腹股溝淋巴結。

Step 21

重複步驟 10，活絡腋窩的腋淋巴結，而且是「受到」癌症或淋巴水腫影響的那一側。重複 5 次。

Step 22

用雙手的指尖輕輕敲擊胸骨上的肋間淋巴結，內乳淋巴結和胸腺都在此處。胸腺能使 T 細胞成熟，幫助人體對抗癌症。敲擊胸骨時，請將你的胸腺想像成一朵盛開的玫瑰。

Step 23

重複步驟 11，促進「腋—腹股溝路徑」連通。

Step 24

重複步驟 8，促進胸前的「腋—腋路徑」連通。

Step 25

重複步驟 3，活絡腋窩的腋淋巴結（「未受到」癌症或淋巴水腫影響的那一側）。

Step 26

重複步驟 2，活絡領口淋巴區。

Step 27

重複步驟 1，活絡位在頸部根部的左、右鎖骨上淋巴結。

小叮嚀 假如你有淋巴水腫的問題，在採取任何按摩前，請先徵詢合格淋巴水腫治療師的意見。

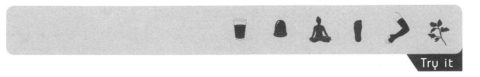

你或許聽過冷、熱交替的療法對免疫系統很好。雖然從某些研究的成果來看，這個假設或許值得一試，但如果你有淋巴水腫的風險，或已經有淋巴水腫，在嘗試這種療法時一定要特別小心。這幾十年來，醫學界的淋巴專家一直建議，你應該避免讓自己接觸極端的溫度，因為它們會導致燙傷或凍傷這類的組織損傷。一項針對婦科癌友做的研究顯示，當這些婦女處在高熱的環境下，她們的下肢恐怕會比上肢更容易出現淋巴水腫的情況。我總會告訴我的客戶，要嘗試冷、熱療法的首要條件，就是要先從很短的時間試起，因為你一定要了解自己的身體會對那些溫度產生怎樣的反應。測試期間，你只要注意到任何細微的變化，例如你身體某個有淋巴水腫風險的部位開始發腫，就要立刻停止，或是完全不要再碰這類療法！接觸過熱或過冷的溫度，或是接觸的時間太長，都有可能傷害到組織，惡化你的淋巴水腫。除此之外，我必須很遺憾的告訴你，諸如桑拿、泡熱水澡，或任何會提高你身體全身或局部體溫的療法，都是你必須避免的活動。

下肢淋巴水腫

如果你淋巴水腫的風險是因為得過腹部的癌症（包括消化道、結直腸和生殖器官等）、切除過腹部或腹股溝的淋巴結，或下半身做過放射治療，那麼你在做第 231 頁的「四肢疼痛：下肢」這組按摩時，就要多做一個步驟，重新安排此處的淋巴流通動線。

請想像一下這個情境：你行駛在高速公路上，卻發現要下的匝道封閉了，或是出現回堵。這個時候，你大概就只能、或是會想要從另一個匝道下高速公路，儘管這可能會讓你多繞點路。你體內的淋巴系統也是這樣運作：當淋巴液原先走的管道斷掉了或塞住了，它也可以改道通

行，走另一組淋巴結構成的管道。這就是我們前面一直說的「活絡淋巴管路連通」，或說「為淋巴液重新安排一條流通動線」的概念。

　　另外，假如你同時有下肢淋巴水腫和靜脈曲張的狀況，我會建議你詢問醫師，你的靜脈曲張是否需要做一些相關的治療。靜脈曲張多半都能透過穿壓力襪，得到不錯的控制，有的時候這個問題處理好了，下肢組織的淋巴負載量也會跟著降低，進而提升淋巴水腫管理的效能。

小叮嚀　如果你有淋巴水腫，或因為癌症治療有淋巴水腫的風險，又或者是因脂肪水腫或淋巴絲蟲病有任何下肢腫脹的情況，在執行這組按摩前，請先徵詢醫師和合格淋巴水腫治療師的意見，並在他們的監督下，進行這組按摩。第 322 頁的「相關資源」有提供你找到合格治療師的管道。

建立另外兩條淋巴流通動線的方法

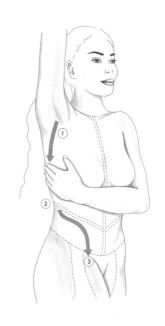

　　「腹股溝—腋路徑」：手放在「受到」癌症或淋巴水腫影響的那一側腿上，從大腿前側根部的腹股溝淋巴結，順著該側的髖部和軀幹，一路按摩到同側腋窩的腋淋巴結。舉例來說，如果你是右腿腫脹，就先從右側的腹股溝淋巴結，往上按摩到右側的腰間；再從右側的腰間，一路按到右側的腋窩，並活絡該處的腋淋巴結。

　　「腹股溝—腹股溝路徑」：手放在「受到」癌症或淋巴水腫影響的那一側腿上，從「受到」影響的腹股溝淋巴結，按摩到「未

受到」影響的腹股溝淋巴結。舉例
來說，如果你是右腿腫脹，就從右
大腿前側根部的皺褶處，橫越腹部，
一路按摩到左大腿前側根部的皺褶
處。然後活絡「未受到」影響的腹
股溝淋巴結。

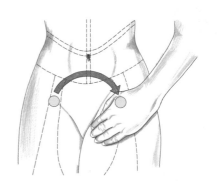

　　等你活絡了「未受到」癌症或
淋巴水腫影響的淋巴結，並為自己
安排了排除多餘淋巴液的新動線，
就可以開始做第 231 頁的「四肢疼
痛：下肢」這組按摩。

小叮嚀　如果你有淋巴水腫的問題，在採取任何按摩前，請先徵詢合格
　　　　淋巴水腫治療師的意見。

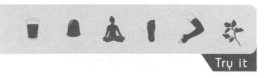

緩和療護

在你愛的人即將走到生命的終點時，撫觸是你能給他最棒的禮物之一，與它並列的，當然是你的陪伴和關愛。在臨床上，我幫助過許多人度過人生的最後幾天。在這個過程中，我觀察到，這段日子，他們的家人都很渴望減輕他們的痛苦，因為看著他們受苦，家屬的心也很煎熬。如果你有幸與安寧團隊合作，會得到很大的幫助，因為他們都是訓練有素的專業人士，能妥善協助臨終病人，走過人生最後一段路的身、心波動。

在這本書的一開始，我寫了我母親在我十三歲時去世的事。因為這件事，我思考了很多盡可能讓自己身心活得自由的方法，如此一來，輪到我接近人生的終點時，我就擁許多可以幫助我走過那段路的工具。我很清楚，沒有人想要受苦，也沒有人想要看到他們在乎的人痛苦。

淋巴按摩是一種很美好的撫觸方式，它的動作十分輕柔，卻又對身體具有非常強大的滋養和療癒功效，可說是一種「充滿愛」的撫觸。不過，有些人在臨終階段會不願意被別人碰觸，所以在為他們按摩前，請務必先詢問他們，並尊重他們的意願。

握住他們的手或是腳。如果他們側躺著，你可以將手輕輕滑過他們的背。你不需要照著哪套步驟去為他們按摩，也不需要想著該把淋巴液導往哪個淋巴結，因為你已經養成了自我淋巴按摩的習慣，應該很清楚怎樣的撫觸會令人感到舒服。傾聽那個人的需求，順從你自己的直覺。你要相信自己，相信自己會知道你的手應該撫觸他們的哪個部位。即便只是短短幾分鐘的撫觸，都能為他們帶來減輕疼痛和活絡能量的功效。

我打從心裡認為，在你能做到的事情中，出席喪禮是最無私的舉動。為什麼？因為那個人不會知道你有到場。至於從我此生的所見所聞來看，在你能做到的事情中，坐在臨終者的身邊，陪伴他、關愛他和他說說話，或許還有摸摸他，就是最美好的舉動。

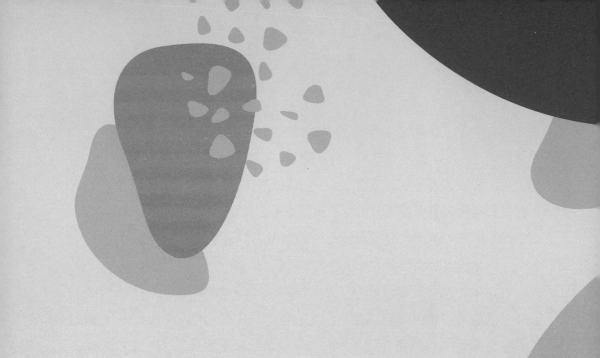

LYMPHATIC
HOLISTIC
REMEDIES

第三部

全方位維護淋巴系統的健康

第五章

促進淋巴循環的其他
自我日常保養

淋巴的健康是由五根重要的支柱構成。在前面幾章，我們都聚焦在第一根支柱，也就是我最專精的領域，淋巴引流。然而，其他四根支柱：飲食、皮膚和身體護理、加壓和運動，對淋巴的健康同樣非常重要。照顧好每一根支柱，都能為你的自我淋巴按摩成效加分。當我的客戶了解到，自己生活方式的各個面向都會影響到淋巴的流動狀態，他們就擁有了改變的力量，能夠將他們的健康維持在最佳的狀態。無論你是本來就對各種養生方法很有研究，還是才剛接觸這個概念，我都希望這一章所提供的資訊，能夠幫助你將身、心的健康狀態連結在一起。你會在這裡找到最適合你，能讓你更全面照顧到淋巴健康的各種自我日常保養。它們會強化免疫力、改善消化、提升肌膚的狀態，並使你因為找回健康的淋巴系統，而達到「由內而外亮起來」的絕佳狀態。

支柱 1：淋巴引流

淋巴按摩不只有助免疫系統的運作，也有助維護人體的淨化系統，使它平順地運行。此刻，我希望你已經試過了幾組的自我淋巴按摩。做一個簡單的淋巴按摩，搭配幾個深呼吸，一週只要一、兩次，就能增進淋巴的循環，這對降低發炎、改善消化、提振活力，以及排除淤滯體內的毒素都非常有幫助。持之以恆地去做這套自我淋巴按摩，你就會感覺到自己由內而外地越來越健康。

支柱 2：飲食和飲水

做出有益健康的飲食選擇，是你能做得到的事情，但你知道的，大

部分的人都不能百分之百做到這一點。甚至，有的時候，我們還會在毫不知情的狀況下，吃進了有害健康的化學物質。因為我們施予農作物的殺蟲劑和除草劑，或是投與牛隻的抗生素和激素，最終都可能跟著這些食材，一併出現在我們的餐點之中。

這就是為什麼在淋巴的自我日常保養中，最好要同時照顧到飲食的原因。在你能為淋巴健康做到的事情中，選擇把什麼東西吃進嘴裡，是最簡單也最有效的一件事。從長遠的角度來看，吃進對的食物，不但可以減少體內慢性發炎的機會，也可以支援人體的抗癌能力。

有一篇新發表的研究就表示，在控制淋巴水腫、脂肪水腫等淋巴疾病，還有任何因淋巴系統超載、而導致的體重增加這方面，特定的幾種飲食計畫都能發揮很好的功效。這些研究給了那些淋巴系統出狀況，渴望減輕相關症狀的人一線希望。生酮飲食就是其中的一種飲食計畫，在這種飲食中，你會攝取大量的油脂、適量的蛋白質，還有極少量的碳水化合物，這樣你的身體就會以脂肪作為主要的燃料。此舉會將你的身體導入一種叫做「酮症」的代謝狀態，在這個代謝狀態中，身體的血糖值會降低，並在肝臟將脂肪轉為酮體，這不但能為你的大腦補給能量，並還有助你減重。

血型飲食（Blood Type Diet）是另一種飲食計畫。我有些客戶就是靠著這種飲食，降低了體重、血壓和淤滯體內的黏液，同時改善了關節炎、睡眠呼吸中止症和消化方面的問題。這種飲食的假設是，每一種血型的人處理食物的方式都不同，所以它為每一種血型的人，把食物分成了「有益健康」、「中性」和「少碰為妙」這大三類。

醫學界對淋巴的進一步研究則顯示，你的長鏈飽和脂肪酸（乳脂、椰子油、棕櫚油、花生油、芥花油和紅花籽油等，都含有這類脂肪酸）攝取量越少，對你的淋巴系統越好。相較其他油脂，這種油脂在小腸可

以產生近兩倍的乳糜量，讓你的淋巴系統每天都得多負荷 2 公升的淋巴液，這當然會使淋巴系統的運輸能力大打折扣！中鏈和短鏈脂肪酸（水果、蔬菜、豆類、某些堅果、種子和全穀類等高纖食物，都含有這類脂肪酸）就不會這樣，因為它們比較能夠直接透過小腸的微血管，運送到身體各處。也就是說，**攝取中鏈和短鏈脂肪酸能降低淋巴系統的額外負擔，幫助它維持在最佳的運作狀態**。

我會特別提到這些觀念是因為，身為一位淋巴水腫治療師，我總是會告訴我的客戶，想要將他們的淋巴系統調整到最佳狀態，找到一套自己可以持之以恆的健康飲食計畫，絕對大有幫助。它與自我淋巴按摩有相輔相成的效果，一定能使你得到最好的成效。你很清楚，你全身上下的各個系統都環環相扣，所以只要你照顧了某一個區塊，就會引發漣漪效應，對全身各處造成影響。

有益健康的食物

就從「多攝取天然食物，少攝取加工食物」來改變你的飲食；多選擇複合型碳水化合物（例如蔬菜、豆類和水果等），少碰簡單型碳水化合物（例如糕點和甜食等）。你或許早就知道這個道理，但我還是要在這裡再次提醒你這一點，因為你很容易就會在不知不覺中，又落入以前那種講求便利的飲食習慣，等你一早醒來，發現胃又悶又脹，整個人還頭昏腦脹的時候，可能才會慢慢回想起，之前你又不小心吃進了哪些「地雷」。你的身體是很誠實的，吃進不對的食物，淋巴的流動就會變差！

下列這份清單雖然沒有很詳盡地介紹這些食物，但它可以提供你一個基本概念，讓你知道有哪些食物富含有益健康的化合物。這些天然食物不僅能提供身體所需的養分，還兼具抗發炎的能力，對提升體內的微循環很有幫助。請盡可能將這些食物加入你的日常飲食。

- **生鮮蔬菜和水果**。它們含有酵素和抗氧化劑，可以幫助人體分解毒素，使人體更有效率地將毒素排出體外。

- **紫色和紅色的水果**。全部的莓果（別忘了蔓越莓，它有助提升代謝，促進脂肪分解）、甜菜、櫻桃、枸杞、李子、高麗菜和西瓜等，都含有強大的抗氧化劑和維生素 C 和 K，而且它們大部分都富含硒。

- **綠葉蔬菜**。深綠色蔬菜有豐富的葉綠素，具備淨化的能力，對血液和淋巴的循環都很有幫助。青花椰菜、羽衣甘藍、菠菜、蒲公英、芥菜、小麥草和蕪菁葉等，都屬於這類蔬菜。

- **海菜**。海菜不只富含纖維素，還富含礦物質；它們都是減重和維護腸道健康的好幫手。另外，海菜也有大量的維生素 A、B、C、E 和鐵，以及有助甲狀腺運作的優質碘。

- **鳳梨和木瓜**。它們含有鳳梨酵素（bromelain），這種酵素有強大的抗發炎和助消化功效。我的許多客戶在手術後，都會補充鳳梨或木瓜，以減輕身體的腫脹感。

- **柑橘類**。柳橙、葡萄柚、橘子、檸檬和萊姆等，都含有豐富的酵素和維生素 C，既有助消化，也有益肝臟的健康。更重要的是，它們果皮內側的白色果囊含有地奧司明（diosmin），這種植物化合物能增進淋巴的微循環，並提升靜脈的健康。目前臨床上已有以地奧司明製成的藥物，應用於改善血管功能。

- **菇類**。這類食物是強大的抗氧化劑，因為它們富含可防止細胞受損的硒，以及數種維生素 B 和維生素 C。它們對免疫、消化和健康細胞的生長都很有幫助，而這些都可預防細胞和組織受到傷害。

- **富含維生素 B6 的食物**。這類食物有助人體對抗發炎，還有增加白血球和 T 細胞的數量。香蕉、鮭魚、火雞、鮪魚、馬鈴薯、鷹嘴豆、酪梨和榛果等食物，都可以讓你攝取到這種維生素。

- **富含 omega-3 和 omega-6 脂肪酸的食物。**例如魚油和富含油脂的魚類（鯖魚、鮭魚、沙丁魚和鯡魚等），以及種子（奇亞籽、亞麻籽等）。這類脂肪酸可降低發炎反應，並清除體內的脂溶性廢物。除此之外，它們對免疫系統的 B 細胞也有正面的影響。

- **果膠。**這是一種存在於蔬果的細胞壁，叫做多醣（polysaccharide）的澱粉。它可以抗發炎、滋養益菌、修復腸道內襯、軟便、降低「壞」膽固醇（LDL 膽固醇），還有協助腎臟更快地將汞排出體外（因為果膠可以先把汞金屬抓住）。許多蔬果都含有果膠，例如柑橘類、香蕉、莓果、百香果、桃子、番茄、甜菜、高麗菜、胡蘿蔔、四季豆、防風草和豌豆等。

- **大蒜和洋蔥。**它們所含的化合物對血液和免疫系統有強大的藥用價值。數個世紀以來，眾人一直利用它們抗菌和抗病毒的特性，來對付感冒和流感之類病症。目前學界已知，大蒜對心臟、血壓、膽固醇和骨關節炎有所幫助。洋蔥還具備抗真菌的特性，並含有和防癌的化合物；它們富含槲皮素（quercetin）這種抗發炎的類黃酮抗氧化劑，研究發現，它有助治療新冠患者的症狀。不過，就算大蒜有益活絡淋巴系統，也請不要食用過量，因為在未酌量使用的情況下，有些人可能會出現腸胃不適的狀況。

- **消化酵素。**由於你大部分的免疫系統都位在腸道，一旦消化不順暢，就會讓你的身體更難將體內的廢物排出。在這方面，消化酵素和苦味健胃藥（bitters）可以助你一倍之力，它們可以加快身體分解食物和清除毒素的速度，避免毒素在腸道中堆積。甘草根、茴香、牛蒡根、羅勒、薑、蒲公英、薄荷、肉桂和益生菌等，都是對這方面很有幫助的食物。

- **綠茶。**綠茶的好處多多！它是強大的抗氧化劑，不但能預防細胞受損，還可以對抗癌症。它富含多酚類化合物，不但能減少發炎

反應，還能增加血液中的抗氧化劑含量，發揮保護心臟的功效。它不但能提升血液的流動，還能提升代謝的速率，所以淋巴引流常利用它幫助患者減重。綠茶中的咖啡因也是製作美體油的重要成分，因為它有助改善橘皮組織。至於它的兒茶素，則有助保護大腦裡的神經元。

- 鋅。鋅是維持免疫系統健康的重要元素。紅肉、部分海鮮、禽肉、豆類、堅果和全穀類，都是攝取鋅的好來源。不過，素食者可能就需要以補充劑來加強鋅的攝取量。如果你的身體處在缺鋅的狀態，你或許就會比較容易生病，因為研究發現，鋅可以降低體內的發炎標記。出於這個原因，醫學研究人員認為，服用鋅的補充劑，也可以作為你對抗新冠病毒的戰力之一。

少碰為妙的食物

這份清單所列出的食物，通通都會促進體內的發炎反應。這些食物的熱量多半也很高，會對你的血糖造成不好的影響，而且它們還缺乏纖維素，會導致便祕和其他的發炎性腸道問題。換句話說，你應該要盡可能少碰這些食物！

- **全部的加工食譜，包括烘焙食品。**這些食物通常都含有大量的糖、反式脂肪、和／或氫化油脂（這種油脂會增加你得到心臟疾病或中風的風險，因為它們會升高壞膽固醇的含量，導致動脈變窄和硬化）、鈉和防腐劑之類的化學物質。這些都不是人體能有效消化的天然食物。
- **肉類，尤其是紅肉。**這類食物含有大量的飽和脂肪，以及細菌的內毒素（endotoxin）。這些內毒素是細菌死後，從細菌的脂多醣細胞壁釋出的毒素；它們會進入血液，刺激免疫系統，並引起發

炎反應。此舉可能會傷害到小腸的腸壁，甚至是會活化某些分子，觸發克隆氏症和潰瘍性結腸炎等發炎性病症。如果你不時會吃點肉，請盡可能選擇以草飼為主或完全草飼（grass-finished）的肉品。這是因為上述飼養方式的肉品，富含高生物利用率的鐵、硒、鋅、維生素 A 和亞麻油酸（具抗發炎功效）；再者，如果它們的產品也符合有機飼養的標準，就不會含有抗生素這類有害物質（許多市售肉品都有殘存抗生素）。

- **牛乳製品**。這類食物的最大弊病在於，含有大量的飽和脂肪，這會導致和肉類相同的問題。另外，所有的乳製品都含有天然的乳糖，卻有許多成年人無法好好地消化乳糖，萬一這樣的人食用了乳製品，就會出現腹脹、脹氣和消化不良的狀況。商業化飼養的乳牛也常會被施打激素，最終這些激素都可能殘存在乳品中。

- **糖**。你應該盡可能減少精製糖的攝取量。這一類糖不僅毫無營養價值，若你沒有及時消耗掉它們，它們還會轉變成脂肪囤積在你身上。雖然如果你有淋巴水腫或其他淋巴方面的病症時，也應該限制天然糖類的攝取量，但如果有時候你想在食物裡加點甜味，還是可以稍微添加一些天然糖類，例如蜂蜜和楓糖漿，它們不像精緻糖只有甜味，還含有其他有益健康的微量營養素。

- **麩質**。小麥、大麥和裸麥都含有這種會引發發炎的蛋白質，麵包、穀類製品、烘焙食品和麥穀片等，更是最常出現麩質的食品。對有些人來說，麩質會改變他們腸道細菌的生態和運作，進而破壞他們小腸內襯的完整性。這個情況發生時，人體吸收重要營養素的能力就會變差。有乳糜瀉、自體免疫疾病、糖尿病、腸躁症或其他腸胃問題的人，尤其要避免攝取麩質。

- **鹽**。根據美國心臟協會（American Heart Association）的數據指出，成年人每日只需要 1,500 毫克的鈉，但美國成年人的平均鈉

攝取量，卻是這個數值的兩倍以上。攝取過多的鈉會使水分滯留體內，導致腹脹、浮腫，甚至是腸道菌相失衡的問題，進而引發一連串的發炎性病症。因此，如果你有任何淋巴方面的問題，一定要減少鹽分的攝取量。

補充水分

如第三章所述，水分攝取不足是導致淋巴阻塞的常見原因。淋巴大概有 95% 是由水組成。多喝水不僅有助免疫細胞的循環，還能滋養淋巴網絡，使它順利排除毒素。每天至少要飲用你體重一半的水量，但水量的單位要從磅換成盎司，這樣的飲水量能維持淋巴系統的含水量，使淋巴液順暢地流動。請一定要選擇潔淨、過濾過的水，可以的話，最好還要是鹼性水。如果不是鹼性水，你可以在水裡加一些檸檬（經人體代謝後，它就會變成鹼性）。我建議你每天都用一杯溫熱的檸檬水開啟你的一天。你本來就應該多喝水，但在做自我淋巴按摩時，你更是應該大量補給水分。水可以幫你移除組織裡的髒東西，讓你得到更好的淋巴自我保養成效。

抗發炎草藥

某些草藥的抗發炎和抗微生物特性已眾所周知，並具備提升淋巴微循環和免疫力的能力。然而，請你千萬不要自行服用這些草藥。在你服用「任何」草藥之前，都一定要先諮詢專業人士的意見，例如你的醫師、合格的自然療法醫師、草藥師，或是專精阿育吠陀或傳統中醫的治療師。

抗發炎藥草

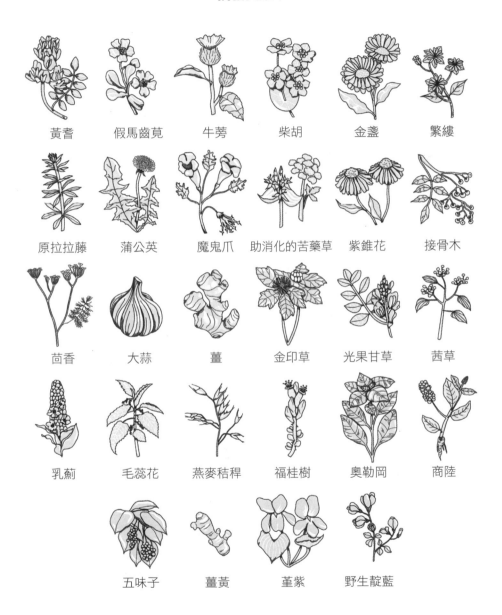

黃耆	假馬齒莧	牛蒡	柴胡	金盞	繁縷
原拉拉藤	蒲公英	魔鬼爪	助消化的苦藥草	紫錐花	接骨木
茴香	大蒜	薑	金印草	光果甘草	茜草
乳薊	毛蕊花	燕麥秸稈	福桂樹	奧勒岡	商陸
五味子	薑黃	菫紫	野生靛藍		

支柱 3：皮膚和身體護理

　　用正確的方式照顧皮膚，對淋巴的健康很重要。皮膚是你身上最大的器官，而且會持續接觸到空氣中的汙染物，是你抵禦有害物質的重要防線。絕大多數的淋巴管路和微血管，就隱身在這個龐大器官的表面之下，它們會吸收由皮膚進入人體的有害化學物質，並透過淋巴系統過濾這些物質。當你的皮膚處在乾裂的狀態，細菌就有機會乘虛而入，進而造成蜂窩性組織炎這類的感染，在這個時候，淋巴系統的流動也會停滯。因此，只要你覺得皮膚緊緊的，就表示它可能缺水了。多喝水不但能幫你的細胞補水、保持它的水潤度，也有助維持淋巴系統的正常流動。

選擇無毒、有機的皮膚護理產品

　　你塗抹在皮膚上的東西，大概有 60% 都會進入淋巴系統。這就是為什麼你一定要慎選皮膚護理產品，還有居家清潔用品的原因（居家清潔用品除了會接觸到你的雙手，還會經由空氣進入你的肺部）。

　　請選用安全、潔淨的無毒、有機產品，成分越簡單越好。在皮膚護理這一塊，我推薦你選擇與皮膚酸鹼值（pH 值）接近的弱酸性產品，這不但能保持皮膚的光滑度，還能避免皮膚乾澀。使用 pH 值為 5 的保濕產品，除了能提供皮膚必要的滋潤，還能幫助它對抗有害微生物、細菌和汙染物。舉例來說，有機的摩洛哥堅果油就是很好的潤膚產品，鮮少對皮膚造成刺激或毒性。天然有機的乳木果油也是很棒的選擇，實際上，許多昂貴的皮膚護理產品都會以它作為基底成分。

仔細閱讀各種產品的成分標示，了解它們到底添加了哪些東西，在選購兒童用品的時候，更是一定要做到這一點。如果你打算使用添加了化學和合成成分的產品，請務必查清楚它們的底細！以防曬乳裡的某些化學成分為例，它們曾一度被視為防止曬傷的神奇物質，例如二苯甲酮（oxybenzone），但自從科學家發現，它們不但會干擾內分泌的運作，還具有致癌性，就有許多國家開始禁用它們。某些防腐劑，例如羥基苯甲酸酯（parabens），也與特定癌症有關，因為它們類似雌激素，會干擾內分泌的運作。目前已有超過 1,400 種化學物質，遭歐盟禁止或限制添加在個人護理用品；反觀美國，卻只有 49 種化學物質遭到禁用。自 1938 年以來，美國聯邦政府一直沒更新這份禁用清單！這個可悲的事實說明了，為什麼甲醛這類的有毒化學物質，依舊能夠出沒在許多常見的美妝產品之中，例如指甲油、直髮劑和睫毛膏等。環境工作小組（Environmental Working Group，www.ewg.org）這類組織，都有針對數千種的個人護理用品做評比，並在它們的網站上免費提供這方面的資訊，你可以到上面了解各項產品的概況，幫助自己做出明智的選擇。我強烈建議你，一定要找時間去檢視你的藥櫃和浴廁櫥櫃，好好整頓一下你使用的各項產品。你的淋巴系統一定會很感激你！

泡澡的好處

在浴缸裡好好泡個澡，不只是放鬆身心的好方法，還能強化淋巴系統。我通常會建議我的客戶，做完淋巴按摩後，泡一個瀉鹽浴，因為它會促進毒素的排出。另外，泡澡有助活絡副交感神經系統，此舉可避免身體因壓力受到傷害。

市面上有許多能讓你泡澡泡得更享受、更舒服的泡澡產品，有油類的、膠類的、鹽類的，或丟進水裡會製造出大量氣泡的泡澡錠。我最推

薦瀉鹽，因為它含有硫酸鎂這種化合物，能透過「逆滲透」的原理，幫助身體排出毒素和重金屬。瀉鹽浴能減輕發炎、改善循環和消化，而且大概是操作最簡便的入浴劑。甜杏仁油、金盞花和燕麥等成分，則對鎮定肌膚有很好的功效。如果你想泡個薰香浴，可以在水裡滴幾滴純淨的精油。不同的精油有不同的芳療特性：薰衣草、玫瑰和洋甘菊對放鬆特別有幫助；檸檬、薄荷和迷迭香則是有助化瘀解鬱；當我想要好好享受、寵愛自己時，就一定會泡個加了快樂鼠尾草和伊蘭伊蘭的澡。時間夠多的話，我還會切一些黃瓜片和葡萄柚片，將它們也都丟進浴缸裡。

泡瀉鹽浴的時候，你只需要在浴缸注入熱水，倒入兩大杯的瀉鹽，等它們溶解後，就可以入浴。要得到完成的療效，每次的泡澡時間至少要 20 分鐘。泡澡時，你的身體或許要稍微往下滑一些，這樣才會泡到頸部的淋巴結，期間你可以時不時坐起身，讓頭部稍微降溫一下。另外，泡澡期間和泡澡之後，都一定要補充大量水分。瀉鹽足浴也很棒，它提升淋巴循環的名聲相當響亮。在桶子裡或盆子裡裝滿熱水，加入一杯的瀉鹽，即可將雙腳浸入水中享受一番。

小叮嚀 如果你有糖尿病，請不要泡瀉鹽浴，因為它可能會造成皮膚乾澀，使你原有的足部問題更難照顧。如果你有淋巴水腫，請不要泡熱水，泡與你體溫等溫的水就好。

泡澡配方

如果你想讓泡澡這件事更有儀式感，以下提供你兩種簡單的 DIY 泡澡配方，它們不僅具備療效，還會讓你覺得自己備受寵愛！

1. **排毒浴**：排毒浴添加的材料有：兩杯瀉鹽、半杯蘋果醋、四分之

一杯小蘇打（它的特性或許有助移除體表的細菌、異味和酸性物質，還有舒緩搔癢、腫脹或與念珠菌有關的皮膚問題），以及任何你喜歡的草藥（我推薦洋甘菊和金盞花）。蘋果醋裡的酸會抓住毒素，協助身體移除它們；鉀則有助分解黏液，淨化淋巴結。在浴缸裡注滿熱水，加入準備好的材料，即可泡澡。至少要泡15 到 20 分鐘，且泡完之後，要沖個澡。這個泡澡配方對運動恢復、肌肉痠痛和排毒方面的幫助特別大。

2. 清肺浴：在浴缸裡注滿熱水，加入兩杯瀉鹽，滴幾滴尤加利精油（假如你剛好手邊有幾片新鮮的尤加利葉，也可以將它們一併放入浴缸）。至少泡 20 分鐘。在緩解上呼吸道問題這方面，尤加利非常出名，許多有助改善呼吸、在藥局就能直接買到的非處方胸部按摩膏，都有添加尤加利。如果你有鼻子不通的困擾，或想要清除呼吸道的黏液，可以在浴室裡掛幾片新鮮的尤加利葉，然後在泡澡之前，利用熱水的熱氣蒸一下室內，尤加利葉裡的藥性物質就會釋放到空氣中。

用自製面膜敷臉

面部浮腫是淋巴阻塞的徵兆之一。除了做第 143 頁的「打造光亮好膚質」這組按摩，敷臉也有助降低淋巴阻塞所導致的肌膚泛紅或緊繃。相信很多人都知道，在鎮定發炎和恢復肌膚光采這一塊，泥面膜的功效很好，而且泥面膜不只可以用來敷臉，還可以用來敷身上的任何一個部位。死海、熔岩、浮石和皂土泥面膜都含有豐富的礦物質，所以美容師才會用它們來淨化面部肌膚，還有恢復皮膚上的微生物體。

1. 泥面膜：準備一個碗，放入少量的純浮石泥、淺淺兩茶匙的蘋果醋，再加入適量的清水，將碗中的混合物攪拌成滑順的糊狀物。

塗在皮膚上靜置 20 分鐘。隨著面膜漸漸失去水分，你也會感覺到皮膚漸漸緊繃。請不要擔心，這是很正常的現象！時間到的時候，再用溫水和柔軟的毛巾卸除即可。

Tips │ 蘋果醋可能會讓你的皮膚熱熱的。如果你會過敏，請不要把它塗在臉上。如果你不確定自己是否對它過敏，可以先塗在手上試試看。

2. **煥膚面膜**：準備一個碗，放入一顆打散的蛋黃（或半顆搗碎的酪梨）、一湯匙蜂蜜，以及一茶匙可可粉（你也可以依個人喜好，添加少許或四分之一茶匙的肉桂或薑黃粉）。蜂蜜有很好的抗菌和抗病毒特性，不僅能讓你的皮膚煥發光采，還能加速皮膚細胞的修復，對改善疤痕組織很有幫助。蛋黃和酪梨是很棒的保濕劑，可可則富含抗氧化劑。肉桂有助淡化痘疤，薑黃裡的活性成分薑黃素，具有強大的抗氧化力，能保護你的皮膚不受自由基傷害。把所有的材料拌在一起，直到它們充分融合，變成一碗柔順的糊狀物。均勻地塗在臉上，靜置 15 到 20 分鐘，然後洗掉。你一定會對你皮膚的潔淨度和光亮度大為驚豔！

Tips │ 肉桂可能會讓你的皮膚熱熱的，如果會過敏，請不要把它塗在臉上。如果你不確定自己是否對它過敏，可以先塗在手上試試看。

乾刷

乾刷是移除老廢皮膚細胞的好方法，除了可以改善皮膚的外觀（包括橘皮組織），還可以促進細胞新生。乾刷也是一種溫和的提神方法，能刺激你的神經系統，提升你的活力、免疫力和淋巴的流動。

老廢的皮膚細胞若沒從皮膚表面脫落，就會漸漸堵住毛孔。由於毛孔是皮膚重要的排毒管道（透過流汗），一旦堵塞，肝和腎之類的排毒器官就必須承擔額外的工作量，其機能恐怕也會受到傷害。乾刷能藉由疏通毛孔和改善血液循環，強化身體與生俱來的排毒能力，且此舉對提升消化機能也有幫助。我建議你，在用乾刷活絡淋巴管路時，要用畫線的方式，將乾刷的刷子輕柔地刷過皮膚（不要用畫圈的方式）。刷的時候要避免用力過猛，以免對皮膚造成刺激。

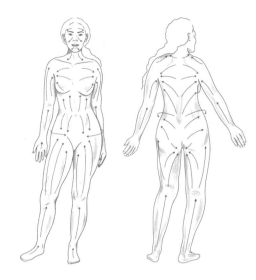

乾刷要怎麼做

　　每次我在教別人乾刷時，都會先給他們看淋巴的流域示意圖，讓他們知道他們在乾刷時，要往哪一個相對應的淋巴結刷，才能得到最好的結果。乾刷之前，要先按摩淋巴結聚集地，帶動淋巴循環的真空效應。我建議一週乾刷 2 到 5 次，且刷完要沖澡，洗去刷下的老廢細胞。乾刷的刷子請一年更換一次，期間你可以偶爾用溫水和肥皂清洗它，然後掛起來晾乾。

小叮嚀　如果乾刷的刷子對你的皮膚太過刺激，你可以改用絲質的阿育吠陀按摩手套（Ayurvedic silk garshana gloves），網路上都可以輕易買到。乾刷的刷子除了能在網路上買到，也能在大多數販售健康食品的商店裡找到。

❖ 乾刷身體的方法

基本上，記住「朝你的心臟刷」這個大原則，就能得到很不錯的乾刷成效。可是在這裡，我想告訴你一些更具體的乾刷步驟，讓你更有系統的活絡淋巴系統。在這些步驟中，你會從頭到腳，一邊按摩淋巴結，一邊將特定部位的淋巴液刷往這些淋巴結。

Step 1

活絡位在你鎖骨上方、頸部根部的左、右鎖骨上淋巴結。以畫 J 手法，先將大拇指以外的四指指尖，順著頸部向下滑動，輕輕壓入鎖骨上方的凹陷處，接著，雙手再順著鎖骨、往肩膀兩側的方向滑動。重複 10 次。

Step 2

活絡腋淋巴結：手放在腋下，食指輕輕地貼著腋窩，然後往上規律地按壓它。按壓 10 下。

Step 3

對另一側的腋窩重複步驟 2。

Step 4

乾刷手臂的內、外側：從你的手一路刷到腋窩的腋淋巴結。對另一側重複相同的動作。

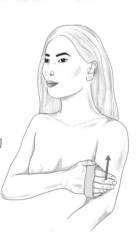

Step 5

乾刷乳房和胸口：右側乳房往右側腋窩刷，左側乳房往左側腋窩刷。然後從你的胸骨和胸口，往心臟的方向刷。

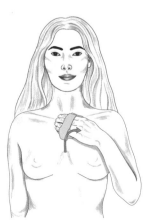

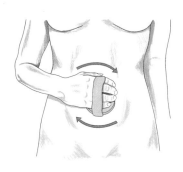

Step 6

順時鐘乾刷腹部。這個步驟可促進消化，因為它的乾刷方向與大腸的走向相同。

Step 7

乾刷下背部和腰側贅肉：從這兩個部位，往腹部的方向刷。

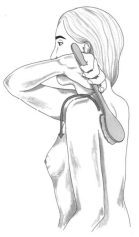

Step 8

乾刷軀幹後側和上背部：如果你有長柄乾刷，就能刷到身體後側，從這兩個部位，往身體前側刷。身體後側的淋巴液會往前側流，排入心臟周邊的淋巴網絡。

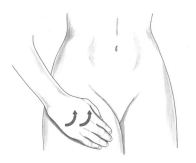

Step 9

活絡腹股溝淋巴結：雙手放在大腿內側的根部，以畫 C 手法，朝大腿前側根部的皺褶處向上推撫，重複 5 次。接著以相同的方式推撫另一條大腿。

Step 10

乾刷雙腿：先分別從右膝的上方、兩側和下方，刷到大腿前側根部的皺摺處（即腹股溝淋巴結的所在位置）。再從小腿往上刷到大腿、從小腿肚往前刷到腿部前側，最後再從腳刷到膝蓋。接著以相同的方式乾刷左腿。

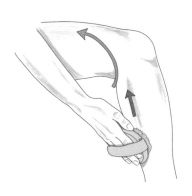

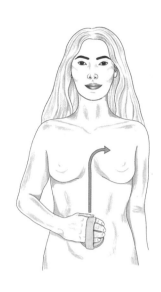

 Step 11

重複步驟 6，順時鐘
乾刷腹部。

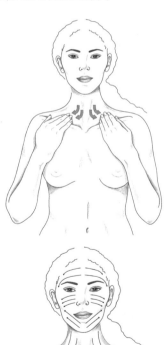

Step 12

重複步驟 5，乾刷胸口。

Step 13

再次乾刷腹部，並順著身體的中線，
一路往上刷至心臟。

❖ 乾刷臉部的方法

乾刷臉部的時候，我建議你另外準備一把比較柔軟的刷子。

Step 1

用指尖活絡你頸部根部的淋巴結。

Step 2

乾刷頸部兩側：順著頸部兩側，從耳朵刷至
鎖骨兩側的淋巴結。重複 10 次。

Step 3

乾刷下顎線：從下巴刷到兩耳。重複 10 次。

Step 4

乾刷面部的下半部：從臉頰刷到耳朵。重複
10 次。

Step 5

乾刷面部的上半部：從鼻樑刷到前額，然後從前額刷到太陽穴。重複 10 次。

Step 6

乾刷雙耳：順著耳朵輪廓，從耳朵前側刷到後側，並順勢往下刷至頸部。重複 10 次。

Step 7

重複步驟 1，用指尖活絡你頸部根部的淋巴結。

小叮嚀 不要乾刷有開放性傷口，或有過敏症狀的皮膚。

刮痧板和玉石滾輪

　　最近這幾年，刮痧板和玉石滾輪在美容界興起了一股風潮，越來越多人用它們來消除臉部浮腫，甚至是淡化細紋或皺紋。如果你看過這類的教學影片，大概就會看到有些示範者會告訴你，使用玉石滾輪時，要從你的頸部往臉的方向推。看到這裡，現在的你一定會想，這樣推和淋巴的流向根本是「反方向」！當然這些美容師會這麼說，自有他們的一套主張，他們會告訴你，他們把液體往臉部推的目的，是要將血液和養分送到臉部，因為你的循環系統會將血液從身體的中心往周邊送。

　　不過淋巴可不是這樣，它是從身體的周邊往心臟的方向流動。想要

排除淤積在臉部的淋巴，你必須將刮痧板或玉石滾輪「從臉部往下推向頸部」。我建議你在用刮痧板或玉石滾輪之前，先用指尖活絡你左、右側鎖骨的淋巴結，讓淋巴系統做好準備（這個道理就跟我們在第三章提到的「清理浴缸排水孔」的例子相同）。多做這個小動作，你的成果一定會大有長進。

也別忘了保養你的指甲

　　現在有很多人熱愛美甲，定期做指甲彩繪，或自己為指甲塗上繽紛的色彩，但在指甲保養這一塊，這並不是一種最健康的自我保養方法。大部分的市售指甲油都含有甲醛，美國國家癌症研究院（National Cancer Institute）已經將這種防腐劑視為一種可能致癌的物質，有鑑於它的危險性，歐洲甚至已經明文禁用甲醛。

　　甲醛不但會導致指甲脆化，使它們變得容易剝落和斷裂，還可能對皮膚造成刺激或引發過敏。光療美甲也同樣有害健康，因為大部分用來乾燥美甲膠體的光療燈，都是以紫外光為光源。大家都知道，紫外光會對細胞造成傷害，導致老化和增加皮膚癌的風險。如果你打算擦指甲油，我會建議你選擇無毒的品牌，現在市面上已有許多主打無毒的產品。如果你有淋巴水腫之類的淋巴病症，去美甲店做指甲的時候，就要特別謹慎，避免與他人共用美甲器具。雖然說，保養指甲這件事，尤其是保養趾甲，由專業人士來處理會比較好，但在修剪指甲旁的死皮時，不論是由誰操作，你都一定要格外留意，以免修剪過頭，在皮膚上留下裂口，給細菌入侵體內的機會。

　　如果你有下肢淋巴水腫，或有這方面的風險，在修剪趾甲的時候，最好是請足科醫師代勞，以避免真菌感染、保持良好的足部衛生。如果你有上肢淋巴水腫，或有這方面的風險，去美甲店的時候，你最好自備美甲器具，並避免將指甲旁的死皮修過頭。不過，除了用修剪的方式去除死皮，你也可以選擇用品質精良的指緣油軟化這些角質，這種作法既能降低感染風險，又能維持手部整潔。

淋巴拔罐

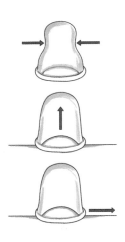

拔罐是一種常用來輔助針灸的療法，它會讓小巧的鐘形拔罐杯吸附在經絡的多個穴位上，藉此治療肌肉痠痛、提升血液流動，以及促進放鬆。

淋巴拔罐的原理，就跟傳統拔罐類似，差別只在於，它會不停移動這些吸附在你身上的拔罐杯，不會讓它們長時間待在同一個位置上。也因為如此，淋巴拔罐也不會在身上留下圓圓的瘀青。雖然從輔助針灸治療的這個角度來說，傳統拔罐造成的那些瘀傷並沒有什麼負面影響，但從淋巴保養的角度來看，那些瘀傷可能會為該部位帶來更多的發炎反應，進而對淋巴造成不好的影響。

淋巴拔罐期間，你會照著身體的淋巴流域，將吸附在皮膚上的拔罐杯，朝著相對應的淋巴結移動。這些拔罐杯會吸起你皮膚下方的過剩體液，在你的組織中創造一股真空效應。持續操作淋巴拔罐一段時間之後，你就會發現自己的腰部和腿部線條變好了，漸漸轉變成美體雜誌上會出現的那種美好曲線，這是因為淋巴拔罐改善了你體內的發炎狀況。

你可以在網路上購買拔罐杯，自己在家操作。拔罐杯有很多種尺寸，可以用在身上，也可以用在臉上。

❖ 淋巴拔罐要怎麼做

Step 1

根據你欲拔罐的部位，用雙手活絡相對應的淋巴結。舉例來說，如果你要拔罐的部位是腿，就按摩大腿前側根部皺褶處的腹股溝淋巴結；如果你要拔罐的部位是臉，就活絡鎖骨附近的淋巴結。我也建議你做一下腹式深呼吸，活絡下肢淋巴的流動。

Step 2

抹一些美體油或乳液在皮膚上。

Step 3

如果你用的是橡膠材質的拔罐杯，放在皮膚前，請先捏緊它，將杯中的空氣擠出。等你將杯口放在皮膚上後，再鬆開它。它會輕輕地吸附在皮膚表面，有種皮膚被拉起或吸起的感覺。先將拔罐杯靜置在那裡 2 秒，然後就以畫直線的方式，將它一路滑到最靠近的淋巴結。每條直線重複 10 次。

Step 4

分區處理你要拔罐的部位。以腿部為例，先由下往上拔大腿內側 10 次，再拔大腿前側 10 次，然後再拔大腿外側。以畫線的方式，移動吸附皮膚的拔罐杯，讓它隨著你的動作流暢地在肌膚上滑動。每次把拔罐杯放在皮膚上時，都一定要把杯中的空氣擠出，這樣拔罐杯才能充分伸展到肌膚，而且不會在移動中鬆脫。另外，拔罐時，請「從近端拔到遠端」，也就是說，你要先拔大腿，再拔小腿。如果你想要特別照顧某一個區塊（例如有橘皮組織的部位），則可以依照自己的意願多花幾分鐘，用比較小的動作去推動拔罐杯。

如果你要幫臉拔罐，可以按照這樣的路徑移動拔罐杯：從下巴移動到耳朵，從臉頰移動到耳朵，從前額移動到耳朵，從耳朵移動到頸部，最後順著頸部兩側，移動到頸部根部的左、右鎖骨上淋巴結。

Step 5

完成拔罐後，用手再次活絡你在步驟 1 按摩的淋巴結。

反射療法

反射療法是一種古老又具系統的自然療法，透過按壓足部、手部或耳朵的特定部位，活絡橫貫全身的能量傳輸系統，達到清除體內阻塞和

恢復活力的目的。下面的足部反射療法示意圖,不但呈現出你全身器官在腳上的相對應按壓點,也呈現出活絡各區淋巴的刺激點。

我是在 1990 年代初期,去上按摩學校的時候,才第一次接觸到反射療法。當時我覺得它簡直就像魔術一樣神奇。按壓足部的特定位置,能讓你得到很多好處,像是舒緩緊繃、疼痛和壓力,清除淤滯的毒素,改善消化,以及撫平焦慮和提振心情等。

我們的雙腳乘載了我們滿滿的期待,整天背負著我們全身的重量東奔西跑,但除了偶爾為它的趾甲塗塗顏色,我們幾乎沒什麼在照顧它。雙足疼痛是很常見的症狀,你自己在做這套按摩的時候,若發現有哪個部位特別不舒服,可以用比一般淋巴按摩還大的力道,去化開那個部位的結節。但切記,你一開始的動作要和緩,按壓的力道也要一點一點地加重。

這組按摩是專為強化淋巴系統設計,所以按摩的區塊會著重在淋巴和消化系統的反射區。

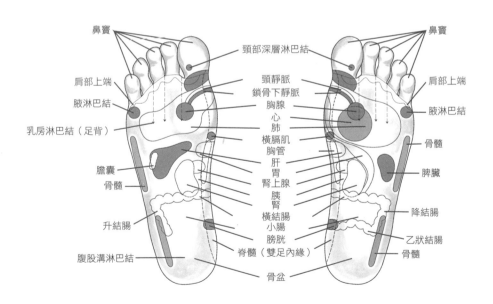

鼻竇　　　　　　　　　　　　　　　　　　　　　鼻竇

頸部深層淋巴結

肩部上端　　　　　　　　頸靜脈　　　　　　　　肩部上端
腋淋巴結　　　　　　　　鎖骨下靜脈　　　　　　腋淋巴結
　　　　　　　　　　　　胸腺
乳房淋巴結(足背)　　　心　　　　　　　　　　骨髓
　　　　　　　　　　　　肺
　　　　　　　　　　　　橫膈肌
　　　　　　　　　　　　胸管
膽囊　　　　　　　　　　肝　　　　　　　　　　脾臟
骨髓　　　　　　　　　　胃
　　　　　　　　　　　　腎上腺
　　　　　　　　　　　　胰
　　　　　　　　　　　　腎　　　　　　　　　　降結腸
升結腸　　　　　　　　　橫結腸
　　　　　　　　　　　　小腸　　　　　　　　　乙狀結腸
腹股溝淋巴結　　　　　　膀胱　　　　　　　　　骨髓
　　　　　　　　　　　　脊髓(雙足內緣)
　　　　　　　　　　　　骨盆

❖ 反射療法要怎麼做

了解反射療法活絡的部位後，你就可以開始執行這組按摩。

Step 1

徹底清潔你的雙手和雙腳。

Step 2

我建議你自在地坐著。右手從右腳背的腳趾根部，一路滑動到腳踝。這個區塊是淋巴的反射區。重複 10 次。

Step 3

雙手的手掌放在右腳踝兩側。右腳一邊做出提掌、點地的動作，雙手一邊以畫 C 手法，輕柔地將堆積在腳踝的體液，向上按摩到腿部。重複 10 次。這個區塊是生殖器官的反射區。你坐飛機的時候，常常最先從這個區塊開始發腫。

Step 4

一手握住腳掌，手掌貼著腳底。一邊用手將腳朝兩側轉動，一邊按摩腳底的中心處。這個步驟可以活絡到你消化器官的反射區。重複 10 次。

Step 5

腳背第一根腳趾和第二根腳趾之間的區塊，是乳房淋巴的反射區。用你的手指，從大拇指的趾間慢慢地往上按壓到腳踝。按壓這個區塊的時候，如果你注意到有哪一個點有痠痛或緊繃的感覺，請多花點時間去仔細按摩那個點；改以畫 C 的手法，反覆按摩那個點至少 10 次，直到疼痛感消退為止。然後再按摩你的腳背，從趾間按到腳踝。重複 10 次。

Step 6

參照足部反射療法示意圖,去按摩足部的其他部位,活絡整個淋巴系統。

- 按摩雙足的結腸反射區,促進消化和排泄。這不僅會活絡到升結腸、橫結腸、降結腸、乙狀結腸和小腸,還會活絡到乳糜池和胸管。
- 按摩右足的胰、腎反射區。
- 按摩右足的橫膈肌反射區,打開你的肺臟。
- 按摩右足的內緣,這個區塊是脊髓反射區,能化解緊繃感,促進副交感神經系統的休息和消化反應。
- 按摩右足的上肢、腋淋巴結和乳房淋巴結反射區。

Step 7

對左腳重複上述步驟。

小叮嚀　如果你懷孕,請不要按壓卵巢反射區,或是大拇趾的趾間。自行操作反射療法的任何按摩之前,務必先徵詢醫師的意見。如果你有淋巴水腫,按摩雙足的力道一定要「非常輕柔」。

為你的反射療法做紀錄

　　如果你想記下做反射療法時,會一壓就痛的部位,只需要準備一張白紙。在上面畫出雙腳的輪廓,並標註日期,你就可以一邊按摩,一邊在紙上畫 X,標記出你覺得痠痛的部位。

　　我都會這樣做紀錄,因為有時候我會發現好幾個地方都一壓就痛,沒辦法單憑記憶將它們一一記住,這個時候,我就會很慶幸自己有用紙筆把它們記下來。這份記錄也能作為你按摩淋巴的指南,你可以參照它們對應的位置,到第四章尋找合適的按摩,進一步疏通那個部位的淋巴。另外,在做任何人體工作療法的時候,你或許都會感覺到程度不一的情緒波動。請把它們當作是一種提醒,提醒你要好好去照顧自己的內在狀態。

蓖麻油熱敷法

外敷草藥治病早有數百年的歷史，而人類外用蓖麻油的歷史，更可回溯到西元前 1,500 年，當時的古埃及人就已經把它們當作外用膏藥使用。至於蓖麻油熱敷法，則是歐洲醫師在十七世紀推崇的療法。

蓖麻油是由蓖麻籽萃取，這種植物原生於印度、非洲和地中海等地。蓖麻油含有極大量有益健康的蓖麻油酸，這種脂肪酸的化學結構和人體的前列腺素類似，對降低我們體內的發炎反應很有幫助。長久以來，它一直被當作通便、癒合傷口和增強免疫力的藥物使用。

蓖麻油熱敷法會於二十世紀再度翻紅，是因為哈維・格雷迪（Harvey Grady）做的一項雙盲研究，他把這項研究的成果發表在《自然療法醫學期刊》（Journal of Naturopathic Medicine）上，表示蓖麻油熱敷法能夠增進免疫功能。現在有許多醫師也認可蓖麻油熱敷法對其他方面的功效。目前，蓖麻油的抗發炎和抗微生物特性已被證實能提供以下好處：

- 改善淋巴循環
- 平衡胃酸（透過刺激肝臟、膽囊和胰臟的分泌）
- 改善便祕（透過刺激腸胃和泌尿器官的蠕動）、腹脹和痙攣
- 改善皮膚問題、頭痛、經前症候群症狀，以及乳房和卵巢囊腫
- 提升 T 細胞的免疫戰鬥力
- 調節代謝和修復組織和器官（例如肝臟、膽囊、子宮和其他生殖器官）
- 促進副交感神經系統的休息和消化反應

❖ 蓖麻油熱敷法要怎麼做

你需要準備一碼的棉布或羊毛法蘭絨（最好是沒染色過，也沒漂白過）、一張比摺疊成後的法蘭絨略大的塑膠墊（用來盛接可能由布上滴落的蓖麻油）、一個熱敷墊或熱水瓶，以及一個可以用來存放使用過的法蘭絨的容器。

Step 1

預熱熱敷墊或熱水瓶。把防止蓖麻油滴落的塑膠墊放在浴室或廚房的水槽裡，然後放上法蘭絨，讓它吸滿蓖麻油。

Step 2

在你覺得自在的地方躺下，把吸飽蓖麻油的法蘭絨放在熱敷墊或熱水瓶上（隔著塑膠墊），然後將吸飽蓖麻油的布料直接敷在你的腹部、胸部或肝、膽處。

Step 3

保持這樣的狀態熱敷 45 分鐘到一小時。

Step 4

熱敷完，用溶了幾茶匙小蘇打的溫水洗淨皮膚（小蘇打的鹼性會中和由你體內逼出的酸性毒素）。關閉熱敷墊的電源，或倒掉熱水瓶裡的熱水，並把浸過蓖麻油的法蘭絨放入容器，冰進冰箱。

你可以用這樣的頻率操作蓖麻油熱敷法：一週三次，連續三週後，休息一週。如果你覺得不舒服，或是同一條法蘭絨已經用了好幾個月，就可以換一條新的使用。

蓖麻油僅供外用，不可食用。有些販售健康食品的商店也有販售成套的蓖麻油熱敷組合包，你甚至可以找到專為蓖麻油熱敷法設計的防汙墊（castor oil pack holder），有了它你就不必使用塑膠墊。這類防汙墊配有兩條綁帶或魔鬼氈束帶，可將吸飽蓖麻油的法蘭絨固定在肚子上，有些還會在墊子上車縫一個小袋子，方便使用者放置熱敷墊。

紅外線能量和光照療法

紅外線能量墊毯

　　紅外線能量墊毯（Infrared Biomats and Blankets）是以會釋放遠紅外線、導熱和蓄熱效果佳的天然礦物晶體製成，有助排毒、舒緩疼痛和強化免疫力。紅外線能量墊毯的大小差不多就跟瑜伽墊一樣，但嵌有導熱效果佳的水晶或玉石等礦物。美國太空總署 NASA 已經證實，遠紅外線是最安全也最有益健康的光波。事實上，一開始這項科技就是由 NASA 開發，因為他們要以安全的方式，讓太空站和太空梭保持在溫暖的溫度。

　　紅外線能量墊毯和一般電熱毯的不同之處在於，它是運用其 建的電磁場來發熱，所以不會有那些可能對皮膚造成傷害的加熱線圈。這項結合了高穿透力的紅外線和負離子的科技，會將熱能均勻地傳導到人體的細胞之中。紅外線能量墊毯不但是天然的排毒幫手，還能深度放鬆肌肉，達到改善疼痛、僵硬和循環的功效。如果你有難以入眠的困擾，我很推薦你花點錢買一條紅外線能量墊毯。雖然它們的價位不便宜，大概

要幾百美元，但是我的許多客戶都告訴我，這是一個很超值的投資，因為它可以在 15 分鐘內舒緩肌肉的緊繃感，讓他們睡得更好。還有客戶跟我說，紅外線能量墊毯是個會讓人「一試成主顧」的好物，大大改變了他們的人生，自己這輩子再也不能沒有它。

如果你的狀態不適合高溫，可以將紅外線能量墊毯的熱度設在低溫模式，這樣它的溫度就不會高於你的體溫。我很愛使用它們，不過高階款式的價格可能很高！現在像是 SPA 按摩會館或健身房之類的場所，都有提供紅外線桑拿和紅外線能量墊毯的服務，你也可以先花點小錢去這些地方體驗看看。

紅外線桑拿（Infrared Saunas）

許多文化都有一些促進排汗的習俗。流汗有益身體排毒，有改善消化和氣色的功效。有些健身房和美容院會提供紅外線桑拿的服務，它的桑拿房看起來跟芬蘭浴的乾熱桑拿房類似，差別只在於它是用不可見的遠紅外光來幫助排汗。雖然遠紅外光的能量（波長 15 微米到 2 毫米）比可見光（波長 400 到 750 奈米）低很多，但它對人體有很多的好處。

遠紅外光可以穿透皮膚的表面、直達細胞，此舉不但能降低血液的溫度、賦予肌膚光采，還有助減重，因為研究指出，在紅外線桑拿房裡待 30 分鐘，就可以讓你燃燒高達 600 大卡的熱量。桑拿也有助排毒、止痛，以及促進膠原蛋白和白血球的生成。另一方面，由於紅外線桑拿房非常講求空氣的流通，所以相較於傳統的桑拿房，長時間使用紅外線桑拿房的感受會舒適許多。長時間待在傳統桑拿房可能會發生呼吸困難或熱昏頭等狀況，但紅外線桑拿房就不必擔心這方面的問題。

紅外線雷射（Infrared Lasers）

這也是一項應用紅外線的科技，經美國食品藥物管理局（FDA）批准，可用於改善淋巴健康，減輕淋巴水腫患者的發炎和腫脹程度。這種低能量雷射可以透過光化學反應，穿透組織、影響細胞的代謝，進而促進血液和淋巴的流動。目前醫學界常利用這種雷射來輔助皮膚傷口、運動損傷、肌肉痠痛和韌帶扭傷的修復。

小叮嚀 如果你有淋巴水腫的風險，或是淋巴方面的病症，在做桑拿和低能量雷射等活動前，請務必先與你的淋巴治療師討論，確認它們對你的狀態是否安全。

光照療法（Light Therapy）

近年來，注重淋巴健康的人對光照療法也相當感興趣。它是一種非侵入式的醫療科技，可利用不同的光源導正細胞內部失衡的電磁場，排除導致細胞腫脹、無法正常運作的狀況。研究指出，它可以改善體液堆積的問題，讓那些體液更容易經由淋巴管路排出。

學者認為，光照療法之所以能提升淋巴的流動，是因為淋巴蛋白之間的交互作用，與細胞環境中的電荷息息相關，一旦細胞環境中的電荷不對，導致淋巴蛋白相互結合，淋巴的流動就會變差。你或許聽過「光譜療法」（chromotherapy），它會用可見光中的七種色光來治療或養護細胞。有些 SPA 按摩會館在替你做臉的時候，就會利用這項科技替你改善臉部膚況，因為紅色、紫色或藍色的光線有清除臉部微生物的功效，可降低致痘細菌的數量。許多企業也將這項科技開發成個人保養工

具，幫助人體緩解體內的發炎反應。每一種色光所帶的能量都不同，對人體的好處也不同：綠色有鎮靜效果、黃色能舒緩發炎、橙色則可為暗沉肌膚注入光采，而且不是只能應用在臉上，它更能應用在全身上下，對恢復身、心的健康有很大的助益。

現在你對淋巴管的運作機制已有所了解，應該也會覺得光照療法的確能對淋巴健康帶來幫助。目前研究人員正從多個面向探討和證明光照療法的療效，例如癒合傷口、改善神經退化疾病、降低發炎反應，以及修復肌肉損傷等。

小叮嚀　如果你有淋巴水腫，請先徵詢合格淋巴水腫治療師的意見，確認你是否適合這種療法。我是不建議用這種療法，取代徒手淋巴引流技法，或「整合性消腫療法」。

冥想：連貫每根支柱的橫樑

已經有無數的研究證實，冥想能夠減輕壓力。醫生一定會告訴你，減輕壓力是增進健康最重要的事情之一。它的重要性與飲食、運動和睡眠不分上下！我是在十一歲那一年，第一次接觸冥想。長久以來，它一直是我找回平靜的好幫手。每當我感到不知所措、情況失控或是痛苦難耐的時候，都會利用它鎮定心神。我與冥想之間的關係，就像是一對相識多年的老友，它讓我更深入的了解自己，也讓我相信自己有能力度過各種難關，即便當時的情況可能非常險惡。

多年來，我鑽研了不少的冥想方式，包括禪修冥想和內觀冥想。每一種的冥想都是我思緒一片混亂時，幫助我找回冷靜的工具。冥想能觸

發副交感神經系統的運作，促進人體修復。冥想時，你的呼吸方式也會從胸式的淺呼吸，轉變成腹式的深呼吸，帶動淋巴的循環。發展出一套幫助自己放鬆身、心的方法，不只能減輕你的壓力，長期下來，也能提升你的整體健康。如果你曾上過調息課，或是一直有在關注這方面的資訊，就會知道深呼吸的好處多到說不完！深呼吸不僅可以改善心情和睡眠，研究也證實它可以促進淋巴的流動。這就是為什麼我在「腹式深呼吸」（第 130 頁）、「強化心肺功能」（第 184 頁）和「腹部按摩」（第 136 頁）這幾組按摩中，會特別強調深呼吸的重要性。

❖ 簡單的冥想要怎麼做

我是在我母親與肺癌抗戰的時候，學到這個技巧，那時的我還只是個孩子。我們的某位親朋好友是西瓦心靈術的冥想老師，他造訪我們家好幾次，教我們怎麼冥想，或者說，進入他所說的「那個境界」。就如你等下會看到的，他的冥想技巧相當簡單。首先他要我們舒服、自在地坐著（躺著也可以），然後他帶著我們倒數，並複誦一些有助鎮定心神的字句。接著，他要我們在心中想像一個充滿療癒力的空間。他告訴我們，這個空間可以是大自然的一隅，也可以是某個讓我們感到安全和快樂的地方，並告訴我們，能夠用哪些療癒人心的圖像或物件，去妝點那個空間，將它營造成我們夢寐以求的安樂窩。每次這樣的冥想活動大概都只會持續 15 分鐘，但在這段時間裡，我卻覺得自己好像做了一趟深度旅遊，探訪了我內心深處的一方淨土。

直到很多年後，我才知道，冥想這個活動，就是為了幫助我們進入較深層的意識狀態，並在我們心中創造一座獨特的空間，為每一個人打造出專屬的堡壘。現在，即便已過了三十多年，在我需要慰藉的時候，我仍會造訪我兒時在內心深處營造出的那個空間。不過這項技巧的寶貴

之處，我是到有點年紀之後，才深刻體悟到。早年的冥想訓練，不只強大了我的內在力量，也讓我更能掌控自我的本能。我會在急診室的病床旁冥想，為所愛之人的健康祈禱；也會在我覺得眼前情況失去掌控時冥想，到我心中的庇護所避避風雨。這麼做總是能幫助我找回平靜，重拾面對一切的力量。

從我還是個小女孩的時候，我就不斷進入我心中的「那個境界」。那個空間的氛圍從來沒有變過，始終滿溢著令我感到安心的神聖療癒力量。你也可以為自己打造一座這樣的空間。你不必跟任何人提起這件事，我自己就沒有跟任何人分享過這個空間的細節，不過我弟弟或許是唯一的例外，因為小的時候，我們會將自己的一切都告訴對方。接下來的步驟就會帶著你，在心中一步一步建立起這片能讓你珍藏一輩子的極樂之地。

如果你覺得自己很焦躁，在自我按摩淋巴的時候，你可以同時做這套冥想，讓身心得到充分的關愛。我希望能幫助你創造出一座不受時空束縛，能隨時隨地讓你進去避避風雨、找回力量的堡壘。

Step 1

舒服、自在地坐著或躺著。

Step 2

閉上雙眼。

Step 3

深深地吸入和吐出幾口氣。

Step 4

放鬆臉部、下顎和喉部的肌肉。

Step 5

從 10 開始倒數。數到 9 的時候，告訴自己「走向內心深處，進入更健康的心理狀態」，8、7 的時候說「更深、更深的地方」，6、5 的時候說「走向內心深處，進入更健康的心理狀態」，4、3 的時候說「更深、更深的地方」，然後 2、1。

Step 6

數到 1 的時候，想像自己站在一道陡峭階梯的頂端。這道階梯可以通往任何你想去的地方，像是遼闊的薰衣草田、白雪覆蓋的山峰、連綿海岸的柔軟沙灘。我想你應該很清楚我的意思。然後踏著階梯，一邊向下走，一邊告訴自己「我現在已經走進內心深處，走進更健康的心理狀態」。

Step 7

在腦中想像你心目中的極樂之地、夢想中的堡壘，然後走進它。你看到什麼色彩？你聽到什麼聲音？它呈現出怎樣的風貌？從這座堡壘的窗口望出去，你可以看見自己是置身在雨林之中，或高聳群峰之間嗎？或者，你發現自己身處沙漠，被花朵盛開的仙人掌環繞？牆上有掛畫或親人的照片嗎？牆面是什麼材質？是由泥磚砌成的土牆嗎？屋頂是什麼樣式？是金字塔般的尖頂造型嗎？它是木造小屋，或是浮於海上的玻璃房舍？那裡的天氣也許是陽光普照、帶點微風。又或者，你眼前看到的景色，是大雨滂沱、是細雪紛飛、是一輪滿月，或是滿天星海。

在這個步驟上多花一點時間，用各種令你感到快樂的元素，逐步填滿這個空間的各種細節，為自己打造出一座夢幻的堡壘。你可以用你自家的後院，或你在雜誌上看過、夢想造訪的某座度假村為雛型，去想像、建構這一切的細節。它是會陪伴你一輩子的祕密基地，值得你花點時間去精雕細琢它的所有細部。你甚至可以想想自己會怎樣進入這個堡壘。是穿過隱密花園、溜下滑水道、坐上旋轉木馬，或利用高空繩索從天而降？

Step 8

抵達你心中的堡壘後，你就可以開始想像你在為自己，或某個你想幫助他度過難關的人，注入能量。我小的時候，常會想像我母親體內的健康細胞不斷壯大，殲滅了她的癌細胞。後來，我被猛犬咬傷住院，當時我就在心中想像，那道傷口會由內而外的癒合，還有醫生開立的藥物會讓我遠離一切的感染。我叔叔臨終前，我也透過想像為他注入能量，幫助他以比較輕鬆、少受折磨的狀態走完人生的最後一段路。不管你是想在公開演講前，找回從容自若的台風；或是想為至親好友祈福，帶給他們能量和希望，你的堡壘都會穩穩地支持你，成為你最堅實的後盾。

Step 9

你打算走出堡壘時，請從 1 數到 3，並搭配下列句子：「1，我清醒的時候，會覺得自己比之前好多了。2，我會擁有清晰的思緒、完美的健康，覺得自己變得更好。3，一切都會漸入佳境。」

支柱 4：加壓

　　淋巴水腫的患者對加壓這件事一定再熟悉不過。可是，就在過去十年間，隨著加壓服飾增加了越來越多的高科技機能，它也不再是只會出現在淋巴水腫病患身上的配件；運動員、輕微水腫者、減重者，甚至是坐飛機的孕婦，都會穿戴它們。

　　加壓服飾和彈性加壓繃帶對淋巴的流動十分有幫助，在整合性消腫療法中，它是改善淋巴水腫的重要一環。許多人在扭傷腳，或動了非必要性的手術後，也可因穿戴壓力襪而更快康復。假如你的工作需要站一整天，壓力襪也能讓你受惠。另外，壓力襪還是你坐飛機的好幫手，尤其如果你是行動不便的長者，和 / 或容易形成血栓的族群。

有些加壓服飾會添加抗菌材質，有些加壓緊身褲則會在布面內裡設計具按摩功效的小珠珠（如具專利的 MicroPerle beads），這樣一來，不論你是在健身或單純的跑步，這些小珠珠都能進一步推動淋巴的流動。醫療等級的加壓服飾，會以一種無彈性纖維的材質製作，以確保你的循環不會中斷。這類服飾可以讓肌肉正常的收縮和放鬆，而這樣一動一靜的肌肉活動，正是推動淋巴的必要動力。倘若你是個會因高溫或淋巴水腫而浮腫的人，那麼你一定要考慮穿戴醫療級的壓力襪或袖套。

　　整合性消腫療法在治療淋巴水腫時，常會使用到氣動加壓裝置（compression pneumatic pumps）。這種裝置的加壓套有多個氣室，把將這些氣室依序充飽氣，就可以將身體的體液由遠端導向近端，讓淋巴液朝著正確的方向流動。你一定要先找淋巴水腫治療師為你做這方面的治療，他們能確保你有用正確的方式使用這套裝置，並幫你找出最適合你的加壓強度。除此之外，這種治療的費用很高，淋巴水腫治療師也可以替你確認，你的狀態是否符合保險給付的標準。

　　除了醫療級的氣動加壓裝置，還有一種保健版的「加壓治療裝置」（compression therapy pump）對淋巴健康也很有幫助。這類裝置的外觀就像個睡袋，套在下半身或上半身後，它會模擬人體推動淋巴的動力，對你的腿部和腹部，或臂部和胸部施以溫和的壓力，促進淋巴流通。一開始這種裝置也是專為淋巴水腫患者設計，但現在一般人或運動員也會利用它們降低發炎反應和促進修復的好處，來提升體能表現。雖然現在這類裝置的價格仍然很貴，但現在有的 SPA 按摩會館或養生會館都有提供這類服務，先到那裡體驗看看或許也是個不錯的選擇。

肌能系貼紮

肌能系貼紮（Kinesio Taping 或 Kinesiology Taping）是幫助肌肉和關節修復的好幫手，因為它有助消腫，還能增進發炎部位的淋巴流動。這種貼布不但能提供肌肉和關節需要的支持和穩定度，還能保持它們的活動度。以特定的方向將這些貼布黏貼在皮膚上，可以提升淋巴引流的效果，因為它能微幅地拉抬肌膚。它對肌膚產生的拉抬和伸展效果（就跟你自我按摩淋巴時的效果類似）可以讓細胞間液更順暢地流動。以 I、X 和 Y 字型的方式黏貼肌能系貼布，就能產生促進循環、減輕疼痛，以及恢復液體平衡的功效。

雖然這類肌能系貼布很好買到，但我建議你在自行操作前，先與專業人士（例如物理治療師、職能治療師或淋巴治療師）學習它的使用技巧。

支柱 5：運動

我們都知道運動對心血管健康的重要性，但它對你體內第二套循環系統（即你現在所知的淋巴系統）的健康同樣重要。肌肉收縮是推動淋巴系統的主力之一，淋巴液和毒素都會隨著肌肉的一收一放流動，這就是為什麼多運動有益淋巴健康的原因。你活動身體的頻率越高，肌肉收縮的次數就越多，淋巴的整體流動也會越好。

以下運動對自我淋巴按摩的幫助特別大。

騎腳踏車

SoulCycle 和 Peloton 這兩家健身器材企業，帶動了室內腳踏車的風氣。不過只要是騎腳踏車，無論是在室內或戶外，對淋巴的健康都很好，因為它會大量活動到核心和腿部肌群，這兩個部位正好就是促進淋巴循環最關鍵的環節。我有幾個已高齡八十幾歲、身體依舊硬朗的客戶，平時他們都會藉著騎室內腳踏車，強化肌肉和免疫力。換句話說，不管你是在山坡上騎腳踏車，或是在健身房或網路上跟著教練騎室內腳踏車，你的淋巴循環都一定會因為這項運動變好。

跳舞

跳舞會帶來歡樂，是最有效的紓壓方法。除此之外，跳舞還能活絡到全身的淋巴，因為跳舞的動作會活動到全身，包括四肢、腹部，甚至是臉。你將雙臂高舉過頭時，會活絡到腋下的腋淋巴結。你跟著節拍跳動時，會促進胸、腿的淋巴液往心臟的方向流動。你又唱又跳又笑時，會刺激橫膈肌收縮，進而強化肺臟和消化系統的運作。

我從臨床上發現，我的客戶在開始做一些有益淋巴健康的日常保養後，會同步照顧到他們的心理狀態，變得比較快樂和愛自己。我一直認為，跳舞和歡笑是為生命注入歡樂和愛最快的方法。再者，社交活動會促進催產素釋放，這也會激發我們跳舞的慾望！

皮拉提斯

皮拉提斯的發明者約瑟夫‧皮拉提斯（Joseph Pilates），最初將這項運動叫做「控制學」（Contrology）。他認為按照人體的結構，精準鍛鍊全身的力量，可以恢復身體的健康。他的運動會利用呼吸的力量，

還有所有的肌群（尤其是核心肌群），來活化身體的每一個系統和每一顆細胞。改善身體的力量、柔軟度和體態，以及強化精神意念，是他發展這項運動的初衷。

過去五年，我的開業地點就位在一間皮拉提斯工作室裡。我的許多客戶都會同時去上皮拉提斯的課程，所以我親眼見證了許多第一手的成果。雖然有不少運動都能提升淋巴的流動，例如瑜伽，但皮拉提斯還能減輕體內的發炎程度。因為皮拉提斯的動作，能安全又有效地幫助你排除堆積在組織中的毒素，上完一堂墊上皮拉提斯課，你就會覺得整個人輕鬆許多。

彈跳床

彈跳床運動對淋巴系統非常好，因為它會發揮幫浦的功能，幫助淋巴系統對抗重力，將淋巴液往心臟的方向推動，提升淋巴沖刷毒素和細菌的功效。在增進淋巴健康的運動中，這是我最喜歡的運動之一。

站在彈跳床上的時候，為了保持身體的平衡，你的核心和身上的每一個肌群，幾乎都要一直出力。這不僅會讓你燃燒許多熱量，還會改善你的大腦神經連結和免疫力。再者，相較於跑步（尤其是在人行道上跑），這類運動對關節的負擔小很多，因為彈跳床本身就有吸收衝擊力的能力，但它還是能發揮預防骨質疏鬆的效果。還有就跟游泳一樣，定期從事彈跳床運動，你也會發現自己的肺活量變好了。每天只要持續跳個 5 到 10 分鐘，你就會感受到自己的心血管功能越來越好。總而言之，這個運動能讓你用一種有趣的方式，達到燃燒脂肪和提升活力的目的，就連我的孩子都很喜歡它！

如果你家沒有空間放一張彈跳床，跳繩是另一種替代方案，它對淋巴的流動也很有幫助。

游泳

　　所有淋巴領域的專家都認同，游泳是最有益淋巴系統運作的運動之一，因為水壓對你身體造成的壓力，為淋巴管路提供了絕佳的動力。水的密度是空氣的 800 倍，它對身體造成的壓力會刺激淋巴管，引發我們在第一章討論過的「血管性運動」。游泳不只能有效燃燒熱量，還能一口氣鍛鍊到你全身的大肌群，像是手臂、腿部、臀部和核心。游泳對血液循環、排除毒素，以及降低發炎也很有幫助，更棒的是，它對你的關節完全沒負擔，是很適合在受傷之後做的低強度運動。就跟彈跳床運動一樣，游泳也能提升肺活量和骨密度。如果你可以在海裡或鹹水泳池裡游泳，還能得到更多好處，因為鹽分可以增加水的浮力，其水中的有毒物質也不會像含氯池水那樣多。

　　我總會聽到客戶跟我說，自從他們常常游泳後，身體浮腫的情形就大幅改善。大部分的社區泳池都有提供水上運動課程，也有提供可供下載的數位指導錄音檔，這樣你在泳池的時候，就可以使用防水耳機，跟著教練的指示在水中做慢跑之類的活動。

太極和氣功

　　太極常被稱作「動態冥想」，是一種以武術為基礎的古老身心鍛鍊方式，既能鎮定心神、找回專注力，也能強化身體的力量。它充滿流動性的動作會讓你的身體與呼吸搭上線。我的按摩老師教我太極，是要我把這套方法當作一種工具，幫助自己在這個需要消耗大量體能的職業中，維持良好的身體狀態。由於太極對身體的負擔很低，所以任何年齡層的人都可以做這項運動。對正在接受治療的癌症病人而言，太極更是幫助他們度過煎熬療程的好幫手，因為可以有效舒緩他們的壓力和焦慮。

我的老師也教我們氣功，氣是一股「在萬物體內流動的能量」，所以就意義來說，這是一種幫助我們「掌控體內能量」的方法。氣功的動作也很緩慢，而且也是透過調節呼吸和動作，來幫助自己或他人獲得特定的療癒效果。養成打太極或氣功的習慣，可說是百益而無一害，因為它們除了有益身體健康，也是幫助你了解和療癒自我內心的好方法。

律動機

你或許在健身房看過各種尺寸和特色各異的律動機：有的會震動、有的會旋轉、有的會垂直上下移動，有的則結合了多種的活動方式。它們通常會與其他運動搭配使用。研究顯示，它們對減緩脂肪堆積、提升新陳代謝，以及緩解疲勞很有幫助。它們能為肌肉補充氧氣，改善平衡感。對淋巴水腫的患者來說，只要他們是以低段速的模式使用律動機，律動機就是一種很安全的活動方式，不會對身體造成什麼負擔。正因為如此，淋巴水腫治療師才會在療程中廣泛運用它們，並將它們推薦給病患。

在律動機上做運動的時候，不單單會刺激血液循環，還會刺激淋巴循環，因為它會增加淋巴管路的動力。另外，律動機還可以提升骨密度，而且不會對骨骼肌肉造成傷害，高強度運動就經常有這方面的風險。在運動場合中，律動機也常用來增進血清素的分泌和神經系統的運作。

走路

走路是最容易融入生活中的活動方式。每次走路，你都能讓肺臟吸入更多的氧氣、活絡淋巴系統，並為生活注入快樂和創造力，讓自己在生活中建立更多的連結和觀點。

走路是一種不會對關節造成負擔，又能活絡淋巴循環的溫和活動。現在你已經知道主要的「淋巴排水孔」都位在關節處，所以請你從人體工學的角度想想，你走路的時候，會對整個淋巴系統帶來怎樣的影響。你擺動的雙臂會活絡腋下的淋巴結，你邁步的雙腿會推動淋巴液，還有你為了欣賞四周風景而隨意轉動的脖子，也會活絡到頭、頸部的淋巴結。

走路沒有任何年齡限制。有時候，有些客戶會跟我說，做完癌症治療後，他們的體力就只夠在附近走一走。聽到他們這麼說，我都會告訴他們這樣很棒，因為他們走的每一步都是在促進淋巴循環，還有提升免疫力。

走路有益淋巴健康

我曾有一位八十六歲的客戶，因為腳踝莫名其妙腫脹來找我。我先問了她一些問題，了解她是什麼時候注意到自己出現這些症狀。她告訴我，之前她一天都會遛 3 次狗，但前陣子她的狗去當小天使了，所以她就沒有再每天到外面散步。我跟她說，我們年紀大的時候，靜脈的管壁會塌陷，這會使淋巴液更難往上回流到心臟。她的腳踝會發腫，很可能就是淋巴液積聚在腳踝所致，因為散步有助淋巴流動。後來我教了她一些簡單的自我淋巴按摩技巧，也請她恢復散步的習慣，她的腳踝就消腫了。

重量訓練

你在重量訓練的時候，肌肉一定會因為出力而收縮，而這股力量就會成為淋巴液流動的動力。研究人員還發現，重量訓練對改善淋巴水腫、脂肪水腫和橘皮組織都很有幫助，因為它能減少脂肪細胞的數量，也有助鍛鍊部位排除過剩的淋巴液。回首我剛入淋巴水腫治療師這一行的時候，當時我們的治療原則還有這麼一條：淋巴水腫的高風險群，在重訓的時候，負重量不可以超過 5 磅。但在過去幾十年間，學者對這項建議已有不同的看法。新的研究顯示，重量訓練不見得會增加四肢的體液量，這意味著，只要有專家從旁監督，淋巴水腫的高風險群還是能因重量訓量受惠。

「循序漸進」是關鍵，這樣你的身體就不會被大量的尿酸或發炎反應壓垮。阻力帶（例如 TheraBands 彈力帶）是不錯的重量訓練輔具，既不會對身體造成負擔，又能提供適當的阻力，發揮強化骨密度的效果。如果你有淋巴水腫的風險，我會建議你在做重量訓練時，與淋巴水腫治療師合作，讓他幫你安排最安全的鍛鍊計畫。

瑜伽

我教授瑜伽的資歷已經超過 20 年，接觸瑜伽的時間也長達 30 年。在增進淋巴健康的運動中，它也是我最喜歡的運動之一，因為它會運用到全身的肌肉，提升淋巴液流動的動力。瑜伽動作中，還有某些姿勢，特別有益淋巴液的流動。舉例來說，「倒立」可促進淋巴液回流至心臟，「扭轉」則可活絡腹部淋巴的流動。瑜伽的呼吸法就跟第 130 頁的「腹式深呼吸」類似，對提升肺活量和消化機能很有幫助。不過說實在的，除了剛剛說的這些姿勢，所有的瑜伽動作其實都能讓淋巴更順暢地流動！

瑜伽是一項相當客製化的運動，可以依照你個人的狀況，調整出最符合你需求的執行方式，幫助你改善健康、對抗老化和鎮定心神。我常會說，淋巴引流跟瑜伽有異曲同工之妙。許多人一開始會嘗試它，都是想要讓自己的外貌更亮眼，但最後他們會願意持之以恆的原因，都是因為感受到了它對身、心健康正面又全面的影響力。

結語

　　這些在我們體內不停流動的淋巴渠道，有著不可思議的強大力量，不但能清除體內的毒素和廢物，還能提升免疫系統的健康。投身淋巴領域這麼多年，我還是能不斷從其他人的身上看見，淋巴系統以各種不同的方式影響著我們的健康，並幫助我們找回身、心之間的連結。當你付出心力照顧淋巴系統的健康，並感受到自己在活力和心情上的轉變，還有手、腳在活動上的靈活和輕盈，就表示你體內的水世界又活了起來，而你也掌握了能隨時隨地活絡這方天地的方法。

　　我希望日後你還能繼續翻閱這本書，把它當作一份指點迷津的地圖，陪伴你找回最健康、最和諧的身、心、靈狀態。能與大家分享這些有益淋巴健康的資訊是我莫大的榮幸，但願它們能使你邁向健康的旅途充滿歡樂和活力。祝福大家淋巴永保安康。

麗莎

相關資源

要怎麼找到符合你需求的淋巴引流療法

　　如果你因為先天或後天原因（例如癌症治療、手術，或得過其他會增加淋巴疾病風險的病症）有淋巴水腫，你就需要尋求合格淋巴水腫治療師的協助。

- 首先你要確認這位治療師的頭銜有 CLT 和 CDT 這兩個縮寫，這表示他是「合格的淋巴水腫治療師」（Certified Lymphedema Therapist）且具備「整合性消腫療法」（Complete Decongestive Therapy）的專業。整合性消腫療法是淋巴水腫照護的黃金準則。
- 只有具備徒手淋巴引流證照的治療師，才能在頭銜加上 MLD（Manual Lymphatic Drainage）的縮寫。
- 淋巴水腫外科醫師：在過去十年間，透過手術改善淋巴水腫問題的患者越來越多。大部分的外科醫師都會與淋巴水腫治療師合作，是幫助你覓得合適治療師的良好管道。如果你有這方面的需求，也可以到下面列出的「淋巴教育和研究網絡」（LE&RN）的網站，尋找合適的治療師。

非營利組織網站

　　有提供淋巴水腫治療師推薦清單的非營利組織網站，它們可幫助你找到具有 MLD 和 CDT 資格的治療師。

國際淋巴水腫組織（International Lymphoedema Framework）

https://www.lympho.org

淋巴教育和研究網絡（Lymphatic Education & Resource Network，LE&RN）

https://lymphaticnetwork.org

北美淋巴學會（Lymphology Association of North America，LANA）

https://www.clt-lana.org

國家淋巴水腫網絡（National Lymphedema Network，NLN）

https://lymphnet.org

認證課程學校

有提供淋巴水腫療法認證課程的學校，它們也有提供淋巴水腫治療師推薦清單。

淋巴研習學院（Academy of Lymphatic Studies）

https://www.acols.com

凱斯國際（Casley-Smith International，C-SI）

http://www.casleysmithinternational.org/

希克力健康研究所（Chikly Health Institute）

https://chiklyinstitute.com

國際佛德氏淋巴引流學院（Dr. Vodder School International）

https://vodderschool.com

佛爾迪學院（Foeldi College）

https://www.foeldicollege.com

克洛斯培訓暨諮詢中心（Klose Training & Consulting）

https://klosetraining.com

諾頓淋巴治療學院（Norton School of Lymphatic Therapy）

https://www.nortonschool.com

加壓服飾

　　如果你需要醫療級的加壓服飾、繃帶或氣動加壓裝置，一定要尋求合格淋巴水腫治療師，或加壓服飾裁縫師（Certified Garment Fitter）的協助。上面列出那幾間有提供淋巴水腫療法認證課程的學校，大部分都有提供加壓服飾和相關裁縫師的推薦清單，能幫助你找到合適的商品。

　　你在網路上也可以買到現成的加壓服飾，但這些企業不見得都有聘請專業的加壓服飾裁縫師。如果現成加壓服飾的規格，不符合你手、腳或身體部位的尺寸，你可以考慮訂做客製化的加壓服飾。這部分你可以與你的淋巴水腫治療師討論，他們多半有配合的加壓服飾廠商，可以滿足你量身訂製的需求。

小叮嚀 尺寸不合的袖套或手套會使淋巴水腫的病況惡化，因為它們會對加壓部位施加過高或過低的壓力，導致淋巴液回流、症狀加劇。除了像治療師尋求協助，有些醫材供應商也聘有合格的加壓服飾裁縫師，他們可以為你的手、腳或身體的各個部位，量身打造最合適的加壓服飾。

以下這幾家企業都有提供醫療級加壓服飾：

夢娜（Amoena）

https://www.amoena.com/us-en

JoviPak

https://jovipak.com/upper-body/bellisse.htm

美國 Jobst（Jobst USA）

https://www.jobst-usa.com

Juzo

http://www.juzousa.com

LympheDIVAs

https://lymphedivas.com

Medi USA

https://www.mediusa.com

Solaris

http://solarismed.com

50 個淋巴相關術語

1. 淋巴管路連通（anastomosis）：利用淋巴按摩，幫助身體建立一套新的淋巴液流動路線，使淋巴液的流向由管路淤塞的路徑，轉至管路較為暢通的路徑。舉例來說，若你某側腋窩的淋巴管路因癌症或淋巴水腫出現堵塞，「腋—腋淋巴管連通」就能橫越胸部，在兩側腋窩之間建立新的淋巴流動路線，將該側腋窩的淋巴液，導往對側腋窩的另一組路徑。

2. 淋巴的分布圖（atlas of lymph）：呈現人體淋巴系統分布位置和引流方向的示意圖。

3. 腋淋巴結（axillary lymph nodes）：位在腋窩的淋巴結，主要負責引流手臂、乳房和上半部軀幹的淋巴液。

4. 乳糜（chyle）：經人體消化後的油脂，它的外觀會呈現混濁的乳白色，且會由小腸的淋巴管路吸收。

5. 乳糜池（cisterna chyli）：囊狀的乳糜池是胸管的起點，它會吸收來自小腸的油脂，使淋巴液呈現乳白色。

6. 整合性消腫療法（Complete Decongestive Therapy，CDT）：由麥可・佛爾迪和艾賽爾・佛爾迪（Ethel Földi）醫師建立的淋巴水腫治療方法，囊括了徒手淋巴引流技法（manual lymphatic drainage，MLD）、穿戴加壓服飾、運動、皮膚與指甲護理，以及自我保養等淋巴照護方法。

7. 加壓服飾（compression garments）：可對四肢或身體特定部位施以壓力梯度的服飾，有減緩腫脹和促進淋巴流動的功效。

8. 肘淋巴結（cubital lymph nodes）：又叫做「滑車上淋巴結」

（epitrochlear lymph nodes），位在手肘內側，負責引流前臂、手掌和手指的部分淋巴液。

9. 深層淋巴（deeper lymphatic network）：位在身體更深層的淋巴管路，例如淋巴幹和淋巴總管，它們負責將淨化過的淋巴液，送往鎖骨下靜脈和頸內靜脈的交會處，讓它重新回到血液循環系統。

10. 水腫（edema）：蛋白質含量低的細胞間液所造成的腫脹。

11. 功能儲備量（functional reserve）：與淋巴系統的負載量和運輸能力有關，是支援淋巴系統正常運轉的後援力；當淋巴液的流量增加時，淋巴系統能提高運輸能力，應對增加的工作量。

12. 膠淋巴系統（glymphatic system）：大腦中的淋巴管網絡，會利用腦脊髓液清除毒素。

13. 腸道相關淋巴組織（gut-associated lymphoid tissue，GALT）：涵蓋了培耶氏斑、孤立性淋巴濾泡，以及腸繫膜淋巴結。

14. 腹股溝淋巴結（inguinal lymph nodes）：位在大腿前側根部的淋巴結聚集地，負責引流雙腿、下腹部表層和骨盆腔的淋巴液。

15. 細胞間液（interstitial fluid）：位在細胞間隙之間的液體。

16. 乳糜管（lacteal）：乳糜管會匯聚成比較大的淋巴管路，將乳糜一路運往胸管，再於胸管與血液循環系統連通。

17. 脂肪水腫（lipedema）：脂肪水腫與遺傳有關，它會使脂肪在體內不正常的堆積，最終淋巴管路就會因此受阻。

18. 腰淋巴結（lumbar lymph nodes）：位在橫膈肌和骨盆腔之間的淋巴結，負責引流骨盆腔器官和腹壁的淋巴液。

19. 淋巴液（lymph/lymphatic fluid）：指在淋巴系統中流動的液體，該液體是淋巴系統從細胞間隙吸收到的水、白血球、細胞廢物、過剩蛋白質、病原體和油脂等物質構成。

20. 淋巴負載量（lymph load）：淋巴系統容納的液體量，這些液體裡的各種物質都會經由淋巴系統移除，例如代謝廢物、細胞殘骸、蛋白質、激素、脂溶性維生素和免疫細胞等。

21. 淋巴結（lymph node）：人體的過濾站，站裡有白血球駐守，它們會在細胞間液進入血流之前，吞噬和摧毀裡頭的有害物質和病原體。

22. 淋巴單位時間運輸量（lymph time volume）：在特定單位時間內，淋巴系統可運輸的淋巴液總量。人體在靜止狀態，這個數值會比較低，在活動狀態，數值則會比較高（它與淋巴系統的運輸能力等義，通常靜止狀態的運輸量只會是最大運輸量的 10% 左右）。

23. 淋巴結病變（lymphadenopathy）：任何淋巴結異常腫大的疾病。

24. 淋巴管（lymphangion）：有微小、成串心形瓣膜結構的淋巴管路，能使管徑內的淋巴液往單一的方向流動。

25. 淋巴輸入管（lymphatic afferent vessel）：將帶有抗原呈現細胞（antigen-presenting cell）的淋巴液送往淋巴結的管路（抗原呈現細胞會將抗原呈現給 T 細胞，引發相關的免疫反應）。

26. 淋巴微管（lymphatic capillary）：由交疊排列的內皮細胞構成的微小淋巴管路，它們的功能與微血管類似，差別只在與淋巴微管的通透性可讓淋巴液進入。

27. 淋巴收集管（lymphatic collector）：也常被稱作淋巴管（lymphatic vessel），負責收集和運輸淋巴液。

28. 淋巴引流（lymphatic drainage）：一種按摩軟組織的技法，目的是使淋巴系統中的淋巴液順暢流動。

29. 淋巴排水孔（lymphatic drain）：淋巴結的別稱。

30. 淋巴教育和研究網絡（Lymphatic Education & Resource Network，

LE&RN）：國際非營利組織，其網站有提供豐富的淋巴水腫和淋巴相關病症資訊。

31. 淋巴輸出管（lymphatic efferent vessel）：將過濾／淨化好的淋巴液運出淋巴結的管路。

32. 淋巴動態（lymphatic health continuum）：指淋巴的健康狀態能以淋巴阻塞的症狀，以及其他會影響淋巴系統運作的病症來評判。

33. 淋巴前收集管（lymphatic precollector）：負責吸收淋巴液，將淋巴液移入較大運輸通道的淋巴管路。它們具備平滑肌細胞和瓣膜，能使管徑內的淋巴液往單一的方向流動。

34. 淋巴幹（lymphatic trunk）：屬於淋巴網絡中比較深層的管路，負責接收四肢、特定器官或區塊的淋巴液，是將經各部位淋巴結淨化的淋巴液，送往胸管的最後一段路。

35. 淋巴水腫（lymphedema）：一種會使富含蛋白質的淋巴液積聚在組織中，引發慢性腫脹的病症。

36. 淋巴細胞（lymphocyte）：由淋巴器官製造的白血球，可對抗感染、細菌和病原體。

37. 淋巴器官（lymphoid organ）：體積小巧、具備白血球的淋巴組織，多半位處細菌容易堆積的地方，以就近對抗各種疾病；這些淋巴器官有：骨髓、扁桃體和腺樣體、胸腺、黏膜相關淋巴組織、腸道相關淋巴組織、脾臟、闌尾、培耶氏斑和泌尿道。

38. 淋巴流域（lymphotome）：身體不同部位的淋巴液會朝不同區域的淋巴結流動。

39. 巨噬細胞（macrophage）：可對抗感染和病原菌的白血球。

40. 乳腺淋巴結（mammary lymph nodes）：位在乳房內側的乳腺淋巴結，呈鏈狀排列在胸骨和肋間肌附近，負責引流乳房的部分淋巴

液。

41. 腸繫膜淋巴結（mesenteric lymph nodes）：位在腹部的淋巴結，負責引流腸胃道的淋巴液，屬於腸道相關淋巴組織的一部分。

42. 黏膜相關淋巴組織（mucosa-associated lymphoid tissue，MALT）：涵蓋皮膚、眼睛、鼻子、嘴巴、鼻咽、扁桃體、唾腺、甲狀腺、乳房、肺臟、呼吸道、泌尿道和腸胃道等部位的黏膜。

43. 膝後窩淋巴結（popliteal lymph nodes）：位在膝蓋後方的淋巴結。

44. 安全係數（safety factor）：指淋巴系統會藉由提升運輸能力，來確保淋巴負載量增加時，不會妨礙到整個系統的運作。

45. 鎖骨下靜脈（subclavian vein）：位在頸部根部左、右的淋巴結，它會與鎖骨附近的頸內靜脈交會，將淋巴液送回靜脈系統。

46. 淺層淋巴（superficial lymphatic layer）：位在你皮膚下方的初階淋巴管路，沿著微血管蔓延，會吸收由微血管滲出的細胞間液，將它帶往體內更深層的淋巴網絡。

47. 鎖骨上淋巴結（supraclavicular lymph nodes）：位在頸部根部、鎖骨上方的淋巴結。

48. 胸管（thoracic duct）：身體最大的淋巴管路，由腹部沿著身體的中線向上延伸，會經由頸部附近的左鎖骨靜脈，將淨化過的淋巴液送回血液。

49. 運輸能力（transport capacity）：指整個系統在某段時間內，最多可以處理和運輸多少的淋巴液，此能力取決於淋巴管能容納多少液體量，以及淋巴管能以怎樣的收縮頻率推動淋巴液。一般來說，健康淋巴系統的運輸能力大概會比淋巴負載量高出 10 倍。

50. 淋巴分水嶺（watershed）：將各淋巴流域隔開的疆界。

致謝

我對很多人心懷感恩，如果沒有他們的鼎力相助，這本書所囊括的資訊，恐怕都只能仰賴眾人的口耳相傳。

我第一個要感謝的，就是我的每一位客戶。謝謝你們的信賴和信任，讓我成為你們追尋健康的旅伴。

謝謝達多・德維斯卡迪奇（Dado Derviskadic），我的守護天使、最棒的經紀人，是你讓這本書從夢想變成了現實！我十分感激你對我堅定不移的信任，也十分欽佩你的條理、智慧和真知灼見。多虧你的鼓勵，我才能透過這本書，以盡可能簡潔、明瞭的文字向大家分享我的專業，讓每一個人都有機會從中獲得最大的療癒。由衷感謝你給了我這個機會，還有你那股令人無法抗拒的魅力和睿智。

謝謝凱倫・莫林（Karen Moline），我最棒的合著者，你既是我的啦啦隊，也是我寫作上的導師。能與妳合作，我真的是超級幸運。在妳幹練又孜孜不倦的協助下，我才得以生出這本怪獸。妳敏銳的洞察力和高超的寫作能力，是我在這片文字風暴中的指南針。我很倚重妳的信念、穩重、智慧和經驗，也打從心底地感謝妳對這本書和我所奉獻的一切。能與妳共事是我的榮幸，這本書會是我一輩子的寶貝，因為它承載了妳付出的心血。

謝謝艾瑪・利登（Emma Lyddon），能力非凡的插畫家和才華洋溢的藝術家！我從未想過，自己能有一個這麼優秀的夥伴，幫我將這些美麗的淋巴渠道繪製成具體的圖像。妳不只有讀心術，還有豐沛的想像力，把每張圖的細節都處理得完美無缺（還為了這些圖，好幾天沒睡覺！）。妳以我孩子氣的隨手塗鴉為範本，將我腦中的那些畫面，轉化

成一幅幅的藝術珍品。我很高興全世界的人都能跟我一樣，看見妳不可思議的才能和充滿美感的畫作。謝謝妳用這些精緻的插畫，豐富了這本書的內容。

謝謝茱莉‧威爾（Julie Will），現在我明白為什麼大家會稱呼妳「出版界的女王」了。妳是編輯天才，有著非常敏銳的洞見，以及不輕易妥協的完美主義。謝謝妳把淋巴的力量和科學變成一門人人都可讀懂的學問，不再艱澀難懂。少了妳精闢的意見，我就無法做到這件事。我十分感激妳。

謝謝艾瑪‧庫珀（Emma Kupor），妳是超有才華的做書人。衷心感謝妳極富洞察力的編輯能力，讀者能邏輯清晰的閱讀這本書，都要謝謝妳（和茱莉）。

謝謝邦尼‧萊昂-伯曼（Bonni Leon-Berman），謝謝妳施展移山造海般的魔法，將這本書的內容組合在一起。這本書的每一個頁面，都能讓人看見妳充滿創造力的編排能力。我能與 Harper Wave 出版團隊中的每個人共事，真是三生有幸。非常感謝凱倫‧里納爾迪（Karen Rinald，有遠見的領導者）、布萊恩‧佩林（Brian Perrin，經驗豐富的行銷高手）、葉蓮娜‧尼斯比特（Yelena Nisbit，優秀的公關）、蘿拉‧科爾（Laura Cole，社交專家）和琳恩‧安德森（Lynn Anderson，夢幻審稿員），感謝他們的努力，賦予這本書最好的面貌，並讓更多讀者有機會讀到它。

謝謝馬特（Matt），我正直又溫柔的親愛老公。你總願意不厭其煩地傾聽我訴說每一件小事，並給予我意見和鼓勵。嫁給你，與你共組家庭，是我們一生中最正確的決定。還要謝謝我們美好的兒子艾薩克（Isaac）和艾迪（Eddie），你們的好奇心、幽默、暖心和愛，是成就一切夢想的泉源。能成為你們的媽媽，我覺得很幸運。那些與你們一起

做巧克力豆餅乾的時光，是支持我跑到終點線的一大動力。你們三個都是我的寶藏，給了我如山一般堅實的鼓勵。我每一天都很感激有你們在我身邊，我超級愛你們。

謝謝我的弟弟史蒂芬（Steve）、弟媳羅蘋（Robin），還有一雙姪兒傑米（Jamie）和伊森（Ethan），這絕對不是客套話，我總會說我在家人這方面中了頭獎。史蒂芬，你陪伴我度過了人生中最艱難和最美好的時光。你幫助我開創出一片媽媽會引以為傲的未來。要不是有你的關心和陪伴，我恐怕會深陷人生的泥沼、無法自拔。

謝謝我的爸爸波比（Poppi），母親過世後，你就身兼母職，細膩地照顧我的需求。你引導我該如何設立界線，又該如何充實自我。你潛移默化地灌輸我冒險犯難和探索世界的思維，並一而再、再而三地提醒我，我有能力做到任何我想做的事情。謝謝你總是盡全力的支持我。你是個十足堅毅的人，是我學習的榜樣。

謝謝我的媽媽伊狄（Edie），她總是走在時代的前端。不論是她在世的時候，或是她離世的時候，都帶給我極大的力量。她閃閃發亮的笑眼、充滿自信的態度和熱血的精神，始終是我人生迷航時的燈塔。此刻，我甚至能更深刻感受到她在我心頭烙下的強大印記。

謝謝我充滿愛又力挺我的家人，我之所以能成為現在的我，都是因為你們。我美麗的姊妹蕾妮・萊維特（Renee Levitt），我幽默的兄弟邁克・萊維特（Michael Levitt），以及他的家人，葛洛麗亞（Gloria）、席拉（Sheila）、普里西拉（Priscila）和馬修（Matthew），我非常愛你們！我結婚後得到的後援家人愛黛兒和布魯斯・甘斯利（Adele and Bruce Gainsley），以及潔西（Jessie）、班（Ben）和華金里・維拉（Joaquin Rivera），mi familia, te amo mucho！（歐語的「我的家人，我非常愛你們！」）艾迪（Eddie）叔叔、席薇亞（Sylvia）阿姨、朱爾

斯（Jules）叔叔、克莉絲汀（Kristine）、艾琳（Eileen）、諾門（Norm）叔叔、露伊斯（Lois）阿姨、瑞瓦（Rheva）阿姨、蓋瑞（Gary）叔叔、漢克（Hank）叔叔和卡蘿（Carol）。感謝我非常特別的表姊妹羅娜・伊凡斯（Ronna Evans），是她帶我進入靈的世界。也謝謝我的幾十個表兄弟姊妹，他們總是滿懷真心的與我相處。

謝謝我身邊的諸多好友，你們全都以各種方式促成了這本書的誕生。謝謝你們帶來的歡笑、珍藏的葡萄酒和手作的各種小點心，也謝謝你們跟我分享在海外冒險的故事、為社會正義或淋巴研討會努力的經驗，還有給予我不可或缺的意見和深厚的友誼。這些人有：布斯德（Bust）、麥基（Mikey）和丹尼爾・利普曼（Daniella Lippman）；希拉里・韋伯（Hilary Webb）；凱特・賈維斯（Kat Jarvis）和羅斯・麥肯齊（Ross MacKenzie）；麗貝卡・斯塔爾（Rebecca Starr）；利比・馬許（Libby Marsh）；朗達（Rhonda）、塔德（Todd）、吉爾（Drea）、伊斯拉（Ezra）和阿里・布赫曼（Ari Buchman）；梅根和大衛・杜柏金（Megan and David Dobkin）；蒂芬妮・席亞特（Tiffany Siart）和詹戈・西庫斯（Jango Sircus）；羅謝爾・羅斯（Rochelle Rose）和提姆・美林（Tim Merrill）；傑弗瑞・麥金泰爾（Jefferey MacIntyre）和海加茲・法拉吉安（Haigaz Farajian）；溫蒂和喬恩・曼特爾（Wendy and Jon Mantell）。

感謝這些樂於助人的天使：艾許利・馬戈利斯（Ashlee Margolis）、拉里・大衛（Larry David）、芙蘭達・平托（Freida Pinto）、珍妮・凱恩（Jenni Kayne）、塞爾瑪・布萊爾（Selma Blair）、坎迪斯・尼爾森（Candace Nelson）、蘇珊娜・費爾曼（Susanna Felleman）、金柏莉和麥可・穆勒（Kimberly and Michael Muller）、蘿拉・齊斯金（Laura Ziskin）、茱莉亞・巴里（Julia Barry）、戈特弗里德・科內克尼（Gottfried Konecny）博士、瑞秋・弗蘭肯塔爾（Rachel

Frankenthal）、羅里‧格林（Rory Green）、瑞秋‧克魯帕（Rachel Krupa）、約翰和達娜‧基布勒（John and Dana Kibler）、西恩‧科恩（Seane Corn）、艾莉森‧奧斯瓦爾德（Allison Oswald）、帕姆‧道林（Pam Daughlin）和傑斯‧扎諾蒂（Jess Zanotti）。

謝謝伊芙琳（Evelyn），她是第一個支持我做淋巴治療師的人，當時其他人都還不清楚這個職業在做些什麼。

謝謝派翠西亞‧威爾茨（Patricia Wiltse），我的第一位淋巴老師，她的黃金之手和充滿條理的淋巴引流手法，燃起了我對淋巴的熱情，也奠定了我在這門學問上的基礎。在小派老師的身上，我學會了無條件的接納自己，還有如何讓能量流過我的雙手，催化皮膚下方那股自療力的方法。

謝謝淋巴領域的各路同事和先驅：莫琳‧麥克貝思（Maureen McBeth）、史蒂芬‧諾頓（Steve Norton）、喬奇姆‧祖瑟（Joachim Zuther）、岡特‧克洛斯（Gunter Klose）、威廉‧里皮奇（William Rippicci）、淋巴教育和研究網絡、史坦利‧洛克森（Stanley Rockson）、凱西‧蓓蒂斯（Kathy Bates）、坎特‧佩泰爾（Ketan Patel）博士、國家淋巴水腫網絡、艾米爾和愛斯特里德‧佛德（Emil and Estrid Vodder）醫師、麥克和艾賽爾‧佛爾迪（Michael and Ethel Foeldi）教授，你們為淋巴領域的學理建立了不可撼動的準則。你們的存在，是這個世界的一大福氣。

謝謝「新千禧年健康中心」（New Millennium Institute of Wellness）的蓋契爾（H.J.A. Gochette）醫師和卡蘿‧懷特（Carol White）專科護理師。你們不只很照顧我，也很照顧我家人的身、心、靈健康。

最後，我還要大大感謝，每一位拿起這本書，並對淋巴力量充滿好奇的你！

HealthTree
健康樹　健康樹系列 175

【徒手 × 圖解】淋巴水腫按摩全書
The Book of Lymph：Self-care Lymphatic Massage to Enhance Immunity, Health and Beauty

作　　　　者	麗莎‧列維特‧甘斯利（Lisa Levitt Gainsley）
譯　　　　者	王念慈
封 面 設 計	張天薪
版 型 設 計	theBAND‧變設計─Ada
內 文 排 版	許貴華
行 銷 企 劃	黃安汝‧蔡雨庭
出版一部總編輯	紀欣怡

出　版　者	采實文化事業股份有限公司
業 務 發 行	張世明‧林踏欣‧林坤蓉‧王貞玉
國 際 版 權	鄒欣穎‧施維真‧王盈潔
印 務 採 購	曾玉霞
會 計 行 政	李韶婉‧許俶瑀‧張婕莛
法 律 顧 問	第一國際法律事務所　余淑杏律師
電 子 信 箱	acme@acmebook.com.tw
采 實 官 網	www.acmebook.com.tw
采 實 臉 書	www.facebook.com/acmebook01

I S B N	978-626-349-206-6
定　　　價	450元
初 版 一 刷	2023年4月
劃 撥 帳 號	50148859
劃 撥 戶 名	采實文化事業股份有限公司
	104台北市中山區南京東路二段95號9樓
	電話：(02)2511-9798　傳真：(02)2571-3298

國家圖書館出版品預行編目資料

(徒手 × 圖解) 淋巴水腫按摩全書 / 麗莎.列維特.甘斯利 (Lisa Levitt Gainsley) 著；王念慈譯.
-- 初版 . -- 臺北市 : 采實文化事業股份有限公司 , 2023.04

336 面；17×23 公分 . -- (健康樹；175)

譯自 : The book of Lymph : self-care lymphatic massage to enhance immunity, health and beauty

ISBN 978-626-349-206-6(平裝)

1.CST: 按摩 2.CST: 淋巴系統 3.CST: 健康法

418.9312　　　　　　　　　　　　　　　　　　　　　112001996

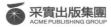

采實出版集團
ACME PUBLISHING GROUP

版權所有，未經同意不得
重製、轉載、翻印